「何を選び、何を食べたらよいのか」への答え

日本綜合医学会会長　甲田光雄

この一〇年余り、経済成長の低迷が続いているとはいえ、まだまだ経済大国日本では豊かな食糧事情に恵まれており、国民の大半がほとんど毎日のように美食、飽食を続けております。

その結果、肥満症や脂肪肝をはじめ、糖尿病、痛風、高血圧症、アトピー性皮膚炎など、いわゆる「生活習慣病」がますます増え、一億総半病人のような情けない状態に陥ってしまったのであります。

このままでは近い将来、日本民族の存亡にもかかわる重大な危機が訪れるであろうとの警告が、いまや全国各地から吹き出しているありさまです。

いまこそ私たちはこの誤った食生活を謙虚に反省し、正しい軌道に戻す必要があるわけです。

それでは、どのような食べものを選び、それをどのようにして食べたらよいのか等の問題が出てくるのは当然のことです。

これらのいろいろな問題について的確に回答してくれるのが、実は今回出版されました境野米子氏の貴重なご高著『病と闘う食事』であると私は確信をもって推薦することにいたしました。

境野氏は早くから健康法に多大の関心と興味をいだき続け、いろいろな健康法を自ら実践し、研究を重ねる中でこれなら誰が実行しても間違いのない、確実な効果を上げることができるという、独創的な「健康法」を創案し、完成されたわけです。

その健康法の内容をこのたび本当にわかりやすく平易に、しかも具体的に詳しく解説していただいたのが本書であります。

したがって、読者の皆さまが安心して、すぐにでも実行できる内容のものばかりです。一人でも多く、この書を読み、実行に移され、待望の健康を手に入れられることを念願して推薦文といたします。

待ちに待った食事療法の実践書がここに

福島学院短期大学教授・メンタルヘルスセンター所長　星野仁彦

かねがね待ち望んでいた食事療法の実践書が出版されることになり、たいへん喜ばしいことと存じます。私は毎月郡山市のクリニックに赴いて、全国から集まってくるがん患者さんとそのご家族にゲルソン療法を指導していますが、毎回のように患者さんから「ゲルソン療法を実行しようとしても、毎日単調で、味気ない食事になってしまう。ゲルソン療法の食事のレシピ集を紹介してほしい」とか、「ゲルソンの原書を読んでも厳しい制約が多く、外国の食材は入手が困難であり、我々日本人にはなじめない」との声があり、一日も早く、患者さんのご希望に応えたいと悩んでいました。

今回出版された著書は、境野米子氏の専門とする自然食で、しかもご自身自らが実行されているだけあって、非常にわかりやすく懇切丁寧に書かれており、がん患者とそのご家族をはじめ、難病を抱え闘っておられる患者さんにとって大きな福音になると確信しています。

米国のＮＩＨ(国立衛生研究所)による近年の調査では、手術・抗がん剤・放射線という、いわゆる「がん治療の三種の神器」では、過去三〇年間治療成績がほとんど伸びていないことが判明し、以後米国のがん学会の主流は代替療法の研究に向かっています。日本の医学界はこの点でかなり立ち後れています。本書が日本の栄養療法の発展への起爆剤になることを期待しています。

自然療法に造詣の深い境野氏がゲルソン療法と甲田療法によってご自身とご家族の難病を克服され、敬虔なクリスチャンになられて、本書を出版されたことは、初めから神のご計画のうちにあったことのように思えてなりません。本書が一人でも多くの患者さんの「癒し」と「快復」につながることを祈って推薦文といたします。

病と闘う食事

境野米子

創森社

病と闘う食事
――もくじ

第2章 がんと闘う食事～ゲルソン式食事療法～　31

2　ゲルソン式食事療法のレシピ　65

もくじ

第3章　難病、がんと闘う食事～甲田式食事療法～　125

2　甲田式食事療法のレシピ

カラーグラビア

第4章 生活習慣病、肥満と闘う食事〜穀菜食〜 183

＊本文レシピの1カップは200㏄とする

第1章

いま、なぜ「病と闘う食事」が必要か

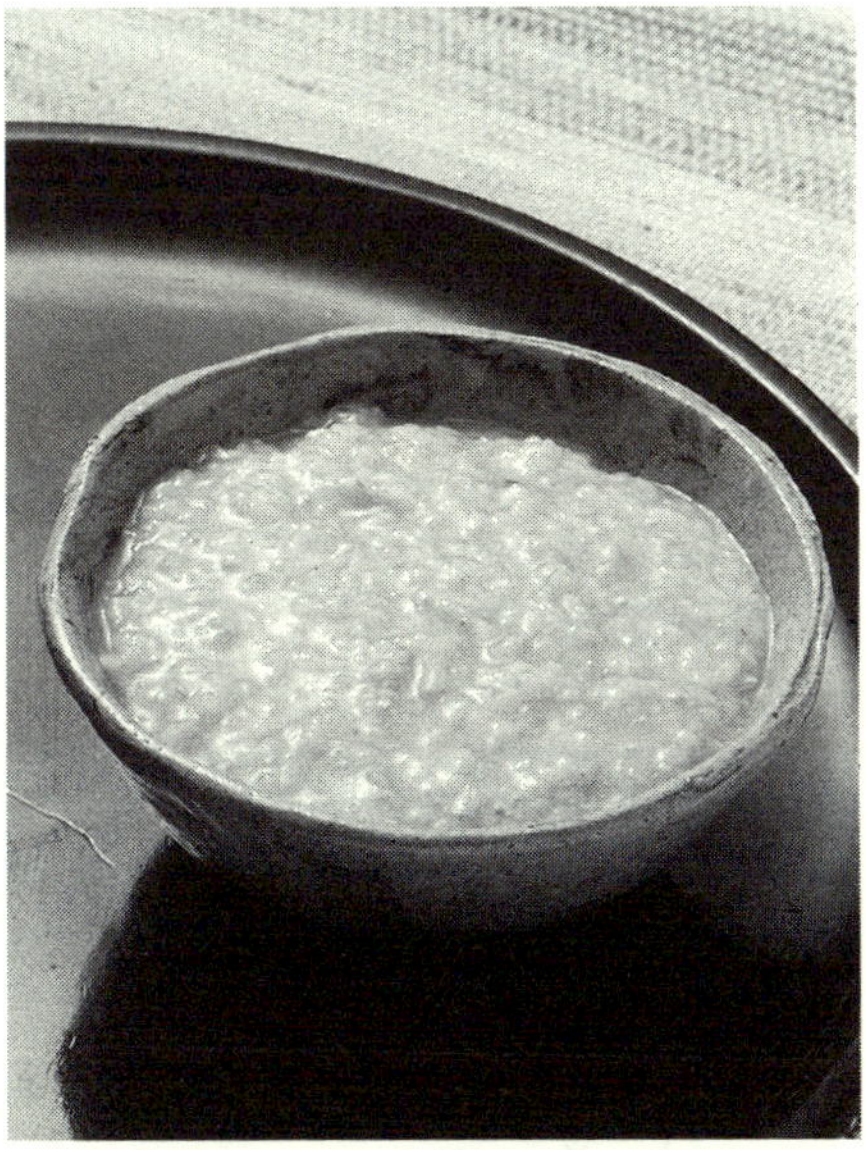

身体によいものは洋の東西を問わず
等しく共通である

毎日の食事で病を治す

突然の発病

私はずいぶんと長い間、「おいしいものを、お腹いっぱい食べるのが、最高の幸せ」と思っていました。おいしいと聞けば、遠くまでも食べに行きました。かなりのお金や時間を使っても、惜しくないと思っていました。

ボランティアで長年、有機・無農薬の農業を支援する活動を続けてきたのも、もちろん、そんな農産物が身体によいからなのですが、それだけではありません。農薬や化学肥料を使わないで育てた米や野菜、平飼いの卵、餌を吟味した畜産物が、他のものよりずっとおいしかったからでした。安全なものを食べていれば健康にいいと、安心もしていました。料理して残ったものまで、捨てるのがもったいないからと、全部お腹に入れてきました。

ところが突然、膠原病《こうげんびょう》という難病になりました。自分でも米や野菜をつくり、豆腐をつくり、みそを仕込み、パンを焼きとなにもかも手づくりし、誰よりも安全なものを食べてきたのに、いったいどういうことなのかとショックでした。毎日の食について深く考えさせられました。

しかし、病を癒してくれたのは、やはり日々の食事でした。しかも、玄米などの穀物や有機・無農薬栽培の野菜を中心とした食事でした。「食事が大切なのはわかるけれど、穀物や野菜で病気が治るなんて。まさか、薬じゃあるまいし」と思う人もいるでしょう。副作用がないのですから、薬以上のクスリではないでしょうか。

私が実践したのは後で述べる断食や西式健康原理を取り入れた甲田療法による食事でした。当時を振り返れば、私自身も膠原病が本当に治るのかどうか実は半信半疑でした。これまで長い間、健康のためにと「食」にこだわってきたのですから、本当に食べもので難病が治るかどうか、自分自身で試してみようという気持ちが強かったと思います。

「この病気はいまの医学では治せない。治す治療法がない」

と医者から告げられ、とにかく実践してみるしかないのだと、心身ともに追いつめられてもいました。両手が不自由なため鍋どころか茶碗も持てない状態だったので、自分では取り組めません。大阪の八尾市で、甲田光雄医師の指導を受けて食事療法（甲田療法）を実行しました（詳細はp126〜）。一か月間の食事療法と体操で、あのこわばってグーチョキパーもままならず、眠れないほどの痛みで苦しんだ両手が回復しました。その後の血液検査での結果も「異常なし」でした。

「いまの医学では治せない」と医者から言われたのは、いったい何だったのだろうと思えるほどの回復でした。またこの入院で甲田医師の高潔な人柄に接し、

「人間だけではなく、すべての命を大切にするために、なるべく殺生しない。愛と慈悲の食がもっとも健康な食」

とする教えに、目からうろこが落ちる思いでした。

一八〇度の転換

食生活ばかりか、暮らしそのものが大きく変わりました。

「食事は穀物と野菜中心で腹八分、朝早く起き、夜は早く寝る。体操や温冷浴は欠かさず実行する。動物性の食物はレストランや旅行で家族や友人と過ごすときの特別なときに限る」

といった事柄を病が癒えた今も心がけています。一〇〇%完璧にはできませんが、七〇~八〇%の実行を目標にしています。そのぐらいの目標が窮屈すぎず、私の場合は長く続けられます。もちろん、目標は人それぞれの考えが反映されると思います。また、ふだんの食事や家族の食事は、第4章でご紹介する穀菜食のレシピを中心にしています。

発病前は、腹八分、規則正しい生活など、まったくできなかったのですから、いまにして思えば病気になるのは当たり前でした。好きなものを好きなだけ食べ、お酒も毎日のようによく飲みました。夜はいつまでも起きていました。朝は苦手でなかなか起きられませんでしたが、血圧が低いためと思っていました。

食べることよりも排泄すること、水を飲むことが大切、動物性の食品より穀物と野菜が基本などとは、以前はまったく考えもしなかったことでした。家庭科の授業では、栄養をとること、特にタンパク質をとることを教えられ、ごはんより肉や魚をしっかり食べてきました。生活習慣病が子供にまで広がっているのを見聞きするにつれ、今日の食のあり方は間違っているのではと憂えずにおられません。

医師が、がんになったとき

拠り所にしている療法

そしてもうひとつ、私にはがんにかかったら迷わず実行しようと決心し、心の拠り所にしている療法があります。ドイツ生まれのゲルソン博士によって提唱されたゲルソン療法です。その決心は父が、「肝臓がんの末期で、あと二週間もたないかもしれない」と診断されたときに生かされることになりました。ゲルソン療法もまた、穀物と野菜を中心とした食事療法です。

しかし、「穀物と野菜でがんが治る」と言ったら、果たして何人の方が信じてくださるでしょうか。「世界中の医者や学者が英知を結集してもなかなか治せない病気を、米や野菜で治せるなんて信じられない」――多分こう思われるでしょう。実は私もその一人でした。

有機農業、有機野菜を広めるための活動に取り組んでいたときでも、野菜や穀物は健康にいいからと考えていた程度でした。無農薬の米と野菜でがんを治したなどと言う人があっても、医師である星野仁彦氏の闘いを知らなければ、「へえー」と驚き、「自然治癒にはいろいろの要因があるし、たまたま運がよかったのではないか」と考えたに違いありません。しかし星野氏の一二年を超える捨て身の闘いぶりを知って、激しく心を揺さぶられました。

星野医師との出会いは、一〇年ほど前にさかのぼります。私は前述したように、一五年ほど前から、有機農業を広め、応援する活動を続けてきました。生産者が丹精した有機農産物をたくさんの人に食べてもらいたいと考え、さまざまな形で呼びかけ、料理法を教える講習会なども計画してきました。

そんなときのこと、星野仁彦氏の奥さまの都さんが、わが家に「有機農産物を食べたい」と訪ねてこられたのです。星野氏が大腸がんで、野菜と穀物主体の食事療法で闘うと聞かされ、とても驚きました。そして一方では、自分が続けてきた活動が無駄ではなかったと意を強くしたのです。しかも星野氏は医者です。今日の進んだ医学でも治せないがんに、「食」で立ち向かうというのですから、私は目を開かれる思いでした。

食物に生命が乗っている

さっそく星野氏に長時間にわたって話を聞かせていただきました。星野氏の実際の体験と理論は説得力があり、ゲルソン療法の科学性も納得できました。しかも世界中に、この食事療法でがんと闘っている人が多数いて、病院まであるというのです。これは「末期がんにかかってしまった。死を待つしかないのか」と、絶望の淵に沈んでいる多くの人に希望を与える砦だと思いました。

がんは全身の栄養障害、代謝障害による病気とするゲルソン博士の考え方、したがって栄養バランスの完全なものを食べ、栄養障害が改善されればがんが治るという理論と、実際に完治した多くの臨床例。食物に生命が乗っているという自明の理に改めて気づかされました。

そして実際、末期がんと言われた私の父もゲルソン療法を実践し、がんとの闘いから生還することになります。

食事療法で父や義母、長男が回復

一九九四年に膠原病を発病して私は食事療法に取り組みましたが、その後、長男、父、義母、姪がこうした食事療法で次々に回復し、毎日の食事の大切さをますます確信しました。長男は、大学在学中に体調不調で聖マリアンナ医科大学病院に三回入院しました。三回目は、意識がなくなるほどの激しい頭痛とめまいに襲われ、救急車で運ばれました。原因を見つけるためCTスキャン、レントゲンなどありとあらゆる検査を受けましたが異常は見つからず、「治療法はない」と言われました。自宅に連れて帰り、甲田療法とゲルソン療法を組み合わせた食事療法（ニンジンジュース、玄米がゆ、豆腐）を実践したところ、あっという間に回復し、その後、以前のような頭痛は起きていません。

一九九九年八月には、群馬県の前橋市で暮らす当時七九歳の父が「肝臓がんの末期で、余命二週間」と宣告されました。そのときも、まったく入院せずに、自宅でのゲルソン療法を軸とした食事療法でウソのように元気になりました（詳細はp46〜）。二〜三日後には自営の店を開けて商売を始めたのですから、これも奇跡のようなできごとでした。もちろん血液検査の結果も「異常なし」で、医者から、

「肝臓がんは治らないのだが……」

と言われ不思議がられました。また二〇〇一年六月に脳梗塞で右半身が不随になったときも、野菜ジュース（青汁）と玄米がゆを中心とした食事で、二日後には、顔のゆがみも手足の麻痺も回復し、やはり店を開けました。

さらに二〇〇一年一〇月、東京で暮らす八二歳の義母がリューマチの痛みや腫れが頂点に達している時期に、ヘルペス（帯状疱疹《たいじょうほうしん》）になりました。食事療法をすすめましたが、一時的にせよ体重が減ることや食べる楽しみがなくなることなどもあり、義母を説得できるかどうか不安でした。しかし義妹の協力もあって「やってみる」と言ってくれました。

ニンジンジュースは義妹がつくって運んでくれ、母も、

「ニンジンジュースも玄米のおかゆもおいしい。私は、これを一生続ける」

と言い、一生懸命に取り組んでくれました。一週間後には腫れがひき、ヘルペスが治り、痛みがなくなりました。起き上がるだけで痛い、歩けば痛いと、あれほど痛がった状態が、足首の腫れが一部残る程度にまで回復し、痛みがなくなったのです。期待した以上の効果に私も驚きました。

身体によいものは共通である

健康と長寿の羅針盤

甲田療法、ゲルソン療法、穀菜食の理論や実際については、のちほどまた各章で詳しくご紹介いたしますが、実践していくうえで細部を見ていけば、いくつかの差違があります。たとえばゲルソン療法では塩分をとることは禁じられますが、甲田療法では認められます。また、ゲルソン療法は基本的に食べて治しますが、甲田療法では食べない断食を取り入れて治します。

しかし、それぞれの療法について学び、実践してみて、私はその細部の違いよりも、その根源にあるものがいかに等しく似ているか、そのことに驚かされました。

ドイツのゲルソン博士によって提案されたゲルソン療法と、断食や西式健康原理を取り入れた日本の甲田療法が、「精白しない穀物を主として食べること」「野菜をジュースでとること」「動物性の食品を摂らずタンパク質は植物性のものからとること」など、とてもよく似ています。それどころか、日本においては古くから伝えられている禅寺の食事がまさにこれです。

また世界に目を向ければ、聖書のいちばんはじめにある創世記に「わたしは全地のおもてにある種をもつすべての草と、種のある実を結ぶすべての木とをあなたがたに与える。これはあなたがたの食物となるであろう」と書かれているのです。魚も鳥も動物たちも創られているのに、人間に与えられた食物は穀物や野菜、木の実、果物というのです。この不思議な符合にも、考えさせられました。

さまざまな健康情報に飲み込まれて右往左往し、何がよいものなのか、何を拠り所にすればよいのかが、かえってわかりにくくなっているようにさえ思えるこの頃ですが、本当のものには共通項があると思います。

健康・長寿は食べものと切り離せないもので、食養生を提唱する多くのグループが世界中で活動しています。ベジタリアン、マクロビオティックといわれる食養生を見た場合でも、卵、乳製品も含めていっさいの動物性の食品を食べない純菜食の人たちもいる一方で、卵、乳製品はよしとするグループもあります。さらに小魚ならよいとして卵、乳製品に小魚を加えるグループもあります。日本での石塚左玄氏の食養、桜沢如一《ゆきかず》氏のマクロビオティック、ヨーロッパのベジタリアンなど、多くのグループが活動しています。

こうしたグループの差異を事細かにあげていけばきりがありません。ゲルソン療法、甲田療法の違いもしかりです。しかし私は、

「精白しない穀物を主として食べ、基本的に動物性の食品をとらず、タンパク質は植物性のものからとる」

その強いメッセージの同一性に心がときめきます。しかも、この食べ物による養生法は、新しいものではありません。禅寺の食事、世界中のベジタリアンなど、世界各地で多くの人々が実践してきた食事なのです。

「健康で長生きをするためには何をどのように食べるのがいいのか」

今後はもっとこの一点に科学的な光が与えられ、はっきりとした解明がすすむことと思いますが、なによりもすでに多くの人たちが通った道を行くのがもっとも早道ではないかと思います。病と闘うとなればなおさらのこと、時間は限られています。

フードガイドピラミッドとの出合い

私は一九九五年に、有機農業の視察で訪れたアメリカで、「フードガイドピラミッド」（図1）に出合い、

図1 フードガイドピラミッド

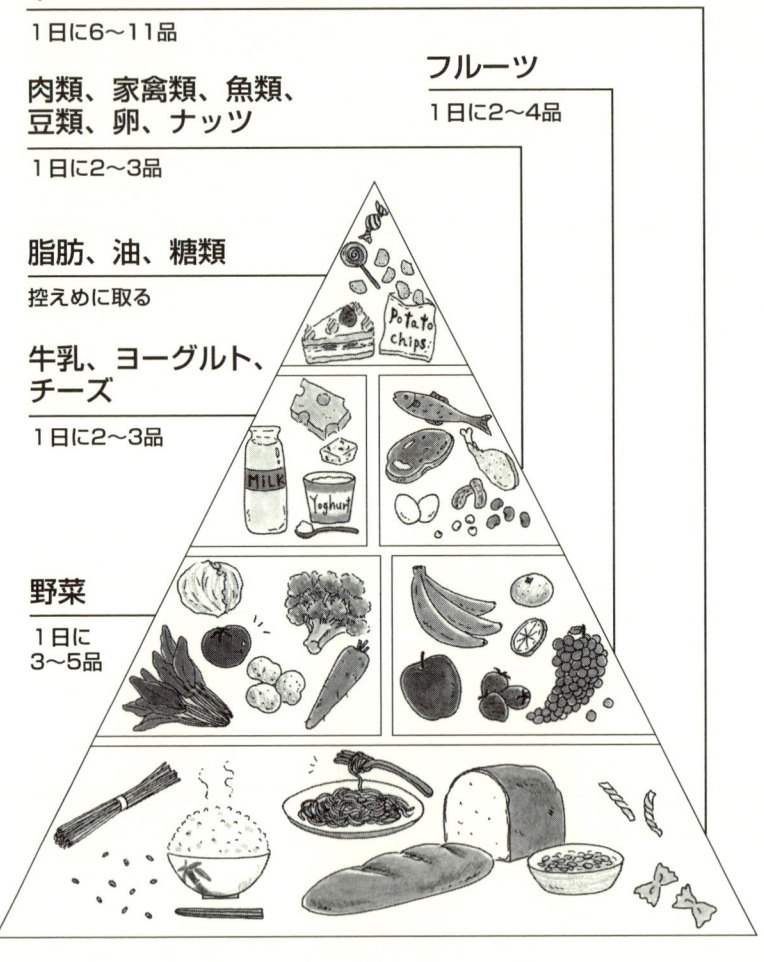

このピラミッドは毎日の食生活の指針となるものです。
このガイドに従って、あなたが正しい健康な食事をとるために、
いろいろな食品を選ぶうえで役立つものです。

米、パスタ、パン、穀類
1日に6〜11品

フルーツ
1日に2〜4品

肉類、家禽類、魚類、豆類、卵、ナッツ
1日に2〜3品

脂肪、油、糖類
控えめに取る

牛乳、ヨーグルト、チーズ
1日に2〜3品

野菜
1日に3〜5品

仰天しました。これはアメリカ農務省・保健社会福祉省が、一般消費者に健康的な食生活を啓蒙するために作成したものです。フードガイドピラミッドでは、穀物は食の基本として、その重要性が強調されています。また、野菜や果物も推奨されています。それに比べて、肉、魚、乳製品、卵は適量をとる、また油と砂糖はなるべく控えるなどといった事柄がはっきりと記されています。

つまり、ピラミッドの下半分がゲルソン療法であり、甲田療法の考え方であったのです。これこそが、栄養バランスだと思いました。

日本では、戦時中の飢餓体験から、また欧米諸国に追いつき追い越せという一心で「もっと栄養が必要」といった教育が長い間されてきています。しかし、今日の生活習慣病や肥満など、もっと栄養が必要どころか多くの人が食べすぎの状態ではないでしょうか。「健康で長生きをするためには何をどのように食べるのがいいのか」が、いま求められています。

闘う間もなく亡くなった友人たち

本書では、私がどのように食事療法に取り組んできたのか、特にゲルソン療法、甲田療法、穀菜食の食事について、何をどのように食べてきたのか、私自身の体験とレシピをもとに詳しくお伝えしたいと思います。

一日も早くこの本を手に取り実践していただきたいという私の思いは切実です。というのも、私自身や長男、父、義母、姪が次々と食事療法で回復していく一方で、がんになった友人や知人が、ゲルソン療法や甲田療法を教えても、闘えずに、そしてその時間もないままにあっという間に亡くなっていくのを目の当たりにしているからです。

がんになって初めて玄米ごはんを炊いてみる、野菜ジュースのつくり方を調べ、時には道具を買いに行って実践する、これはかなりしんどいことです。がんや難病は、全身の病です。体の生理機能も心も衰え、新しいことに取り組むのは困難な状態にあるといわねばなりません。家族も同じです。最愛の人が、

「もう生きられない」

などと宣告され、どうしていいかわからないショック状態にあるのですから。

そしてどんな療法でも効果を発揮するまでに、個人差はあるものの時間を要します。闘うための気力や体力と時間が必要です。

こうした状況を身近にして、ゲルソン療法や甲田療法は、実際に闘病中の方はもちろんのこと、がんや難病にならないための予防としても取り組んでいただきたいと思うにいたりました。健康なうちから実践するのはちょっとという場合でも、何度も風邪をひいたり、胃腸の具合が悪かったり、疲れやすかったりしたときに、ぜひ参考にし実践してみていただきたいと思います。

ふだんから「精白しない穀物を主として食べ、動物性の食品を控え、タンパク質は植物性のものからとる」食事を心がけていれば、大変な病になるのを防ぐなによりの備えとなります。がんになる前に、難病になる前にの予防であれば、厳しい実践ではなく、ほどほどの実践でよいのですから。

何をどのように食べたらよいのか

心が揺さぶられる体験談

あなたや家族が、がんと闘っているのなら、まず第2章のゲルソン療法のページを、難病と闘っていたら、第3章の甲田療法のページを開いてみてください。現在さし迫った状況ではないけれど、生活習慣病を予防し肥満を防ぐ健康的な食事を実践してみようという場合は、第4章の穀菜食の食事をおすすめします。

本書に収録した私自身や家族とほかの方々の体験談を読んでみてください（p47～、126～、149～など）。一人ひとりの体験や食事は微妙に違いますが、根底にあるものは基本的にはまったく同じです。その後、食事のレシピなどをじっくり眺め、自分に合っているかどうかも考えてください。

やると決めたら動揺せずに、最初の一週間を真剣に取り組むことです。人からいろいろ言われると動揺しやすい人に食事療法は向かないと気を引き締めてください。また、あまりいい加減にやったのでは効果はありません。真剣に実行すればするほど効果がありますから、ますます「これを実行すれば治る」と確信がもてるようになり、その後も続けられるのです。

さて、もっともパワーがある食事を紹介しましょう。がんや難病ほど、「野菜ジュース」や「玄米がゆ」が効果があります。がん細胞が体を蝕んでいるときは胃腸も弱っているのです。野菜や玄米も消化吸収がよい状態にして食べることが大切で、ジュースやかゆにして食べるのが最高なのです。

体験上から言いますと、まず体の大掃除が有効です。長年たまってきた老廃物を出すにはどうしたらいいかを第一に考えてください。便秘の人は、とりわけ出すことが大切です。断食は便秘解消に非常に有効ですが、高齢者や病人が初めて実行するのには無理があります。そこで、ニンジンジュースだけを一日でも二日でも飲むのがいいのではないかと思います。青汁でもかまいません。難病やがんは全身の病なのですから、内臓も手も足も、全身で闘うためには、胃腸が大切な武器になります。

食事療法は、さまざまな薬やサプリメントを飲みながら、つまりいままでどおりの治療も続けながら実行できるよさがあります。しかし、食事はどんなサプリメントよりも重要で、基本だと考えてください。食事をいい加減にして、いくらサプリメントを飲んでも効果は出ません。また極端な療法、たとえば断食を実行すると、かえってその反動で過食になるなどの弊害が出ることもあります。効果が大きいもの、針が大きく振れるものは、マイナスも大きいことを頭に入れて取り組んでください。

さらに、○○療法というブランド名にこだわったり、療法同士の小さな差違にこだわりすぎるのも考えものです。先にも述べましたように、体によいもの、病を癒す食べものは、世界中の療法に共通しているのです。よいものを食べ、悪いものを食べないことです。

おいしくなければ続かない

また、どんなに病と闘うためといっても、おいしくないと長続きしません。ページを開き、この療法はあれも食べてはダメ、これもダメなどと書かれているのを読んで、こんなことができるのだろうかと不安にかられた方もいらっしゃると思います。いったい何を食べたらいいのとお思いでしょうか。実際、「食事療法の考え方はわかったけれど、毎日の食事は具体的にどうしたらよいのだろうか。あれもダメ、これもダメでは、何をどう調理していいのかわからない。味気なくては、とても続かない」と悩まれる方も少なくありません。

そのことが、私がこの本を執筆する大きな動機のひとつにもなりました。一週間ほどであれば何を食べていてもがまんもできるでしょうが、長期間続けるとなれば話は別です。バリエーションも必要になりますし、人には個性があり好き嫌いもあります。

わが家を例にとってみても、夫や長男は、

「ニンジンジュースはにおいがいやだ。まずい」と言い、青汁なら喜んで飲みます。といっても、私の飲む青汁にリンゴジュースを加えて飲みやすくしています。

しかし父は、

「青汁はまずくていやだ」と言うので、はじめからニンジンジュースばかりを飲んできました。

義母は、

「ニンジンジュースが甘すぎる」と言うので、レモンの量を増やして加えました。

ジュースを飲みやすくするコツやバリエーションは、本書で詳しく紹介しています。レシピについても、たとえばゲルソン療法で塩分も砂糖も使わずに味つけをする工夫やソース、ドレッシングなど、またそれぞれの療法の限られた状況で食を楽しむレシピの数々を考案し、余すところなく紹介しています。

ケーキもお菓子も

がん患者さんの中には、子供たちも大勢います。なによりケーキやお菓子が食べたい年頃です。病と闘うために、砂糖たっぷりのお菓子は望むべくもありませんが、砂糖もバターも入れなくて味わい深いケーキやお菓子の数々もたっぷり掲載しました。大人だってお菓子を食べたいですよね。どうぞ楽しく食べる工夫をしてください。

「ああ、大好きな焼き肉が食べられない」とか「お酒が飲めない」などとがっかりすることはありません。元気になれば、またいつでも食べられるのですから。お酒が大好きだった私も、病気になって「お酒はダメ」と言われ、たいへんなショックでしたし、元気になったらたくさん飲もうと思っていました。

しかし病と闘う食事を続けるうちに、いつのまにかさほどお酒を飲みたいと思わなくなり、いつのまにか飲めない人になってしまいました。ケーキも以前のようにパクパク食べたいとは思えなくなりました。体質も嗜好も変わったのでしょうか。

「ニンジンジュースと玄米がゆの食事を一生続ける」

と言った義母の場合は、いまでは友人たちとウナギを食べに行ったり、お寿司を食べたりして楽しんでいます。具合が悪くなったら、またきっちりと実行したらいいのだと思います。また、食事療法をすると一時的に多食になったりすることもあります。それも、体の反応なのですから、自分を責めないで許してあげればよいと思います。たとえ完璧ではなくても、なにより続けることを優先し、病が癒えたら少々の息抜きも必要ではないでしょうか。

食は楽しく、おいしいもの。なによりもニンジンジュースがおいしい、青汁がおいしい、玄米のおかゆがおいしいと思う体験を得たことを噛みしめていただければと思います。

この本が、病と闘うすべての方を励まし、お役に立ちますようにと祈ります。

第2章

がんと闘う食事
～ゲルソン式食事療法～

1

ゲルソン式食事療法とは
～基本的な考え方～

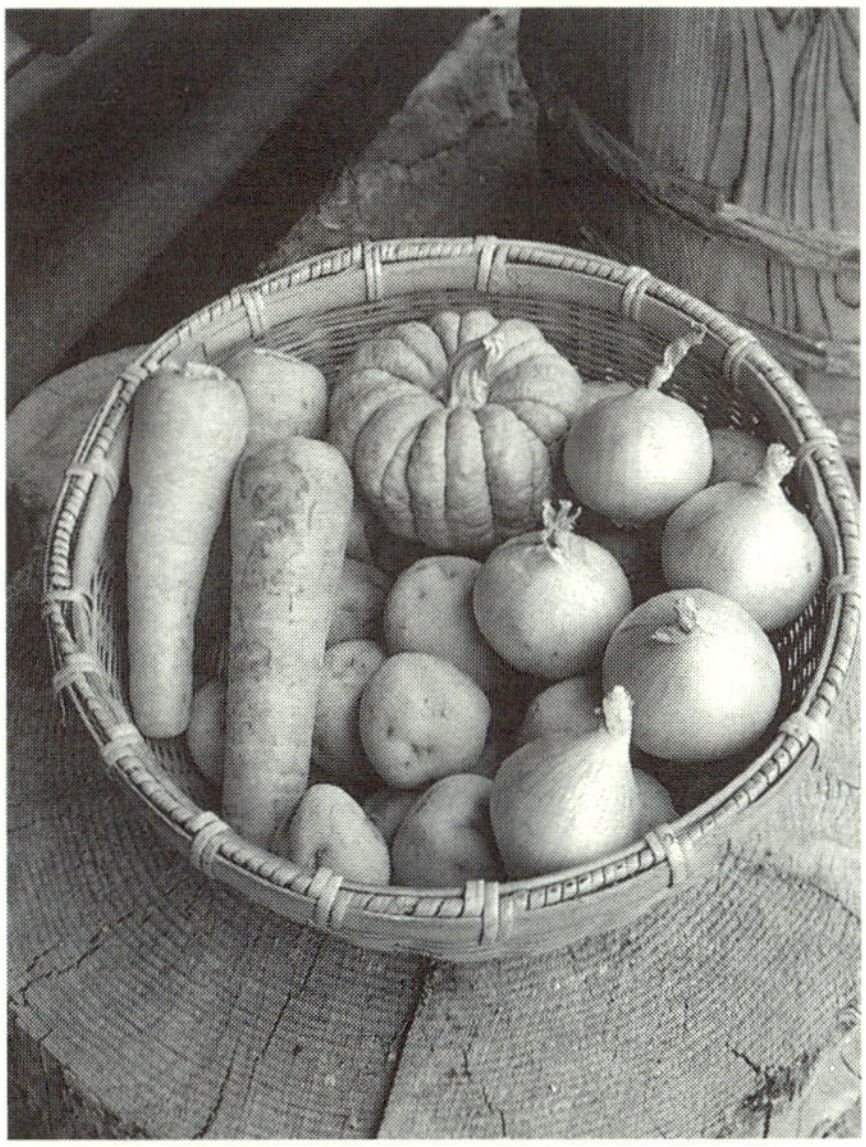

大量の野菜ジュースとイモ類、未精白の
穀物などの食事

医師の崖っぷちでの決断

大腸がんが転移、五年生存率はゼロ

星野仁彦氏は精神科の医師で、がん発病当時は福島県立医科大学神経精神科の講師でした。自身が原発性大腸がんだと知ったのは、一九九〇年（平成二年）、三月のこと。暴飲暴食の後、下腹部が痛み、下血があり、いったん排便してもまた便意をもよおす状態でした。福島県立医科大学の第二内科で診てもらったところ、大腸のS状結腸に三・五㎝のがん病巣が見つかりました。レントゲン写真を見てすぐに自分で、がんだとわかったそうです。ポリープというのは腫瘍が一㎝以下の場合であって、なにしろ星野氏の場合は三・五㎝もあったのですから。そこで同大の第一外科でがんを取る手術をしました。

がんはすでにかなり進行していました。リンパ節二か所に転移をし、大腸にかぶっている膜も破れて腹膜に突き出していました。主治医からは、

「がん細胞はおそらく全身に転移しているだろう。君は精神科医なんだから自分で精神療法をして頑張りなさい」

と励まされました。しかし、このときはさすがに落ち込んで鬱《うつ》状態になり、夜も眠れない日が続きました。手術後半年間は抗がん剤を服みましたが、自身が医者なので大腸がんに抗がん剤は効かないこともわかっていました。

そして七か月後の一〇月、恐れていた事態が起こりました。肝臓に二か所、がんの転移が見つかったの

です。大腸がんの場合、肝臓への転移が一か所あったときの五年生存率は国立がんセンターの統計で三〇％、二か所あったときはゼロです。崖っぷちに立たされた心境でした。

「切ったほうがいい。切ると同時に抗がん剤を持続的に注射する」

と外科医からは言われました。しかし抗がん剤の副作用も知っていたので、手術は断りました。幸いこの転移したがんは、エタノールをがんの病巣部に直接注入し細胞組織を殺すエタノール局注療法で、つぶしてもらうことができました。この方法は、三㎝以内のがんだと効果があり、最近有効ながん治療法として脚光を浴びています。

始めてすぐに効くと実感

しかし、肝臓へは手術前に転移し、増殖して大きくなると次々に転移し、死亡することがほとんどです。大腸がんで病状がかなりすすんでいた場合、現代医学では助かる見込みが少ないということになります。ですから、ほかに自分で治せる方法はないかと手を尽くして探しました。本屋でゲルソン療法に関する本を見つけて興味をもち、ゲルソン療法について独学で調べました。しかしそれまではこの療法について、医者仲間の間でも文献でもまったく聞いたことも読んだこともありませんでした。この療法がよさそうだと考えたのですが、あまりに厳しい方法なので、がんと診断されて間もない頃は実行を躊躇していたのです。ところが転移がわかり、絶体絶命。それこそ、命懸けでゲルソン療法に取り組み始めました。

始めてすぐに、これは効くと思いました。というのも、腸がんは、がん細胞が産生する物質（がん胎児性抗原）が血液中に増加するので診断や治療の目安になるのですが、そのがん胎児性抗原の数値が下がったからです。

厳格な食事療法

ゲルソン療法は、ドイツ生まれの医師マックス・ゲルソンが始めました。一九五八年に著書『ガン食事療法全書』が出版されています。

がんを全身の栄養障害ととらえ、体全体の栄養代謝の乱れや肝臓、膵臓《すいぞう》を中心とする内臓機能の低下が、がんに対する免疫力を低下させているとし、したがってがんを治すには、体をがん細胞に不都合なようにつくり直せばよいと説きます。つまりは、がんが好むものを断って、がんを「干乾し」にし、免疫力、自然治癒力をのばすことで再発を抑える療法です。

体の栄養代謝機能を正常化するために、精白しない穀類と生の野菜でカリウム、ヨードを中心としたミネラルのバランスを取り戻させる食事療法が柱です。ゲルソン博士は著書の中で、

「科学は全ての酵素、ビタミンのことを解明しているわけでも、またホルモンやミネラルの生物学的な機能の多くを完全に知り尽くすほど進歩してもいない」

「自然な形の食品で、自然と結びつき、自然と一緒になったもの、そしてできる限り有機栽培で生産されたものを食べるほうが、より安心」

と述べています。

食事は果物、新鮮な野菜、イモ、精白しない穀類、豆類、豆乳、堅果《けんか》類でとります。野菜の煮方もミネラルが出てしまわないように、皮つきのまま水を加えずにゆっくり調理する、缶詰や冷凍を避けるなど、細かな指示を与えています。また体を解毒するため肝臓を重視し、生のレバージュースやエキスの注射、コーヒー浣腸《かんちょう》（p63注1）で肝臓の機能を高める治療を施しています。

こうした食事療法を基本にして、ワクチン、ビタミンなどをそれぞれプラスした治療が、イギリスのブ

リストルガンセンター、メキシコのゲルソン病院など世界各地で取り組まれ、多くのがん患者を治しています。アメリカでもレーガン元大統領がゲルソン療法でがんを克服したことが広く知られ、かなり普及しています。実際この療法で助かった人の追跡調査結果を見ると、長生きしていることもわかっています。

簡便な星野式はこうして生まれた

しかしゲルソン療法を忠実に実行しようと思うと、厳格さが壁となり、たとえば、がん患者さんが手術の後、退院して再発を防ぐためにゲルソン療法で闘おうとしても、日常生活を送ることが難しくなります。ゲルソン療法の原法では野菜ジュースは一回二〇〇〜三〇〇ccを一日一三回余りも飲むことになって、ほとんど一日中ジュースをつくっていなければなりません。ゲルソン療法を実行しようとする患者さんが『ガン食事療法全書』をお読みになり、すばらしいと思うけれど厳格さに圧倒されて、自分にはこんなことはできないと尻込みされてしまうこともあります。

星野氏は医師として一日中病院で働き、夜の当直が月に八回、学会出張は年間一〇回くらいはあるという日常を送っています。入院して治療に専念したいと思っても、家族の生計を支える身であればそうとばかりもいきません。

そこでゲルソン療法を家庭でも実行できるようにアレンジし、できるだけ通常の生活が可能な簡便法を考えました。簡便法といっても、塩分や動物性タンパク質、脂肪などの摂取を制限するなどの原則はきちんと守り、野菜ジュースも量を減らしたものの一日一二〇〇ccほど飲むなど、ゲルソン療法の肝心なところをつかんだ、星野式ゲルソン療法を実行したのです。

その基本は次のとおりです。

星野式ゲルソン療法

星野式ゲルソン療法の基本

①無塩食

ゲルソン療法では塩分を完全に制限し、塩、しょうゆ、ソース、みそなどいっさい使わずに調理します。味は少量の減塩しょうゆ（要冷蔵表示のある、塩分がかなり控えめのもの）、または無塩しょうゆ、レモン、酢、ニンニク、ハーブ、ハチミツ、黒砂糖などで工夫した味つけをします。特にはじめの数か月から二年間はこれを徹底してやらなければなりません。

普通の細胞は人間の一生のうち四二～三回分裂を繰り返すと死にますが、がん細胞は永久に分裂を繰り返します。幼若細胞だとも言えるわけで、がん細胞にはナトリウム含有量が多いのです。ですからナトリウムを抜いた食事をすれば、がん細胞は干乾しになります。その意味でもゲルソン療法は非常に合理的です。

人間は塩分をごく少量、一日に〇・〇〇五gとるだけで十分と言われています。実際、昭和四九年にルバング島から帰還した元日本兵の小野田少尉は、ルバング島では、食塩を三〇年間とらなかったそうです。植物などに自然の状態で含まれている塩分、つまり一日に〇・〇〇五 gで十分だということができます。

②油脂類と動物性タンパク質の制限

はじめはすべての油脂類（動物性、植物性）、またすべての動物性タンパク質の肉類、魚介類、乳製品、卵などを抜く必要があります。肉類には含硫アミノ酸が多く、がん細胞が喜ぶ組成です。植物性はそうしたものを含みません。ですからタンパク質はできるだけ植物性、たとえば大豆タンパク（豆腐、納豆、凍み豆腐、湯葉、豆乳、プロティン）または小麦タンパク（グルテン、麩）などから摂取します。量としては体重一kg当たり一gです。療法を始めて数か月たてば、白身の魚、小魚（シラス、チリメン）、鰹節などを食べ始めてよいでしょう。また活性酸素が、がんをつくるひとつの要因になっていますが、油脂の多い食事は悪いとされています。したがって、α-リノレン酸（エゴマ油、亜麻仁油）以外の油脂をとらない、あるいは控えることにより活性酸素を抑え込むことが大切なのです。

③大量かつ多種類の野菜ジュースをとる

ニンジン、ジャガイモ、国産レモン、リンゴ、カブ、ダイコン、季節の青菜などの野菜ジュースを一回三〇〇cc、一日三回以上飲みます。ニンジンと青菜のジュースは、別々に時間をあけて飲みます。なぜなら、ニンジンには「ビタミンCを壊す酵素が含まれている」からです。ニンジンジュースにレモン汁などを入れることで、その酵素の働きを抑えられますが、青菜ジュースを飲む場合には時間をあけるか、ニンジンジュースにレモン汁などを入れることがおすすめです。

野菜は、自然農法（無農薬、有機栽培）でつくられたものを使います。農薬は発がん性や環境ホルモン作用が報告されていますから、極力避けたほうがよいからです。野菜はできるだけ新鮮なものを生のまま食べることが大切です。

では「有機野菜が手に入らなければ、野菜ジュースを飲まないほうがいいか」といえば、決してそんなことはありません。通常のニンジンを使ってでも、ニンジンジュースを飲んだほうがよいのです。療法の実行を後回しにしないで、ただちに手に入るもので始め、徐々に有機のものに切り替えていけばいいのです。「どこで売っているのか」などと思い悩んで足踏みせずに、あるもので、すぐ始めてください。本当に必要と思っていれば情報が入り、共同購入や専門店などで手に入るようになります。

④アルコール、コーヒー・紅茶などのカフェインを含む飲みもの、たばこ、精製された砂糖、食品添加物（着色料、保存料）などの禁止

⑤イモ類、未精白の穀類（玄米、胚芽米、全粒粉）などの炭水化物、豆類、新鮮な野菜や国産の果物、堅果類、海藻類を中心とした食事

これらの材料も、できるだけ農薬の使用されていないものを手に入れたほうがよいでしょう。

また、一般の市販のパンはゲルソン療法にはおすすめできません。市販のパンにはたいがいイーストフードなどの添加物が多種類入っていますし、塩や砂糖、油脂がかなり加えられています。パンは国産小麦、できれば全粒粉を使用し、天然酵母を使って発酵させれば、塩、砂糖、油脂を入れなくてもおいしく焼くことができます。こうした塩、砂糖、油脂を入れない天然酵母パンは、頼めば焼いてくれるパン屋さんもあります。パンを購入する場合は、全粒粉を使用し塩、砂糖、油脂を入れない天然酵母パンであることを確認してください。

⑥ビタミン剤の利用

ゲルソン療法ではオイアシン（ニコチン酸、ビタミンB_3）、ビタミンB_{12}以外はすすめません。

星野氏は大量のビタミンAをとるとビタミンCが破壊されやすいというデータがあるので、ビタミンCを一日一～二g服用しました。ビタミンAは食事からとれても、ビタミンCはそれこそレモンを毎日何十個も食べないととれないためです。特にはじめのうちはビタミンCをよくとりました。β-カロチンは野菜ジュースでとれますが、ビタミンCはリンパ球活性を高めるために、一日に二～三gくらいとったほうがいいようです。これを食事でとるのはたいへんなので、ビタミン剤でとるわけです。ビタミンEは、黒ゴマの中にたくさん入っているので黒ゴマをたくさん食べれば大丈夫でしょう。さらにゲルソン療法で推奨されているリトリールは、ビワやアンズの核に入っています。

以上のような基本を守りながらどのような食事をとればよいのか、たとえば塩もしょうゆも使わずにどのような調味をすればよいのか、皆さんが悩まれるところです。何をどのように食べたらよいのか、考案した具体的なレシピをｐ65からの「ゲルソン式食事療法のレシピ」でご紹介しています。

調理がたいへんなときには、野菜を生で食べる、また野菜やイモを煮る・蒸すといった調理法で食べればよいのです。気持ちを楽に、まずは取り組み始めましょう。

ゲルソン療法はどのようながんに有効か

外国のケースと日本のケースからみてみればゲルソン療法は消化器系のがん、大腸がんや胃がんに効きます。特に大腸がんに有効です。またホルモンが関係するがんである乳がん、前立腺がんにも有効です。膵臓がん、肝臓がん、脳腫瘍、悪性黒色腫、皮膚がんにもかなり効果があります。しかし治りにくいがんとしては肺がんがあります。

ゲルソン療法は、もともとは片頭痛と結核の治療法でした。そのため星野氏が闘った大腸がんやほかのがんのほか、腎臓、肝臓の病気、肺結核、糖尿病、動脈硬化症などの栄養、代謝障害にも効果があります。星野氏は、がんになる以前は〝医者の不養生〟を地でいくような生活をしていたため、糖尿病、脂肪肝などいろいろな病気をもっていました。ゲルソン療法はそれらの病気にも効果がありました。

風邪もひかず疲れにくく

星野氏の母方の兄弟は糖尿病が多く、氏ももともとはワイン、脂っこいもの、とにかくおいしいものが大好きでした。毎日たくさんの肉やソーセージを食べていました。

「この療法は私のように暴飲暴食をしていたものに、特に効果があるようです」

氏はゲルソン療法を始めた当初は、体重がかなり減りました。一般には、特にはじめの数か月で痩せます。星野氏の体重は、以前は身長一七〇㎝で八〇㎏ちかくあったのですが、いまは約六〇㎏で推移し、ある程度になればそれ以上は痩せません。体重が減るのは最初の数か月間で、その後は減らないのです。体重が減ってから体の調子がよくなり、風邪もひかず、疲れも知らず、ワキガや水虫、いびきまでも治ってしまったといいます。精神面も、

「元は短気で、傲岸不遜《ごうがんふそん》、攻撃的な性格だったのに、穏やかで静かになりました。肉食動物から草食動物に変わったわけです。象だって植物だけであれだけの巨体を支えているわけですから」と笑います。

氏はゲルソン療法を一〇年以上続けてきて、ますますこの療法が、がんに効くことを確信しています。定期的に肝臓のエコー検査、胸の写真検査を受けていますが、結果はまったく順調で、ますます元気になるばかりだというのだから驚きます。夫人の都さんも以前は疲れやすく、昼寝をしないと体がもちませんでした。ずっと立ち仕事をしていると足に浮腫が出たりしていたのが、星野氏と同じ食事をするうちにすっかり疲れにくくなったとのことです。

星野家の食卓

参考のために星野家の一日の献立を氏と都夫人に聞きました。

「不思議なんですけれど、体にいいものはお金のかからないものばかりなんですよね」

と話してくれたとおり、星野家では肉やワインを買わなくなったので、有機野菜を買ったりしても食費がグンと減ったそうです。

「朝はイモを蒸したものと野菜、昼は玄米ごはんと野菜、夜は胚芽米のごはんと野菜、こんなふうです。野菜はニンジン、ダイコン、キャベツ、チンゲンサイ、コマツナ、リンゴ、レモンをジュースにして朝、

晩二回飲みます。それにダイコンを刻み、生のままいただいたりします」

「野菜は特にニンジンがいいのです。カロチンが、がんを抑える働きが強いですから。米は白米ではなく、玄米などの胚芽分がある米を食べます。パンのときは全粒粉（小麦胚芽入り）のパンを食べます」

「また、イモもたいへんいい。完全栄養食に近いですから。ガスが出ますが、炭水化物、タンパク、ビタミンなど微量栄養素が豊富で、しかもその栄養分を調理で失わずにとることができる、理想的な食べものなのです。二一世紀のＮＡＳＡの宇宙ステーションのスペースプラント食にジャガイモが選ばれたのですが、少ない面積で栄養の完全なものをたくさんつくるにはイモがいいわけです」

「海藻もいい、毎日食べます。また、スギナ、ヨモギ、ドクダミ、ハト麦などでつくられた野草茶をいつも飲みます。時たま、甘いものが食べたくなったときにはハチミツ、黒砂糖を使って、たとえばイチジクをハチミツで煮たり、豆を黒砂糖で煮たりしたものを少し食べます」

通常の食事はそれでよいとして、出張などのときはどうするのでしょうか。

「いちばん困るのは日程が三～四日の学会などの出張です。仕方がないので私は弁当にして食事を持って歩きます。週に二～三回ある当直のときは、病院の栄養士さんに頼んで特別食をつくってもらいます。宴席に出るときはあらかじめ食べてから行きますし、席上では少しだけ飲んだりつまんだりします」

「家内がいるから食事療法ができていますが、いなければどうなることやら。お手上げです」

と星野氏が言うとおり、内助の功どころか、やはり夫人や家族の献身的な協力がなくては続けることが難しいのが現実です。ゲルソン療法に限らず食事療法は家族や夫婦二人三脚での闘いが大きな力になり支えになります。

実際にいま、がんと闘っている方、家族の皆さまにも勇気をもっていただきたいと思います。そして、ぜひ実践していただきたいと思います。

がんと知らなければ闘えない

従来の治療法との兼ね合い

日本の平均的な医者は、ゲルソン療法についてはまったく知りません。がんになって手術をし、再発予防のためにゲルソン療法をしたいと言っても主治医の許可がないと難しいし、隠れてやることも難しい。そんなときにはどうしたらいいのでしょうか。

「患者のほうから医者を啓蒙することが大切です。ゲルソン療法の本を見せたりして、丁重に根気よく頼むことです」

星野氏は、がんの治療には従来の現代医学による治療法も食事療法も両方必要だと言います。

「ケースによっては放射線療法が必要だし、外科手術のほうがいい場合もあります。がんの種類によっては抗がん剤が有効な場合もあります。がん細胞を切除する外科手術、放射線の治療などと並行してゲルソン療法を行うのがよいと思います」

現在アメリカでは栄養療法などのがんの代替療法が認められ、医学生への講義内容にも取り入れられています。南カリフォルニア大学医学部には代替療法専門科ができました。星野氏は日本でこの療法を浸透させていくためには、アメリカのように共存共栄でやるべきではないかと提言しています。

さらにゲルソン療法は再発予防のための方法としてきわめてすぐれているため、再発予防のために取り組むのがいいと提案しています。

抗がん剤は卵巣がん、白血病、せん毛上皮がんには効果がありますが、胃がん、大腸がん、乳がん、膵臓がんには、延命効果がある場合もありますが、多くの場合、効果が見られないのが現状です。手術をして抗がん剤を使っていても、がんが再発することがあります。

外科医から、

「がんは、きれいに取れましたから安心してください」

と言われても、これは目に見えるものは切ったということで、たとえば四㎝のがんのかたまりには無数の血管やリンパ管があります。

「手術後に分裂して大きくさせないように、ゲルソン療法を実行するのが効果的なのです」

と星野氏は言います。

仲間づくりが生存率を押し上げる

日本は先進諸国の中でもとりわけがんの告知率が低いことで知られています。告知が常識というより義務になりつつあるアメリカなどとは大きく違うところです。厳しい食事療法に取り組むためには、患者本人が自覚して闘う気持ちをもつことが不可欠で、告知率が低いことは大きな壁になります。

なぜ医者は告知をしないのでしょうか。星野氏は、三つの要因を指摘します。

ひとつは命にかかわる病であることを告知しないという社会的認識による要因。二つ目は告知をすると鬱状態になったりして落ち込みやすいという患者の側の要因。三つ目は告知後のアフターケアがままならないという医者の側の要因です。

「告知したらアフターケアが必要ですが、日本の外科のドクターは忙しすぎて、なかなかそれができない。

欧米のように告知後のアフターケアに精神科医やカウンセラー、牧師とチームワークを組んで取り組むことが難しい。縦割りですから他の科のドクターとチームを組むことができない、できづらいという現実があります」

しかしゲルソン療法は、がんと知らなければ闘えません。

星野氏はがんを宣告されたとき、みんなに吹聴しました。

「俺はがんだ。大腸がんにかかった」

また知り合いに電話をして、

「がんになった人はいないか、誰か紹介してください」

と、仲間づくりをしました。

おかげで、こんながんにこんな方法がいいなど、民間療法も含めて医学的な情報が入ってきました。またお互いに慰め合い、励まし合い、助け合ったりすることができました。本人だけではなく、家族も同じように励まし合うことができました。

見過ごされがちですが、家族もがん患者同様に落ち込み、鬱状態になるのでケアが必要なのです。そんな経験からも「がん患者の友の会・家族の会」が必要なのです。

福島県には「ひいらぎの会」というがん患者の会もあります。ゲルソン療法の全国組織としては医聖会があり、食事療法の講習やメンタルケアを行っています。星野氏やゲルソン博士の原法の翻訳者である今村光一氏、内科医の西村誠氏が講師をつとめています（いずれもp219「ゲルソン療法・甲田療法を指導、支援する施設や団体等」参照）。

立ち向かう気持ちが免疫力を高める

がんに対する免疫力は精神力と深く関係します。鬱状態で落ち込むと免疫力も落ち、リンパ球の活性も落ちます。よく眠れなくなる睡眠障害や心のストレスが有害で、免疫力を落とします。

精神科医である星野氏でさえも発病時は鬱状態で落ち込み、無気力になり、眠れない状態でした。そこで友人、知人一〇〇人くらいに電話をかけまくりました。そうしたらみんなが面会に来てくれ、さまざまな民間療法や免疫力などの資料をたくさん持ってきてくれました。孤立しないことが大切なことを身をもって知りました。

星野氏は、

「絶対に死ねない」

と思ったそうです。仕事や家族がなによりも大切で

「この仕事は自分にしかできない」

と思い、万難を排して助かる方法を探しました。助かりたいという一念でゲルソン療法に取り組みました。

昔から「病は気から」と言います。英語でも病気を意味する単語である「ｄｉｓｅａｓｅ」は「心が安静（ease）ではない（dis）」ことに由来します。また患者の「患」という字は「心が串刺しにされている」という意味です。

希望をもってがんと力の限り闘うことが重要で、真っ正面から立ち向かうと、体の免疫力がすごく高まります。反対に鬱状態では免疫力は落ちてきます。そのため、ゲルソン療法の専門病院であるイギリスのブリストル病院では、治療に瞑想も取り入れています。

乳がんを克服したブローン夫人の言葉

がんは一九八〇年以降の死亡原因の第一位であり、年々第二位との差を広げ増える一方です。とりわけ増えているのが大腸がん、肝臓がん、胆嚢・胆管がん、膵臓がん、肺がんなどです。

あるとき、星野氏の口から「がんになってよかった」という言葉がこぼれました。

「病気のおかげでいろいろな治療法を知ることができましたし、西洋医学の限界を知り、ものの見方が違ってきました。がんにならなければこんなに勉強はしなかった。私はもともと傲慢な性格だったのですが、体や心の弱さを知ったら、患者の気持ちがわかりました。また妻や友人たちの優しさを知ることができました。皆さんも、もし将来がんになったときにはこうしたことを忘れないでください」

星野氏と話していると、

「いままでの一生のうちで、がんになったことがいちばんよかったことだ」

と語った女性のことが思い出されます。この女性、イギリス人のペニー・ブローン夫人はゲルソン療法で乳がんを克服し、イギリスにゲルソン療法の病院をつくりました。そしていま、夫人の建てた病院で多くの方々が命を救われているのです。

次に実際のがん患者さんたちの体験談を紹介します。最初にご紹介するのは私の実父です。あとの方々は星野氏が診察され、食事療法などを指導した方々です。ゲルソン療法に取り組み、その他の治療法を併用された方もいらっしゃいますが、いずれも治られて、いまも健康に過ごしています。

ゲルソン療法でがんと闘った人たちの記録

肝臓がん（筆者の実父・八二歳）

●「末期で二週間もたないかもしれない」との診断

一九九九年八月、顔から目から真っ黄色になり、焦げ茶色の尿が出て、立つのがやっとといった状態の当時七九歳の父が、

「肝臓がんの末期で、二週間もたないかもしれない」

と血液検査の結果から診断されました。母が寝たきりで介護疲れもあったのでしょう。しかし生来の病院嫌いに、母をおいて入院できないという思いが重なり、

「絶対に入院しない」

と頑固に言い張るのです。それで星野氏が闘ったゲルソン療法のことを話してみました。父は、入院がいやなので、何でもいいと思ったのでしょう。即座に「やる」と言うのです。

でも、玄米とニンジンジュースの食事ができるのか、疑問でした。岩手県出身の父は、白いごはんがいちばんのご馳走と思っていますから、いままでも玄米のごはんには激しく抵抗してきました。それでもやってみるしかありません。仕事はすべてキャンセルして父につききりで、ニンジンジュースをつくっては飲ませ、つくっては飲ませました。青汁は一回飲んだだけで、

「うまくない。飲みたくない」

と言うので、ニンジンジュースだけを飲ませました。また歯が悪いこともあり、玄米はおかゆにして食べさせました。ジュースを飲ませるのはたいへんでした。薬局経営の父は、来客本位でトイレへ行くのを極度に嫌い、もともと水分をとる習慣がないのです。ジュースを入れたコップを持たせ、「ハイ、飲んで」とつききりで飲ませました。二～三日はジュースばかりを飲ませました。

「お腹がすいた」

と言いだしてから、玄米がゆを食べさせました。おかずは豆腐と煮野菜少々、とろろ汁などです。

●ニンジンジュースと玄米がゆの食事で

呆れるのですが、三日目には自分で店を開けました。医者からは絶対安静と言われましたし、ゆっくり寝ていてもらいたかったのですが、

「寝ていると頭がもやもやして、もうこれで起きられなくなるような気がする。店にいれば、気持ちがすーっと楽になる」

などと言うので、父の好きなようにさせるしかありませんでした。

しかし以後、みるみる元気になり、黄疸症状は消え、しっかり歩けるようになり、一〇日後には、散歩もできるようになりました。時間がたつにしたがい、

「鬱金（ウコン）が肝臓にはいい。漢方薬を飲んでみるか」

などと言いだし、薬局ですから薬は売るほどありますから、いろいろと飲み始めました。プロポリスも一日に三〇滴ほど飲みました。家族だけでなく、母の介護に来ていたヘルパーさんや看護婦さんにとっても、信じられないような回復ぶりでした。実は私も。まさかここまで効果があるとはと、ただただ驚きました。一か月後に血液検査をした結果、すべての値が平常値に近くなり、医者から、

「肝臓がんが治るということは考えられない……。もっとよい状態の人だって、二週間もたないで亡くなったのに」

と言われました。医者も狐につままれるような思いだったのでしょう。

父は、元気になるとともに普通の食事をするようになりましたが、ニンジンジュースだけは欠かさずに飲んでいます。

しかし、二〇〇一年六月早朝、八二歳になっていた父は右半身が不随になり、唇をゆがめて話もはっきりできず、ボタンもとめられない、ズボンもはけない状態になりました。

「救急車を呼ぶな。病院へは絶対に行かない」

と父は頑なに拒みましたが、再び大量のニンジンジュースと玄米粉がゆの食事に飲尿療法も加えた療法を実行し、二日間ほどで、これもウソのように元気に回復することができました。食事療法の著明な効果に、私自身がたいへん驚きました。

大腸がん（H子さん・四八歳）

●下の子が小学校一年生なのに

H子さん・四八歳は、大腸がんで一九九三年五月に手術をしました。退院後、夫から、

「進行がんだ。進行度がⅠ〜Ⅳ期までの四段階あるうちで、Ⅲ期の後半からⅣ期にさしかかっている。再発のおそれも十分ある」

とした真実を知らされ、新聞で知った星野氏のゲルソン療法を実行しようと強くすすめられました。三人の子供がいていちばん下はまだ小学一年生です。死ぬに死ねない思いで、がんと闘う決意をしました。

直腸がんで便がたまるところに腫瘍ができ、それを切除したため、腸は結腸から肛門へ直結しています。便のたまるところがないので、下痢か便秘かどちらかになってしまうのです。H子さんは下痢でした。一晩に三〇回もトイレに行くほどの回数がある、常識を超える下痢に苦しみました。ゲルソン療法の野菜ジュースで、それがいっそうひどくなりました。玄米も、ますます下痢に拍車をかけるのです。

●ゲルソン療法を続けて

毎日、毎日が便との闘いでした。さらに、冷たい野菜ジュースを飲むと、体が冷えて震えが止まらなくなります。もともと、病気前からすごい冷え性でした。とうとう半年後には肛門がめくれ、動けなくなりました。それで、下痢が止まらなくなったら二〜三日ジュースを休み、それでも続けました。

家族には普通の食事をつくったので、普通の食事が食べられないことが、とても悲しくつらく感じられました。ゲルソン療法は一年半続けました。効果は大きかったと思います。手術後四年がたちますが、CT（X線）やエコー（超音波）の検査でも、いま異常の兆しはありません。すっかり安心はできないと思い、できるだけゲルソン療法の基本を守った食事を続けるよう心がけています。いまはまた野菜ジュースを飲んでいます。

悪性脳腫瘍（Y子さん・一〇歳）

●手術では腫瘍の三分の一を切除しただけ

Y子さん・一〇歳は、二歳のときに脳腫瘍と診断され、一九九四年、三歳のときからゲルソン療法と尿療法を実行してきました。九二年、両親はY子さんがしばしばふらつき、転ぶという異常に気がつきました。言葉にも少し障害が出てきました。近くの病院へ連れていきましたが、検査をしないで、

「少し様子を見ましょう」

と言われ、そんなはずはないと思いました。

そこで大学病院へ行き、小脳虫部の脳腫瘍と診断されました。脳の中央の脳幹に小脳があり、その小脳で脳幹と接している部分の小脳虫部に卵大の腫瘍ができていたのです。医師の話では、すでに水頭症（髄液が増加して脳内にたまる）の症状が出ているとのことでした。

「このまま放っておくと、脳が破裂し、心臓が止まってしまいます」

と言われ、手術をしました。

しかし、腫瘍の三分の一を切除しただけでした。その後、放射線とインターフェロンの治療を受けました。副作用は悲惨で、吐き気で食べものは食べられず、髪の毛も抜け、子供なのに廃人になったかのようでした。

●もう打つ手がないと言われて

医師からは、もう打つ手がないと言われましたが、親としては手をこまねいているわけにはいきません。退院後、民間療法や代替療法の本をあれこれ探し、信頼できると思われたゲルソン療法とMMKヨード（ゲルソン療法ですすめられている）の服用を実行しました。医聖会の講習会に参加し、本格的に実行するようになりました。塩・油抜き、穀類と野菜、イモの食事を一〇〇％実行しました。果物はよく食べさせましたが、砂糖の入った甘いお菓子はいっさい食べさせませんでした。ほかに、β—カロチンやビタミンCを、さらに霊芝、酵素、ゲルマニウム132なども服用しました。尿療法（p63注2）は、プラスチックの注射器で吸い上げ、そのまま口にもっていって飲ませました。夫婦で飲んでみせて飲ませたら、すんなりと飲んでくれました。

九四年の検査で、ついに残っていた腫瘍がすべてきれいに消失していました。ゲルソン療法を始めて一年後ですが食事を少しゆるめ、さらに一年後に、普通の食事に戻しました。といっても、基本は玄米菜食です。その後もまったく異常がありません。

悪性リンパ腫（R子さん・五一歳）

●腰痛の診断から一転。あと一か月との宣告

R子さん・五一歳は、一か月もつかどうかと言われた病が、ゲルソン療法と尿療法の併用で、再発しないでいます。

異常のサインは背中の痛みからでした。一九九一年四月、最初は腰痛と診断され、痛みが変わらないまま婦人科でも異常なしとされ、整形外科で椎間板ヘルニアと診断されて、痛み止めの薬をもらいましたがよくなりませんでした。一一月に総合病院に入院し、検査の結果、悪性リンパ腫と診断されました。

腫瘍は首、肺の縦隔、腹膜腔、骨盤部にもありました。主治医からは、

「お正月を迎えられるかどうかわからない」

と言われました。

五か月間にわたって抗がん剤の点滴を受けました。副作用はひどく、吐き気で食事は受け付けず、髪の毛は抜けました。一度退院しましたが腹部のリンパ節の腫瘍が大きくなり、下腹が張ってきました。すぐまた入院し、放射線治療を二か月間で二五回受けました。これで腰や背中の痛みは消えました。退院後は抗がん剤を服用し、副作用で手のこわばりが出ましたが、なんとか職場にも復帰できました。

しかし、定期的な検査で肝臓の周りのリンパ節が腫れているとわかり、一九九三年三月に入院し、肝動脈注入法で抗がん剤を入れる治療を受けました。また九五年一月のCT検査で首と上腹部のリンパ節が腫れていることがわかり、抗がん剤を服用することになりました。

この時点で、職場の先輩から聞いていたゲルソン療法をやってみる気持ちになってきました。星野氏に会って話を聞き、ぜひやらなくちゃと思いました。しかし、主婦として家族の食事もつくらねばならず、仕事もあるのでひと苦労でした。

●てきめんに現れた食事療法の効果

タンパクと脂肪、塩をいっさいカットし、玄米はどうしてもうまく炊けないので無農薬の五分つき米に変えました。おかずは、野菜、イモ、豆、麩です。冷凍のケール一回九〇ccを一日二回、無農薬のニンジンでジュースをつくり、一回三〇〇ccを一日四回飲みました。ビタミンCは一日二〇〇〇mgとりました。またスギナなどの野草茶、霊芝、シイタケの菌糸体なども利用しました。

食事療法の効果は、てきめんでした。四か月後の五月の定期検査で、胸部、腹部、骨盤のCTでリンパ腫が消えたと言われたのです。その後も一〇月、翌年の二月にCT、三月にはガリウム・シンチという全身の炎症の有無を調べる検査を行いましたが、異常はありませんでした。

また、疲れにくくなりました。最初は体重が減って不安になりましたが、ある程度まで下がると、あとは減りません。食事は手抜きをすることもありますが、基本的にはいまも守っています。おかずは生の豆腐と野菜はおひたしです。がんは恐ろしい病気です。最初に入院したときに一緒だった人は、いまではほとんど亡くなっています。油断は禁物と言い聞かせて、この療法を続けていこうと考えています。

肺がん（Y子さん・五五歳）

●再発し、転移していると告げられて

Y子さん・五五歳は肺がんで手術をしたのち再発し、ゲルソン食を始めて八年あまりになります。いま

も動物性の食品はいっさいとっていません。野菜ジュースは一日に一五〇〇ccを飲んでいます。また気功を行っています。

発病は一九八九年のこと。五月の健康診断で肺のレントゲンで影を指摘されました。しかし、直接撮影で「問題ない」と言われました。一年後、また影が見つかりましたが、

「結核だから薬を飲めばよくなる」

と言われ、治療を受けました。

しかし、影が消えませんでした。六か月後に手術をと告げられました。大学病院で一か月検査をし、右の肺を三分の一切除しました。自分の病気が結核ではなく肺がんと知ったのは、手術から半年後に職場に復帰したときです。

手術から二年後、今度は、

「再発し転移している」

と知らされました。家族には、

「余命は長くても半年か九か月」

と告げられていました。

●夫がジュースをつくって飲ませてくれた

夫は、すぐにさまざまな治療法の本を買い集め、読みあさり、ゲルソン療法がいちばん理にかなっているとすすめてくれました。さっさとジュースをつくって飲ませてくれました。

手術まで二か月ありましたので、ニンジンジュースとキャベツジュースを交互に合わせて一日四〇〇〇ccもの量を飲みました。ニンジンは三日で一〇kg箱が空になりました。これは半年間続けました。その後は一日二〇〇〇ccを二年半続けました。その後は一五〇〇ccです。

野菜は、父と夫が無農薬で栽培してくれました。食事は穀物と野菜で、動物性のものは肉も魚もいっさいとりません。塩分もカット、砂糖もカット、油は亜麻仁油《あまにゆ》だけです。

療法を始めて一か月後、CTスキャンの結果右肺の腫瘍がひとつ消えていました。しかも肺全体が黒く写っていたのがきれいになっていました。知り合いの医師からY医師を紹介され、漢方薬の克癌7851AC1号を飲み、気功を学び、ビタミンC、E、B複合体、B_{12}、アミダグリン、カルシウム、マグネシウム、カリウム、セレニウム、医聖会から取り寄せた酵素、クマザサ、霊芝、キチンキトサン、プロポリス、スピルリナなどの健康食品も服用しました。また、コーヒー浣腸も始めました。

当時は不安だらけで、いろいろな方法を試してみるしかなかったのです。転移後一年がたった頃は具合が悪く、背中の痛みがあって立っていられないほどでした。ところが、その後、気功をしていて、気がスーッと流れたのを感じました。これを境によくなっていきました。肺がんはどんどん小さくなり、やがて点になったのです。サプリメントも、ビタミンC・Eとミネラル複合体だけの使用になりました。ドクダミのお茶や漢方薬も続けています。

急性骨髄性白血病（T男さん・三八歳）

●食事が体にもたらす効果を知る

T男さん・三八歳は、白血病になってから一〇年以上がたち、医師も治癒とみなしてくれています。発病は一九九一年一月でした。暮れに風邪をひき一月に入っても微熱が続いていたのですが、二二日の夜中にお腹の痛みで急患で診察してもらいました。

次の日に外来で、エコー、腹部レントゲン、血液検査をしました。その結果、血液に重篤な貧血症状があるため、血液専門病院で診察を受けるよう指示されました。総合病院を受診し、そのまま入院しました。そのときは、たいへんな病気とはまったく思いませんでした。前日にスポーツジムにも行ったくらいです。すぐに抗がん剤の集中治療が始まりました。しかし、まったく効かないで副作用の激しい吐き気があるばかりです。

医師から、臨床例のない抗がん剤を使いたいと言われ、家族が同意して治療が行われましたが、今度は高熱に悩まされました。体は衰弱し、生命が危うい状態で、家族や親類まで呼び集められました。その後、奇跡的に回復し、抗がん剤治療を四回受け、悪性細胞は消失し、寛解《かんかい》状態になり、退院できました。病名について医師から知らされたのは、入院して一か月半たってからです。入院したときは、再生不良性貧血と聞かされていました。

●母のすすめでゲルソン療法を始める

退院後、三〜四か月して、ゲルソン療法を始めました。きっかけは、母が栄養療法に興味をもっていたからです。医聖会へ入会し、有機栽培の野菜やイモを購入し、食事は母がつくってくれました。妻は仕事をもっていますが、復職後は妻が食事を引き継いでくれました。

油、肉、魚、塩、砂糖、牛乳はいっさいカットし、主食は有機栽培の玄米で、おかずは野菜、豆、イモです。大豆も発芽させモヤシにして、蒸して食べました。野菜はサラダで、また果物をよく食べました。ニンジンジュース三〇〇〜四〇〇ccを一日二〜三回飲みました。五穀パン、アンズ、プルーン、豆、亜麻仁油なども購入して食べました。

約一年半は厳密に実行しました。プロポリス、キチンキトサン、ビタミンC、ルイボスティーなども使いました。抗がん剤は一年半で六〜七クール続けましたが、一回目の吐き気、二回目の発熱と脱毛以外は、副作用はあまり出ませんでした。

現在は医学的には治癒で、再発の兆しはありません。再発が予防できたのはゲルソン療法の効果なのか、抗がん剤のおかげなのか、証明する手段はありませんが、ゲルソン療法が心の拠り所になりました。病気に対して闘う気持ちをもつことができましたし、また食事が体にもたらす効果を知ることができ、とてもよかったと考えています。それまではインスタントやジャンクフードが大好きで、よく食べていましたから。

白血病は治癒したものの、特発性血小板減少性紫斑病《しはんびょう》を数年前に発症しました。急性のもので二週間入院して治りましたが、体によい食事を続けることの大切さを痛感しています。

乳がん（K子さん・六二歳）

●右の乳房を摘出

K子さん・六二歳は、手術をして一五年になります。術後しばらくしてゲルソン療法を実行し、今日まで再発の兆しもなく、無事に過ごしてくることができました。

一九八七年一〇月、入浴中に右の乳房にシコリがあるのに気づきました。総合病院へ行きましたが、「腫瘍だから切りましょう」

と精密検査もしないでいきなり手術でした。術後、「悪性腫瘍」と告げられました。一一月に、友人に相談し、友人の兄が内科医として勤務している病院を受診しました。

「一か月以内に手術をしないと危ない」

と言われ、外科で手術をしました。案の定、最初の手術では少ししか切除していなかったのです。右の乳房を全部摘出し、リンパ節、大胸筋、小胸筋も切除しました。そのことを医師から教えられたとき、

「そんなにもたくさん切除したなんて」

と、大きなショックを受け、三年間はショックから立ち直れませんでした。

●再発しないだろうかという不安

ゲルソン療法は、最初の手術から半年後で始めました。発病前は、化粧品、ビタミン剤などの健康食品を販売する代理店をやっていました。それなのに、がんになったのですから、とても落ち込んでいたのですが、その健康食品の発売元の会社の人がゲルソン療法を教えてくれました。再発しないかどうか不安で、始めました。

主食は玄米で、小豆を入れてステンレスの鍋で炊きました。ニンジンジュースは一日に三回つくって飲みました。一回にニンジン四〇〇gに、リンゴを少し入れました。おかずは、ヒジキ、大豆、イモ、カボチャなどを調理して食べました。

砂糖、油はいっさい使わず、塩は自然のものを少し使うことにしました。ただし、ジャガイモやカボチャは何も味つけしないで食べました。みそも手づくりのものを使いました。さらに、酢のものを食べるように心がけました。肉はいっさいカットしましたが、魚はときどき食べました。

発病前から調味料を使わないで料理していたので、特に苦痛はありませんでした。あまり厳格に行わなかったからかもしれません。以上のような食事を約一年続けました。その後は、夫と同じ食事を食べるようになりましたが、砂糖、油は使いませんし、肉もあまり食べません。

ゲルソン療法を行っているときは一時体重が減りました。病気をしたときは一〇年分くらい年をとるだろうと思ったのですが、人からは「若返ったようだ」と言われます。体調がいいからで、これも、この療法のおかげだと思っています。がんになってからは、ビタミンE、C、B複合体、プロテインなどの服用を四年間続けました。

一年間続けたゲルソン療法が心の支えになり、精神的に徐々に安定してきました。平成元年暮れから正月にかけて、思い切って、ネパールにトレッキングに行きました。これが、立ち直るきっかけだったように思います。

振り返ってみると、発病前はストレスがいっぱいでした。食生活はずさんで、お腹がふくれさえすればいいといった具合でした。健康関係の仕事に携わっていたのに、恥ずかしい気がします。病を得てから食事の大切さを教えられました。

胃がん（M男さん・四五歳）

●抗がん剤をやめ、ゲルソン療法に賭ける

M男さん・四五歳は、一九八八年に胃がんの手術をしました。退院後、ゲルソン療法を基本にした食事療法を続け、いまは仕事も忙しく充実した日々を過ごしています。

発病は一九八八年七月。お酒を飲んで帰宅途中に吐いたのですが、血が混じっていたように感じ、胃の調子も悪いので近くの内科医院を受診しました。マスコミの仕事に携わっていたので、食事の時間もないほど忙しい日々が続いていました。病院では胃炎程度だろうと診断されたのですが、翌日にはもっと調子が悪くなり、国立病院で診察してもらいました。

「十二指腸潰瘍ではないか」

と言われ、入院して検査をしました。その結果、胃がんと診断され、すぐに手術を受けて胃を全部摘出しました。手術後、早期がんではなく進行がんとわかりました。腫瘍は小指一本分、キノコ状に隆起していて、がん化していたそうです。胃壁は突き抜けていませんでした。胃壁のリンパ管に転移があり、それ

も切除しました。こうしたことは、後から妻に聞きました。当時は手術で治ったと思っていました。

●病院へも玄米がゆや青汁を

ゲルソン療法は、妻のすすめで始めることになりました。妻は以前から食事療法に関する知識があり、病院へも玄米おかゆや青汁を運んでくれていました。手術後、経口の抗がん剤ＵＴＦを処方され服んでいましたが、雑誌で近藤誠医師が「ＵＴＦはアメリカでは使っていない。胃がんには無効」と述べている記事を読み、勝手に服むのをやめました。胃を全部取っているので、一度にたくさん食べることができず、ようやく普通の食事が食べられるようになるまでに二〜三か月かかりました。

食事は、油はいっさい使わず、医聖会から亜麻仁油を手に入れ、それをサラダのドレッシングに使いました。塩は厳禁です。ほんの少し、だしじょうゆやだしの素を使いました。主食は玄米のおかゆです。アワ、キビ、ヒエ、押し麦、ハト麦を混ぜ、味つけはまったくしません。

ジュースはニンジンと青汁を一日二回、一回に約三六〇ccずつ飲みました。野菜は生で食べるようにしたので、サラダをよく食べました。また、野菜スープも、よく食卓にのりました。添加物や農薬のないものを使い、浄水器も購入しました。

●ゲルソン療法の食事を二年ほど続けて

手術した年の一〇月半ばには職場復帰をしましたが、外食ができませんから、玄米のおにぎりと野菜のおかずの弁当を持っていきました。不安だったのは、肉、魚をとらないで大丈夫なのだろうか、牛乳やヨーグルトは必要ではないだろうか、また、これ以上痩せたらどうしよう、他の療法もある中で、ひとつに賭けていいのだろうか、などのことでした。つらかったのは、術後数か月、胃を摘出したこともあって食べるのがたいへんだったことです。

手術をしてから、抗がん剤をやめ、ゲルソン療法で再発から逃れることができました。ゲルソン療法の食事は二年ほど続け、現在は普通の食事をしていますが、肉は少なく食べ、野菜ジュースは毎日飲んでいます。

甲状腺がん（S男さん・六五歳）

●がんではないかという不安が的中

S男さん・六五歳は、一九九〇年二月、県立がん検診センターで甲状腺がんと診断されました。以前から喉に不快感があり、つばを飲み込むとき、喉にひっかかる感じがありました。咳き込んだり、ときどき血痰が出たり、口の中から出血もありました。一度検診センターで検査してもらったのですが、そのときは異常は発見されませんでした。

しかし、そうした症状のほかに、倦怠感、疲労感に襲われ、時には貧血や心臓の動悸も現れるようになり、別の病院で診察を受けましたが、やはり異常はありませんでした。医師から原因は空気の乾燥ではないかと言われ、加湿器を使いましたが、ますます症状は悪化し、もしかしたらがんではないかと不安になりました。

県立がん検診センターを訪ね、超音波検査、X線検査、甲状腺の生検（組織を顕微鏡で調べる。がん診断の決め手となる検査）を受け、悪性の甲状腺腫と宣告されたのです。

「甲状腺の機能も低下しているので、早く手術を」

と言われましたが、なんとか手術をしないで治す方法はないだろうかと、病院からの帰り道に本屋に立ち寄り、食事療法や尿療法に関する本を買い求めました。尿療法には、とても勇気づけられました。難病を治した人たちの手記が実名で紹介されていて、真実のもつ説得力が強く心へ響いてきたのです。また、ゲルソン療法の食事療法の重要性とすばらしさがよく理解できました。それで、手術は医師に無断で勝手に延期し、尿療法と、ゲルソン療法を併用して実行することを決意しました。一日一回、起床時にコップ一杯飲むことにしました。

翌日から飲み始めたのですが、何とも奇妙な塩辛い味がして、「これはいかん」と思いました。以前から塩辛いものが好きだったのです。次の日からはきっぱり薄味の食事にしたところ、尿は塩辛さは抜け、飲みやすくなりました。

●一週間で効果を実感

食事は、玄米、アワ、キビ、ハト麦、黒豆、小豆、トウモロコシ、ジャガイモ、カボチャ、ニンジン、ゴボウ、レンコンなど、これらを組み合わせて調理しました。

たとえば、朝はニンジンジュース、グリーンジュース（青汁・緑黄色野菜とリンゴ大一個）、昼は黒豆入り玄米ごはん、またはパン（自家製パンにゴマペースト、ハチミツをつける）、紅茶、サラダ。夕食は、ジャガイモ、カボチャ、シイタケ、ニンジン、サトイモなどの煮もの、または焼きもの、果物、ニンジンジュースです。動物性食品はいっさいとりません。塩分を制限し、しょうゆは減塩しょうゆを使い、調理には玄米黒酢を使いました。さらに甲状腺誘因物質を含むタマネギ、アブラナ、カブ、大豆、クルミは排除しました。

効果は一週間で実感できました。数年来の便秘が解消し、夜も熟睡でき、朝の目覚めが爽快になりました。一か月目には、喉の不快感が軽くなりました。二か月目、喉の不快感はさらに軽減し、体もうんと楽になりました。三か月目には、症状はほとんど消失していました。四か月目には、症状は、完全に消えました。これまでに抗がん剤も、放射線の治療も、いっさい受けていません。

この時点で、外来でX線と超音波の検査、また入院して、アイソトープ検査、超音波、生検など、三日

間かけて行いましたが、

「ごく小さな腫瘍が二つ写っているが、悪性であれば当然写るところに腫瘍の影が写っていない」

と言われ、生検の結果も、

「がん細胞は見つからない。手術の必要はない」

と言われたのでした。

まさに天にものぼる気持ちだったそうです。体重は、この四か月で七kg減りました。また、手術の必要があると言われていた蓄膿も治っていました。さらに、胃弱、痔核、頸椎症、中心性脈絡網膜症の持病があって、それぞれ専門医に通っていたのですが、それらの病気もすっかり治ってしまったとのことです。いまでも、ニンジンジュース、青汁は一日一杯ずつ飲んでいます。

注１　コーヒー浣腸
ゲルソン博士は、体から有害物を追い出し、解毒するために、治療の初期に昼も夜も四時間おきに大さじ三杯のコーヒー粉末をせんじたものをこして浣腸をすることをすすめています。それをコーヒー浣腸といいます。
注２　尿療法
尿療法は、ゲルソン博士が推奨しているわけではありません。実行してみると効果があることから星野式ゲルソン療法では推奨され、多くの人に効果を上げています。この療法はカナダ・インディアン、中国、インドなどでは治療法として用いられています。口の中にある唾や体の血液が汚物でないのと同様に、尿は腎臓で分離されるまでは血液でした。したがってこれを飲むことで生じる害作用は、まったくないと考えてもよいでしょう。

さて、飲み方ですが、多くの人の体験から朝一番の尿を一回にコップ一杯二〇〇ccが適当です。最初慣れないうちは、盃一杯から始めてみることです。口を大きく開けて一気に飲むことがコツです。人によって、病状によって、飲む回数、量は違うのが当たり前のことです。自分で飲みながら効果を実感しつつ回数や量を加減してください。飲んだ後に水やお茶で口をすすぐのは厳禁です。

第2章

がんと闘う食事
～ゲルソン式食事療法～

②

ゲルソン式食事療法のレシピ

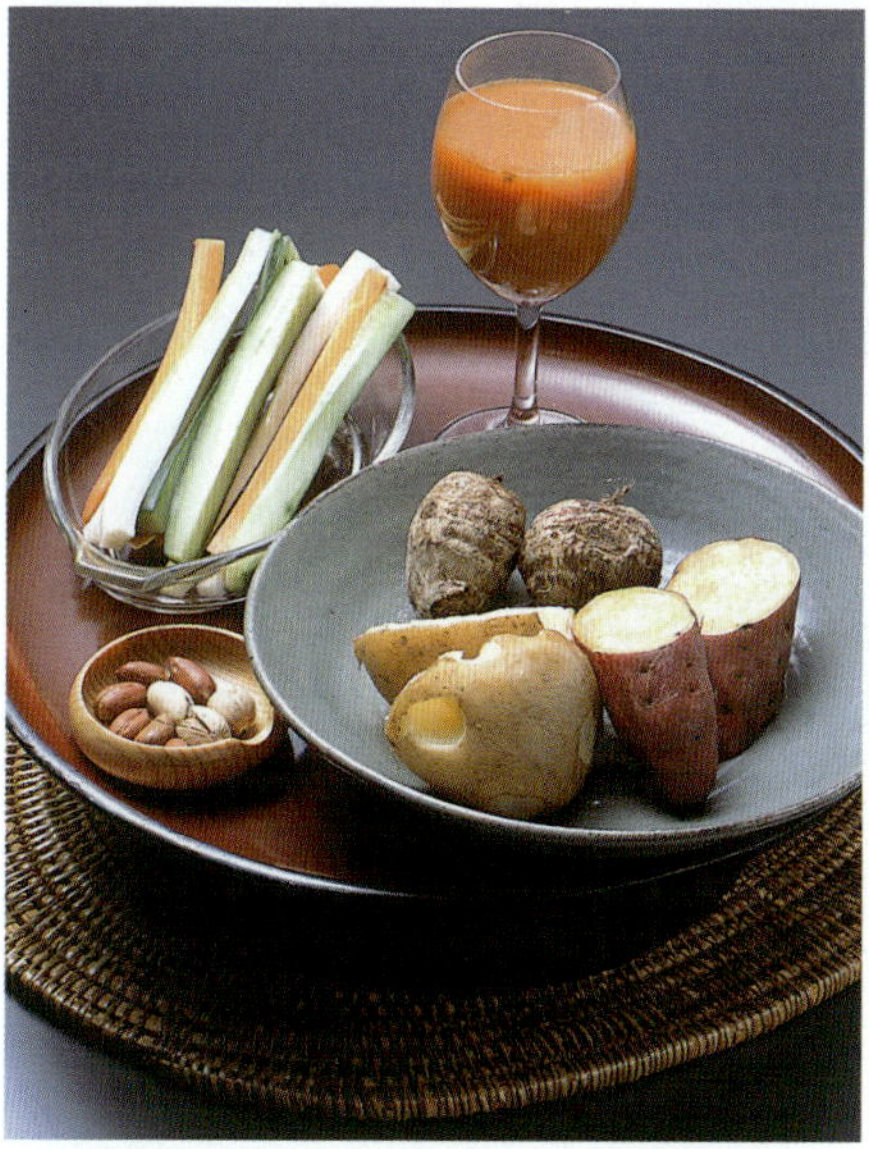

ある日の献立（ニンジンジュース、イモ類、
野菜スティック、木の実類または堅果類）

ニンジンジュースとニンジン・ジャガイモジュース

ゲルソン療法では野菜ジュースを毎日、大量に飲みますが、基本になるのが「ニンジンジュース」です。このほか、ジャガイモや青菜を加えた「ニンジン・ジャガイモジュース」や青汁ともいう「青菜のジュース」を紹介します（詳細は本文p88〜）

ニンジンジュースをつくる

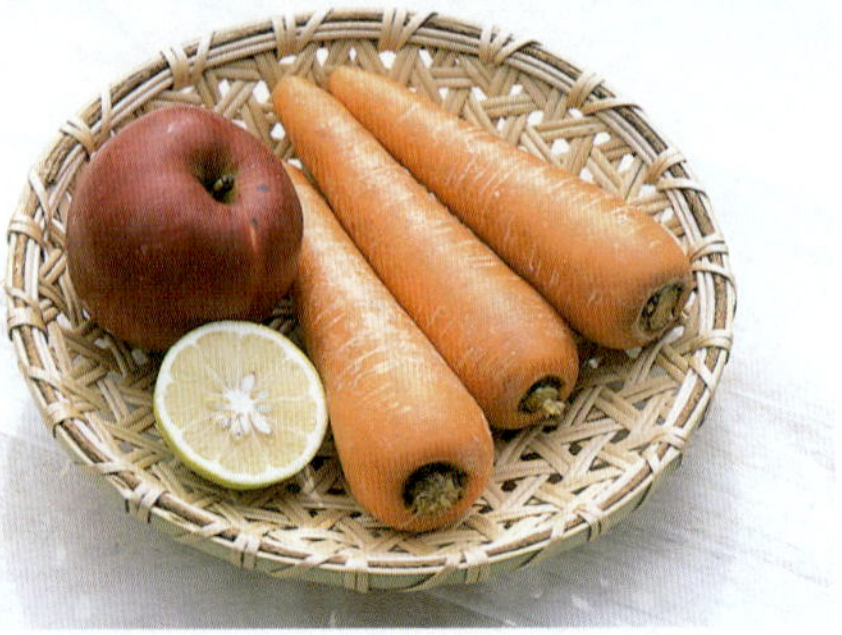

[材料・約300cc分] ニンジン3〜4本、リンゴ$\frac{1}{2}$〜1個、レモン$\frac{1}{4}$〜$\frac{1}{2}$個

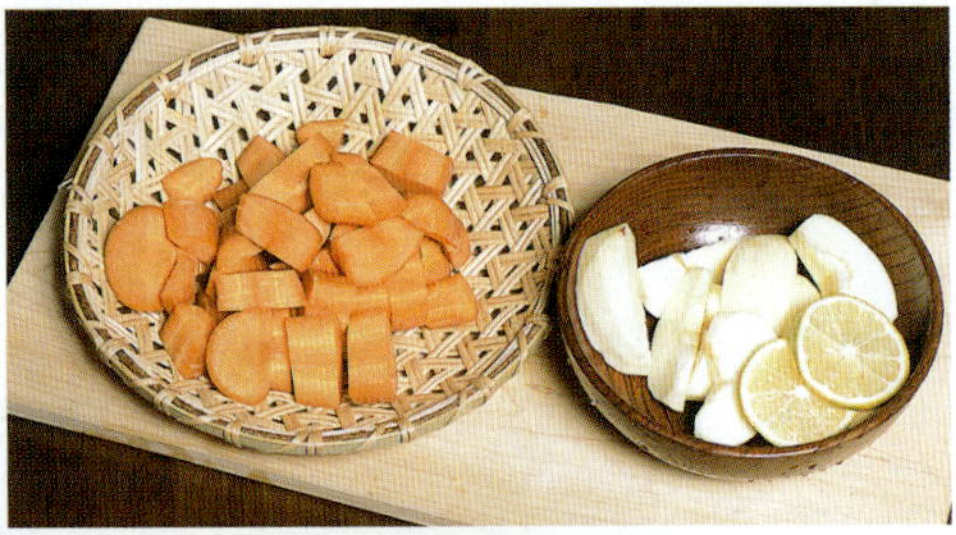

1　材料は国産無農薬のものなら皮をむかずに使用する。しかし、一般にリンゴは無農薬のものが入手しづらいので皮をむく。ニンジンとリンゴはジューサーに入る大きさに切り、レモンは薄切りにして種を取る

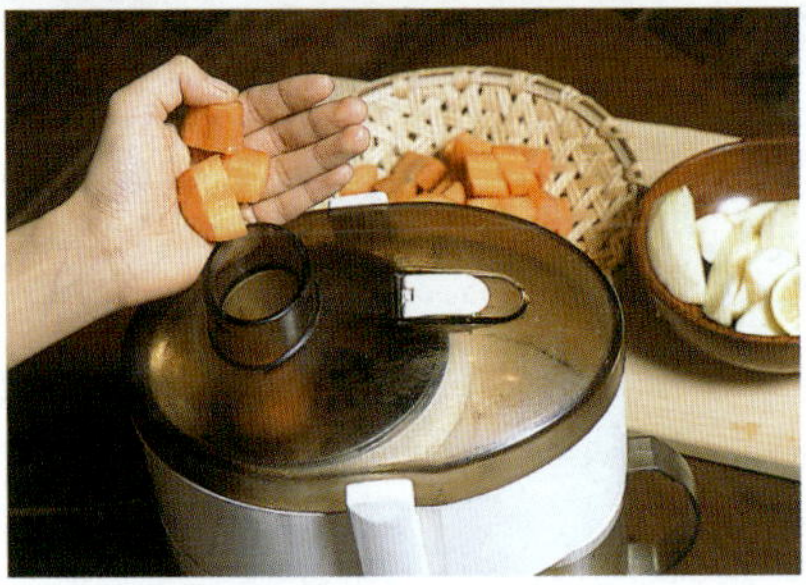

2　ニンジン、リンゴ、レモンを次々にジューサーに入れて搾る

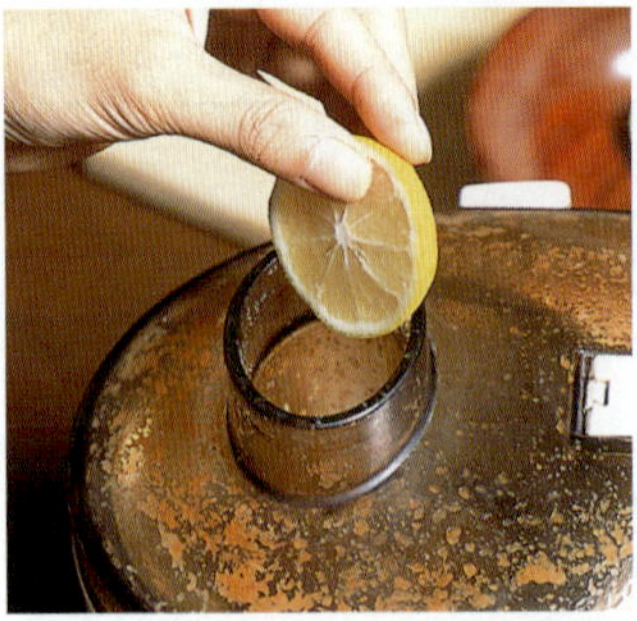

3　レモンを加えることで飲みやすくなり、ビタミンCが壊れるのも防ぐ

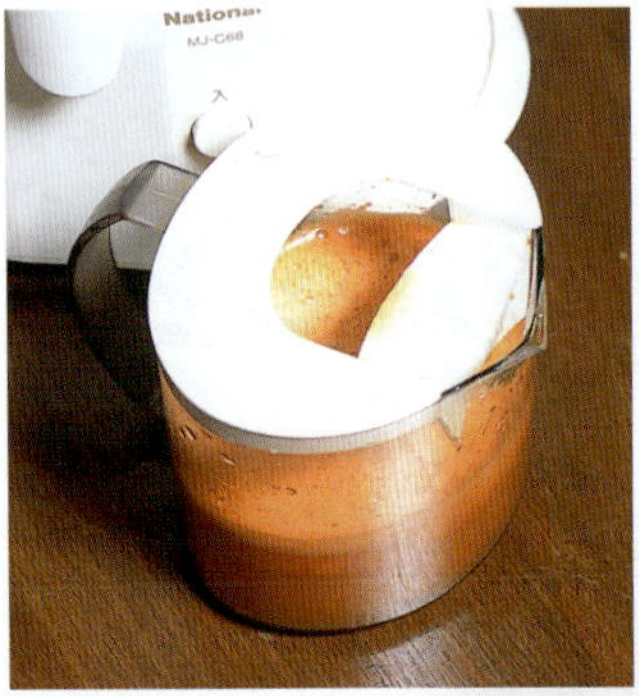

4　ジュースはつくりおきせず、すぐに飲むようにする

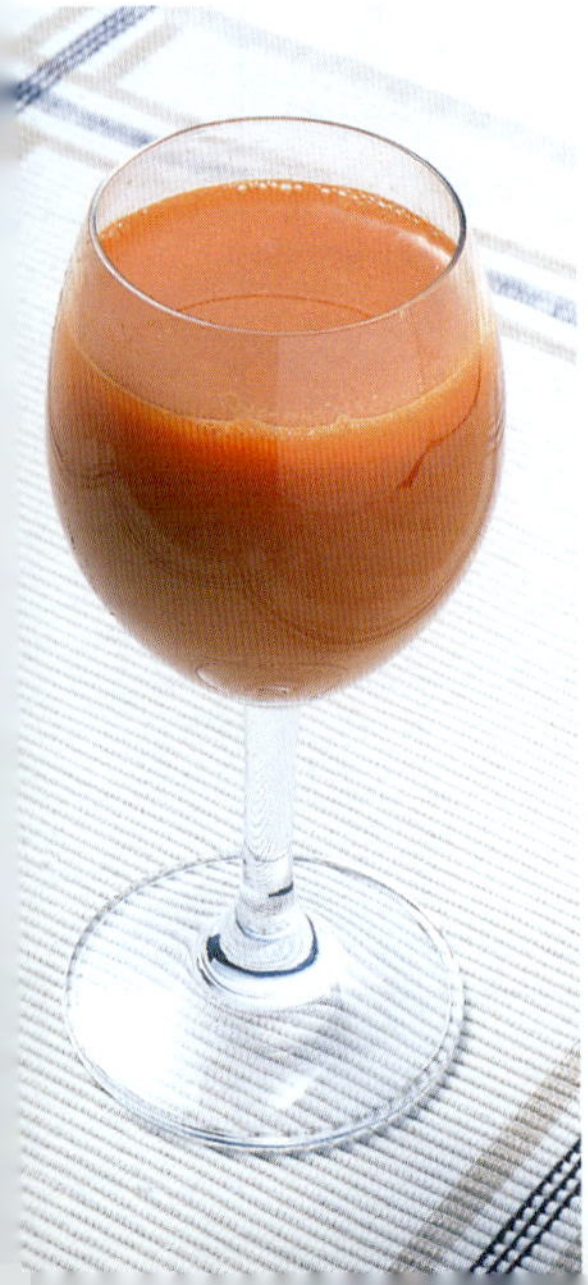

ニンジンジュースのできあがり

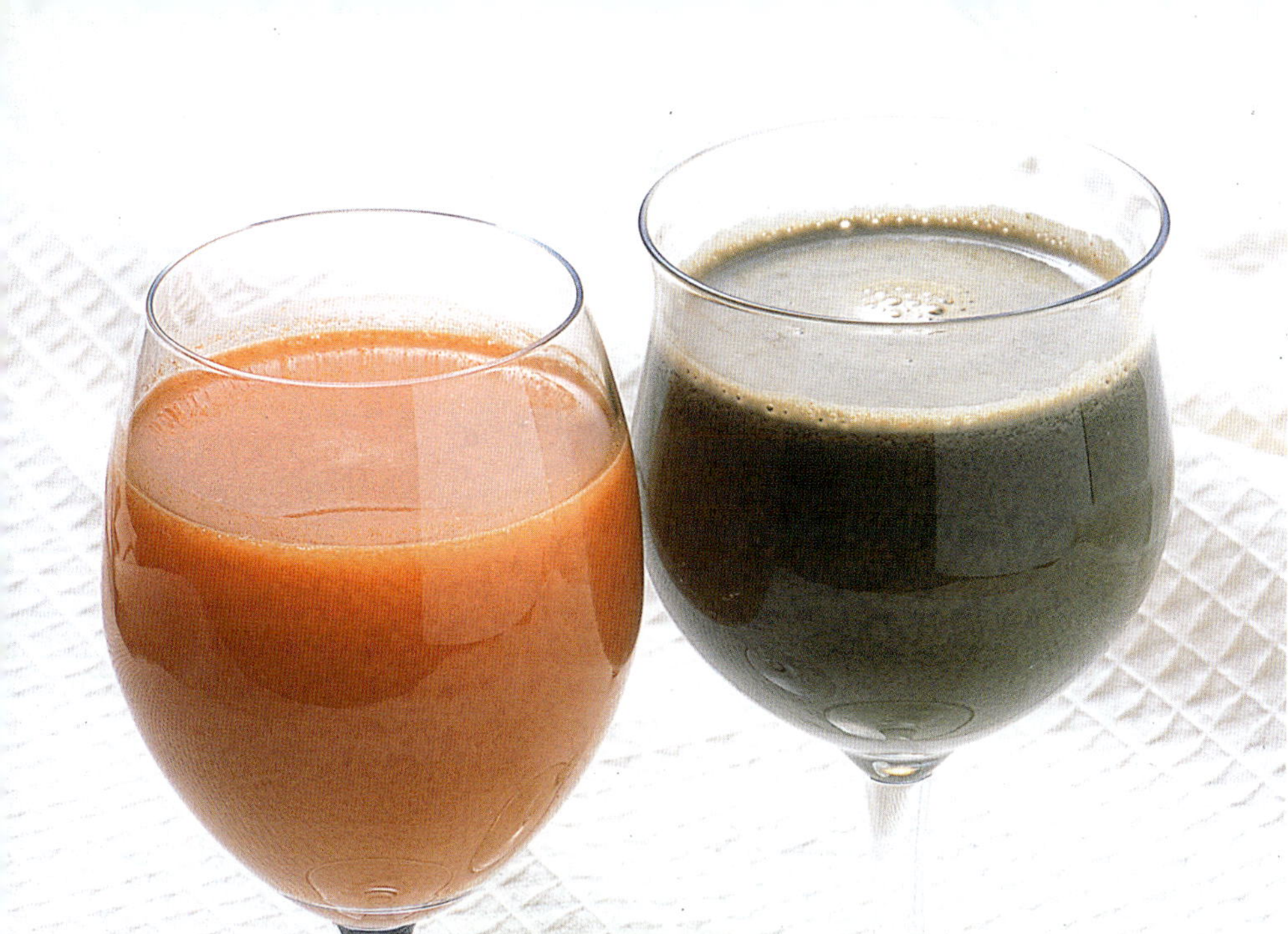

ニンジンジュース

リンゴもたっぷり入って、
とても飲みやすい(詳細p88)

ニンジン・ジャガイモジュース

青菜類も合わせてジュースにする（つくり方p89)

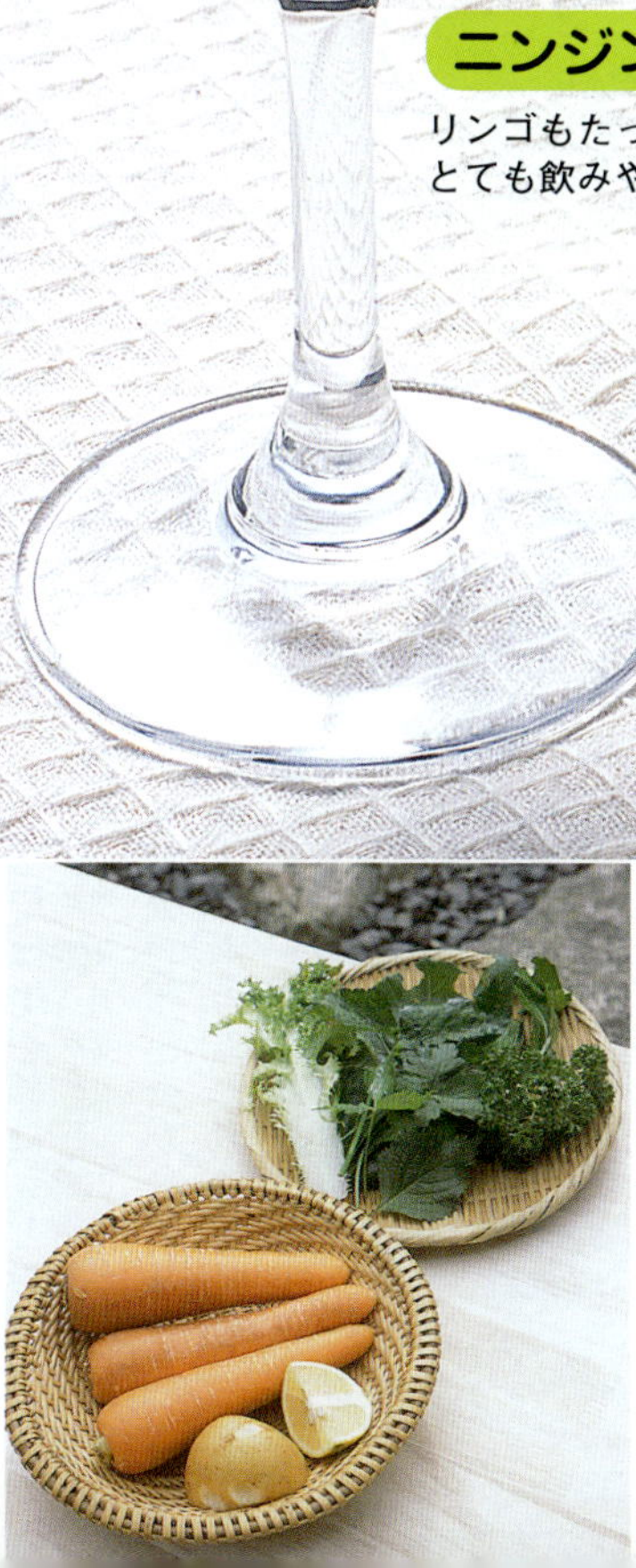

ニンジン・ジャガイモジュースの1回分の材料（ニンジン3本、ジャガイモ小1/2個、リンゴ1/4個、レモン1/4個、青菜類7～8枚）

野菜は生命力にあふれた新鮮なものを。青菜のジュース（つくり方p90)では多種類を組み合わせる

野菜や豆たっぷりのスープ

野菜スープ 手元にある野菜をいろいろ入れて味のハーモニーを楽しみたい（つくり方p 92）

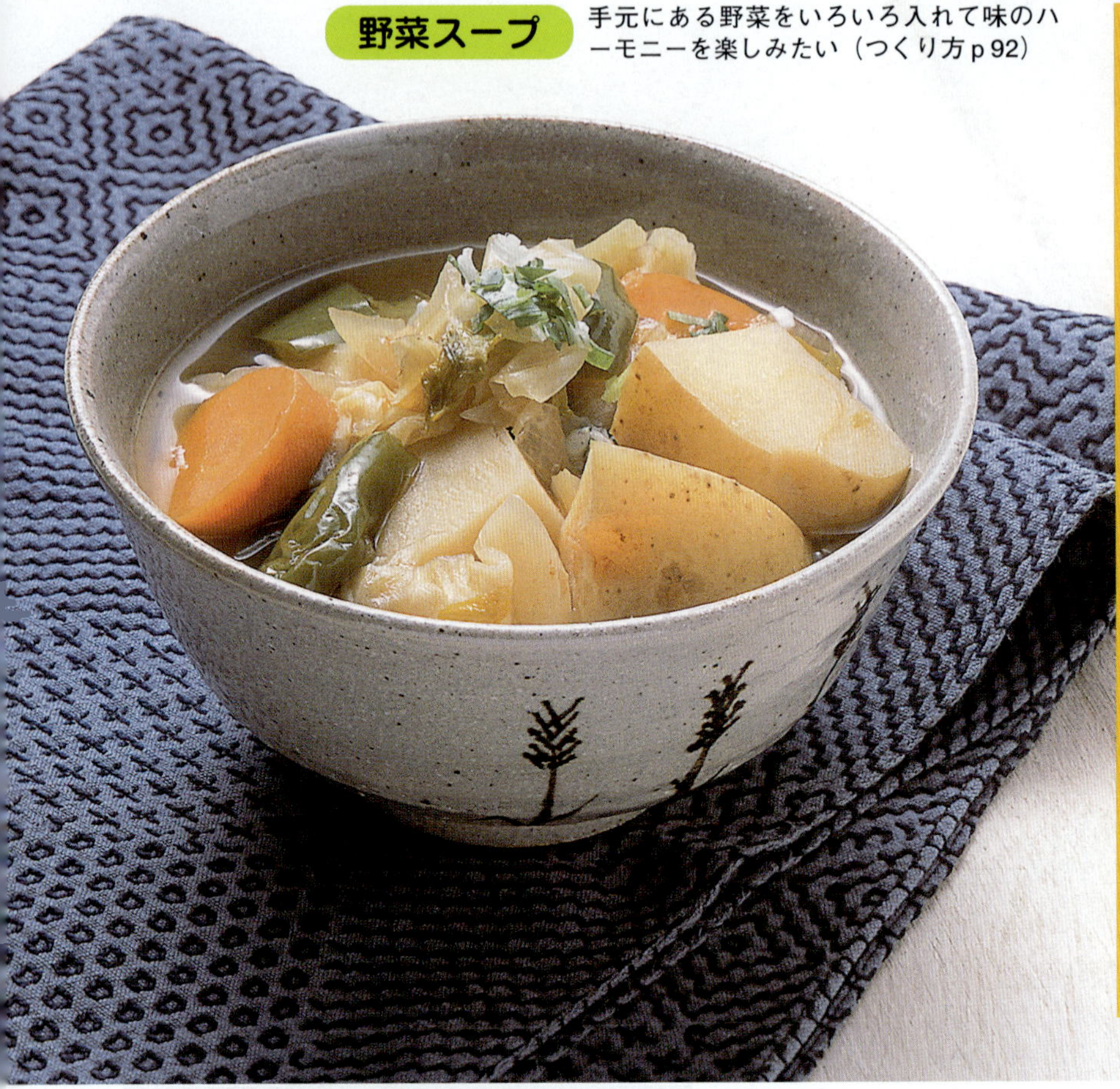

ゲルソン療法では塩や砂糖などの調味料は使えませんので、リンゴジュースや野菜の組み合わせで味つけをします。水のみで煮ても野菜から旨みが出ます。つくりおきをしておくと、とても重宝します。

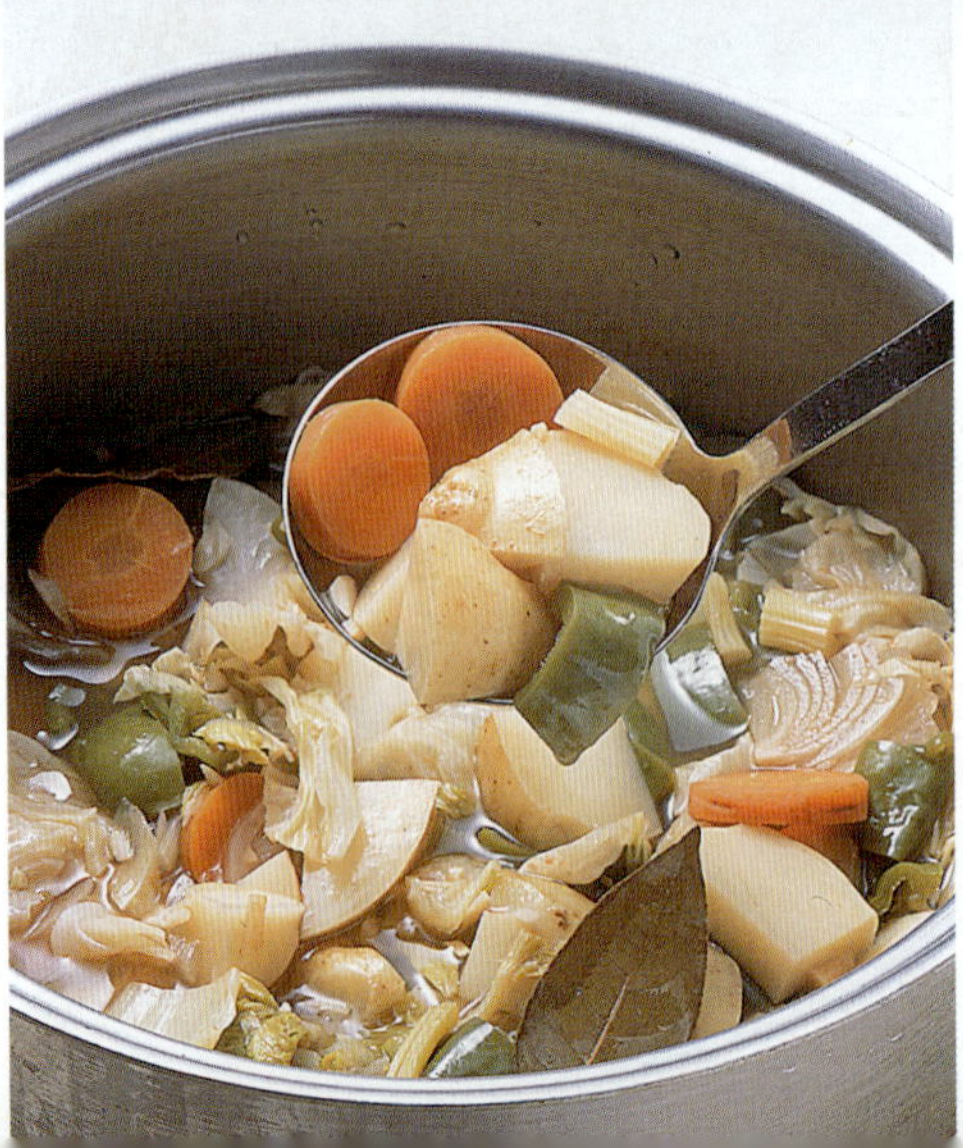

ジャガイモやニンジンは皮をむかずに。タマネギは外側の茶色の薄皮をはがして

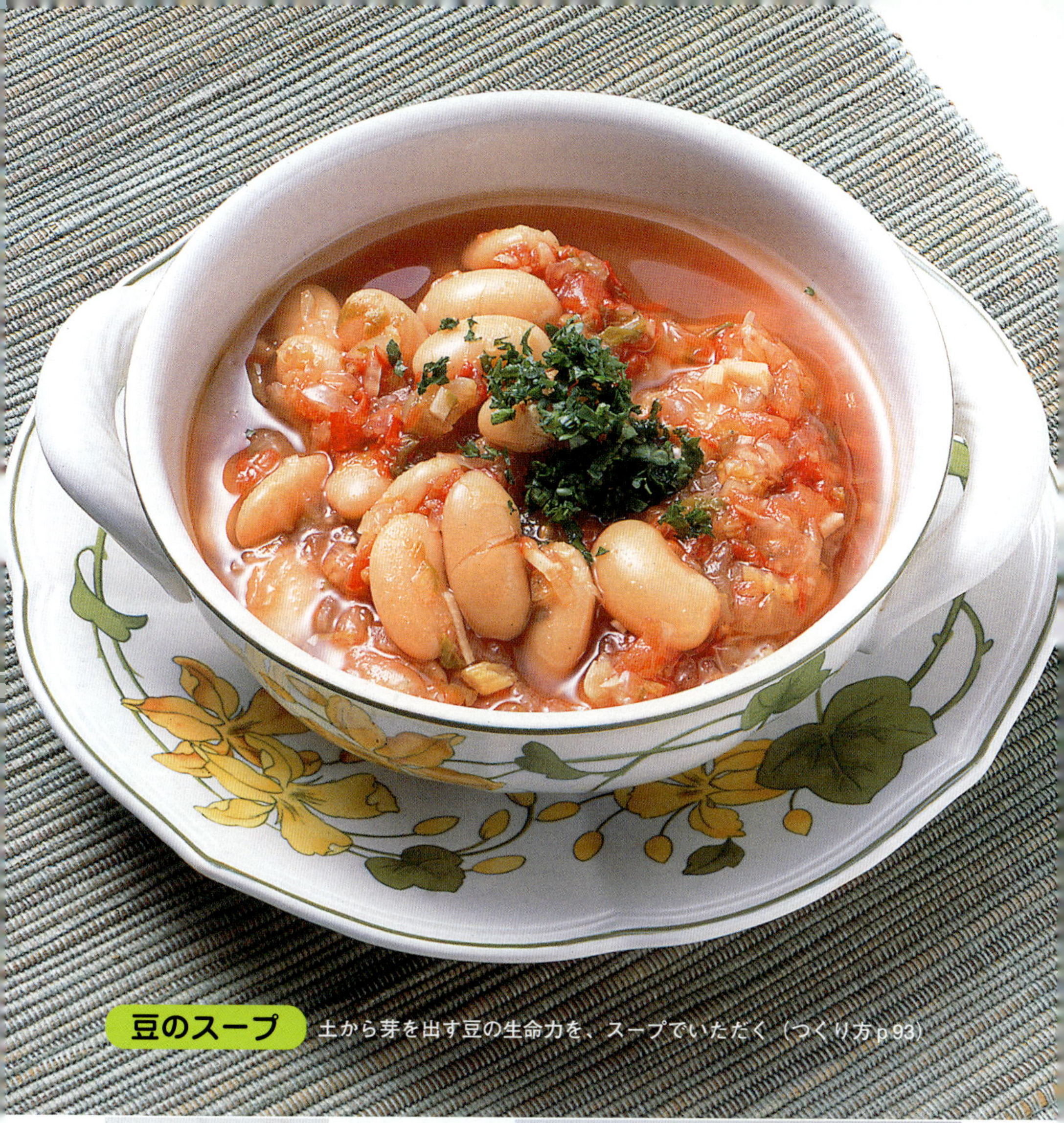

豆のスープ　土から芽を出す豆の生命力を、スープでいただく（つくり方p93）

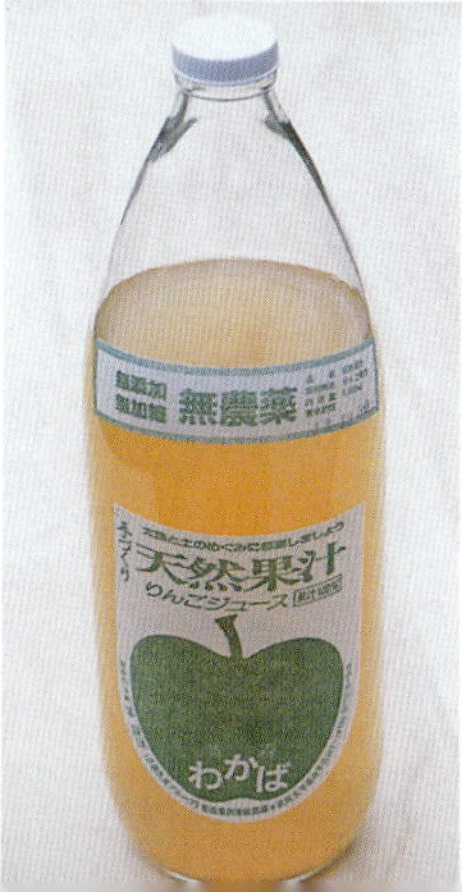

食材や調味料が制限されたゲルソン療法では、味つけにリンゴジュースが活躍

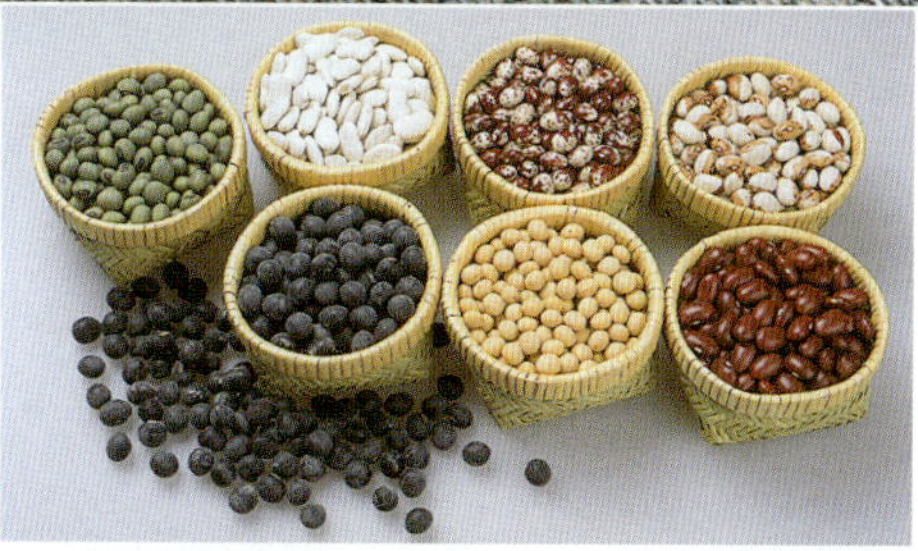

インゲン豆のほか金時豆や小豆、大豆でつくってもおいしい

イモ類と未精白の穀物の食事

主食は、玄米、胚芽米、雑穀などの未精白の穀類で炊いたごはんを。またパンやクラッカーは全粒粉でつくったものを。イモ類も手軽でおいしく、おすすめです

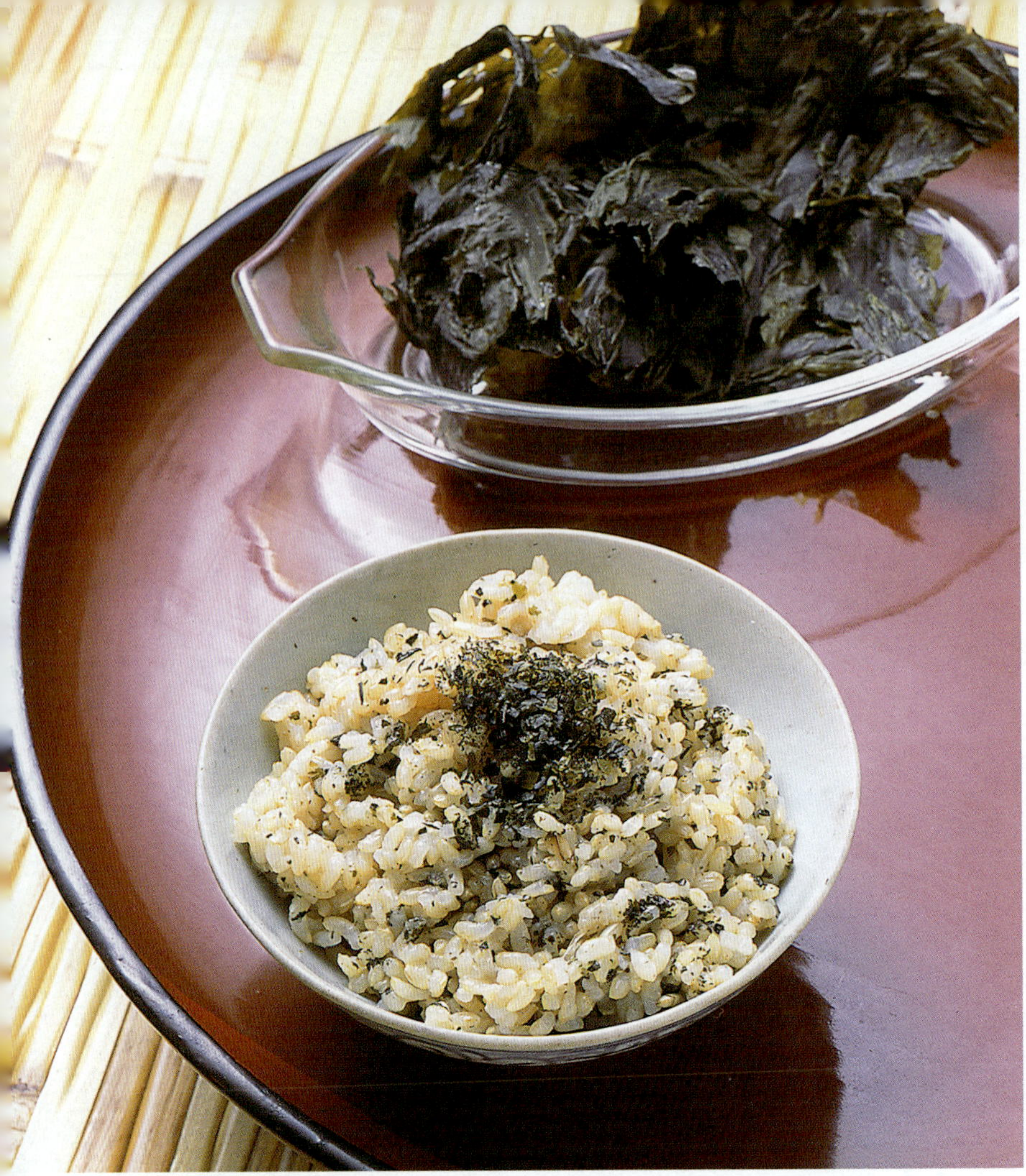

玄米ごはん 干しワカメをもんで加えると風味もよく海藻も合わせてとれる（つくり方p 94）

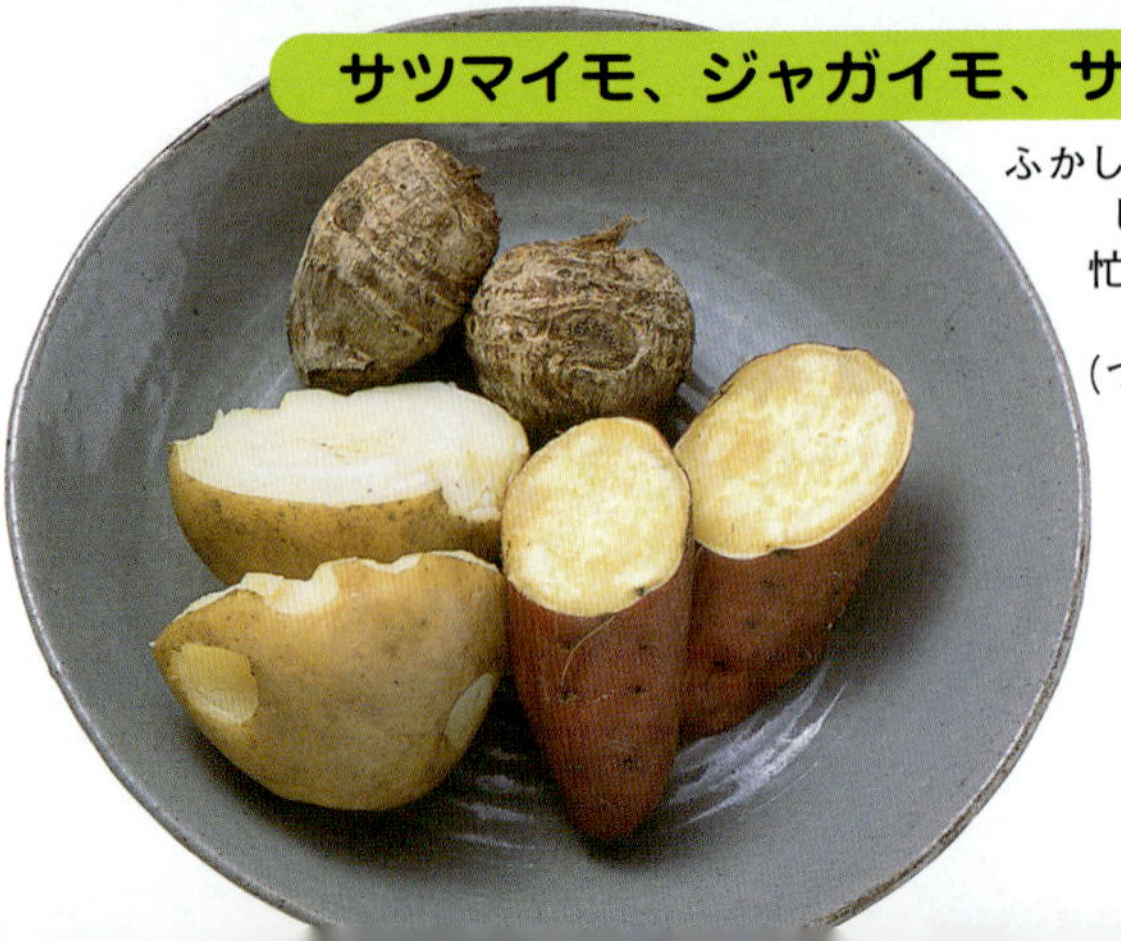

サツマイモ、ジャガイモ、サトイモ

ふかしたり焼いたりしたイモ類は、忙しい朝の強い味方（つくり方p 94）

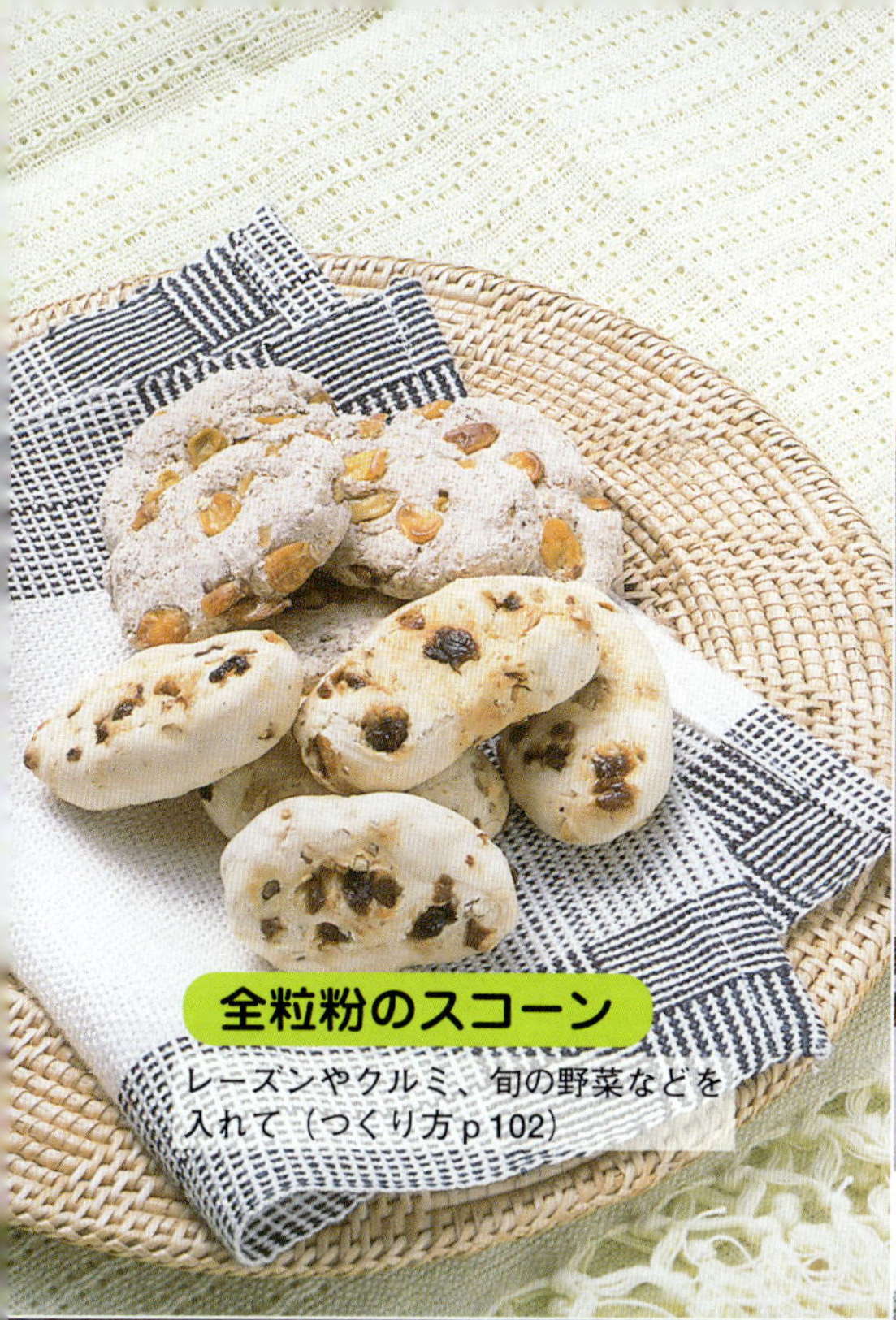

全粒粉のスコーン

レーズンやクルミ、旬の野菜などを入れて（つくり方 p 102）

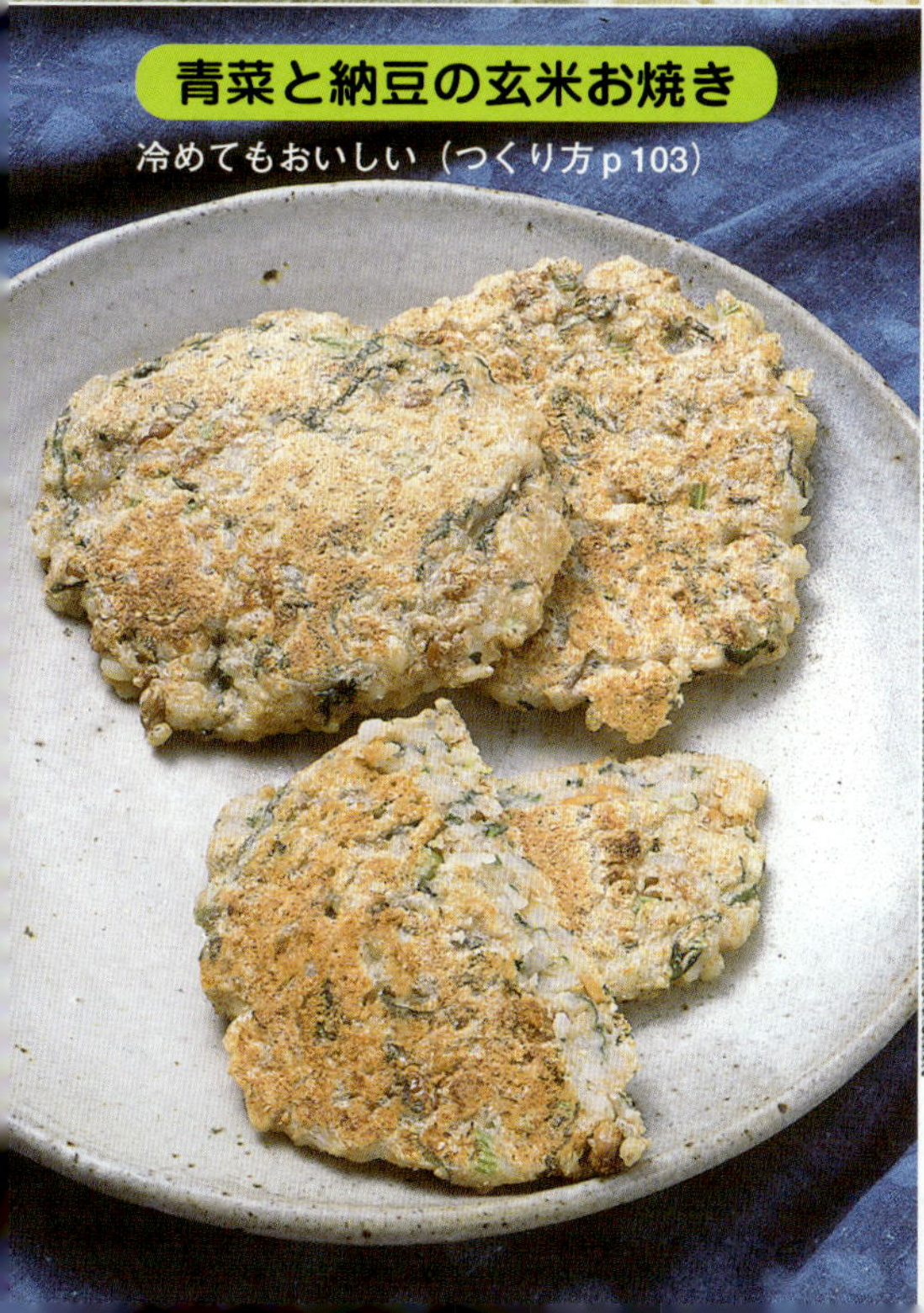

青菜と納豆の玄米お焼き

冷めてもおいしい（つくり方 p 103）

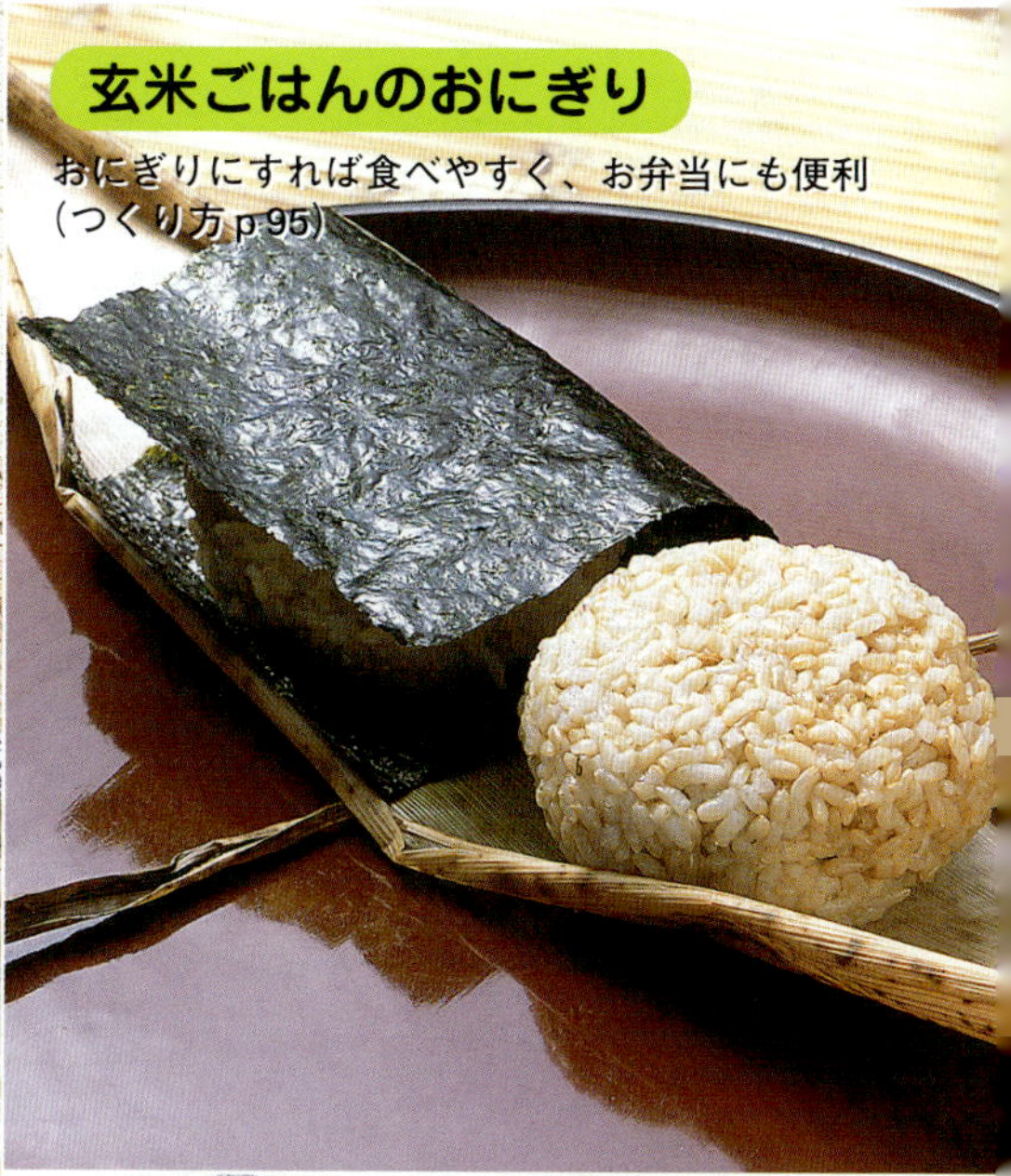

玄米ごはんのおにぎり

おにぎりにすれば食べやすく、お弁当にも便利（つくり方 p 95）

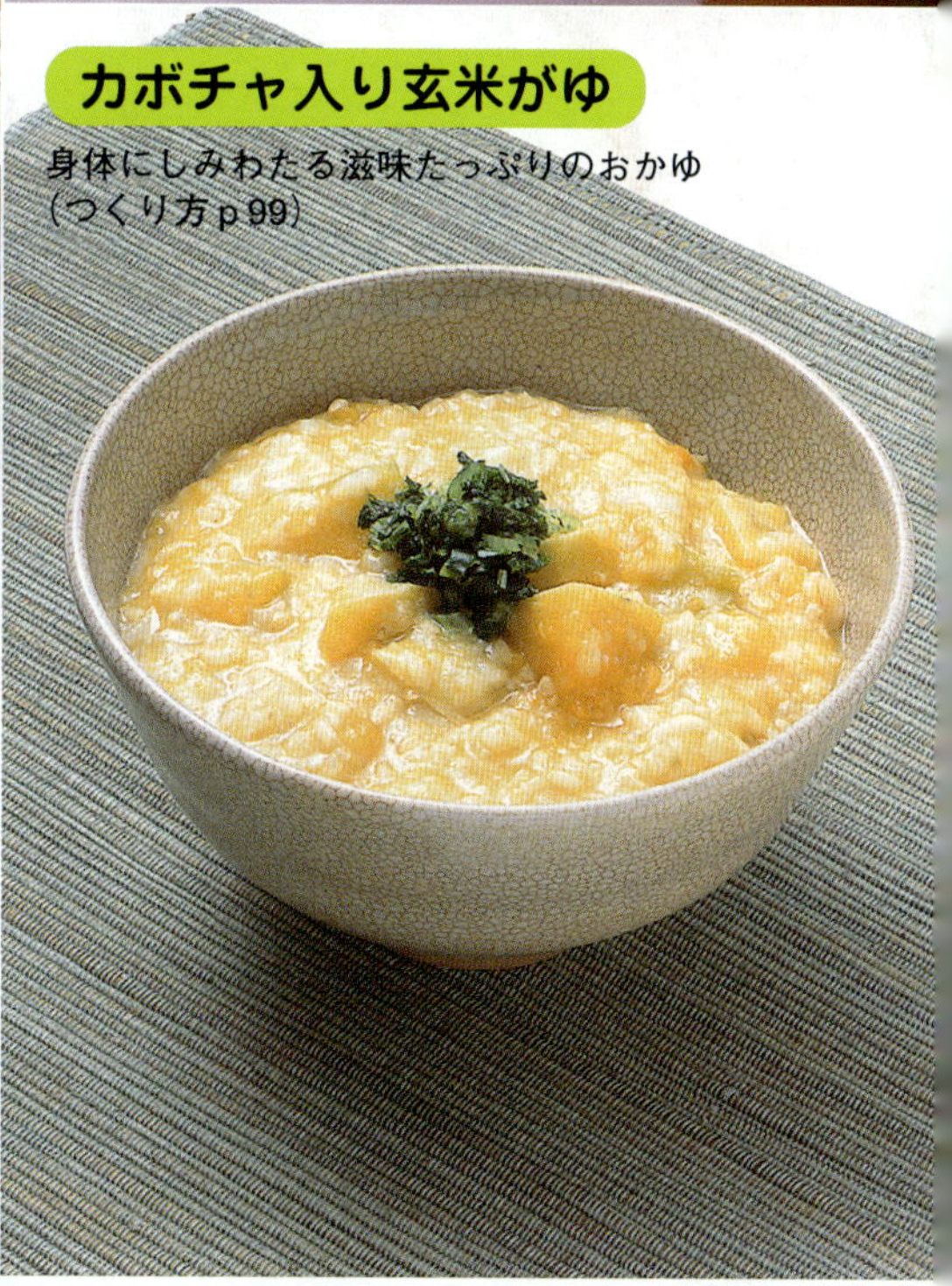

カボチャ入り玄米がゆ

身体にしみわたる滋味たっぷりのおかゆ（つくり方 p 99）

軽く食べたいときの献立

ニンジンジュース（p66、88）
全粒粉とゴマのクラッカー（p101）
フルーツ
クルミ

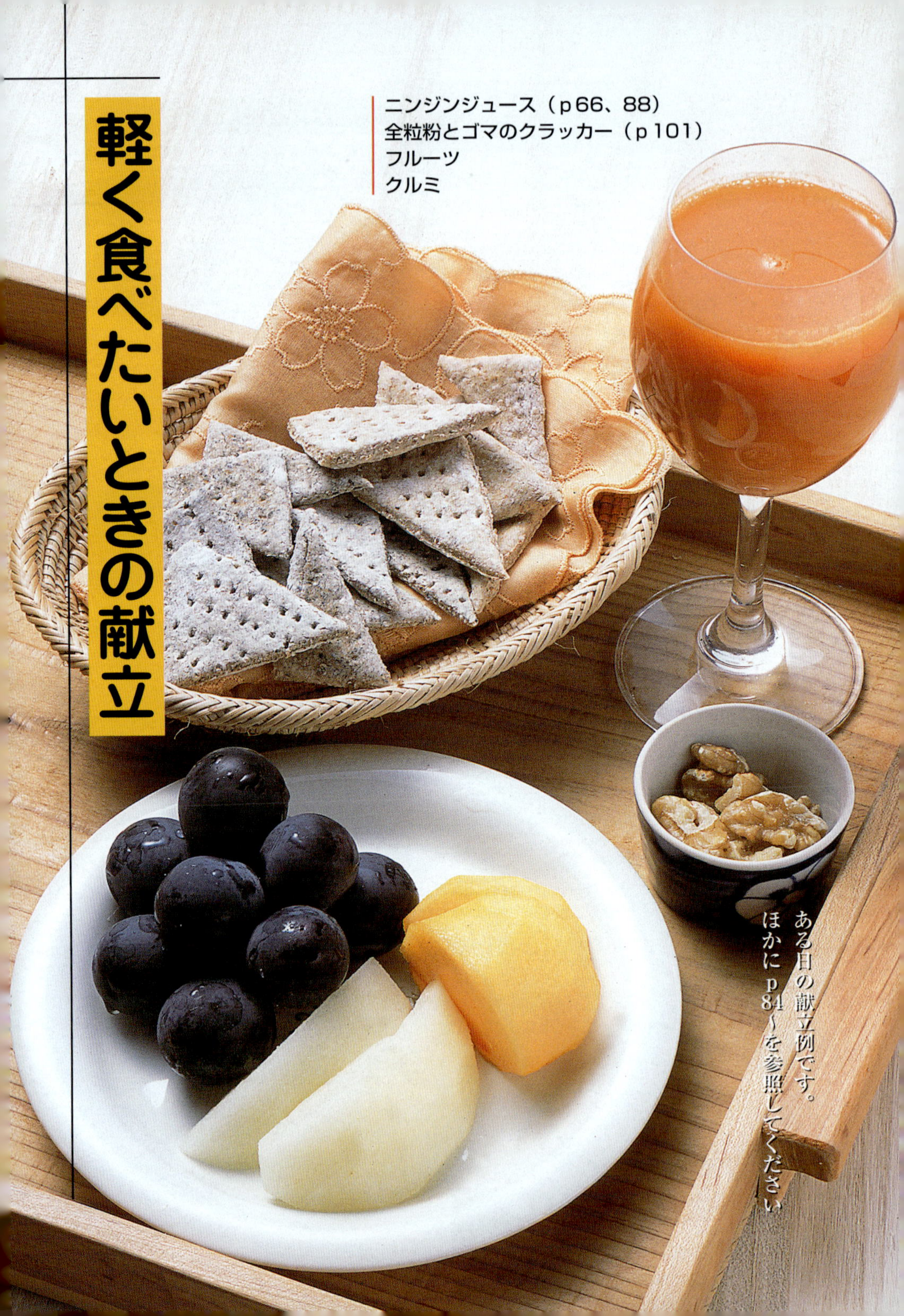

ある日の献立例です。
ほかにp84～を参照してください

しっかり食べたいときの献立

ある日の献立例です。
ほかにp84～を
参照してください

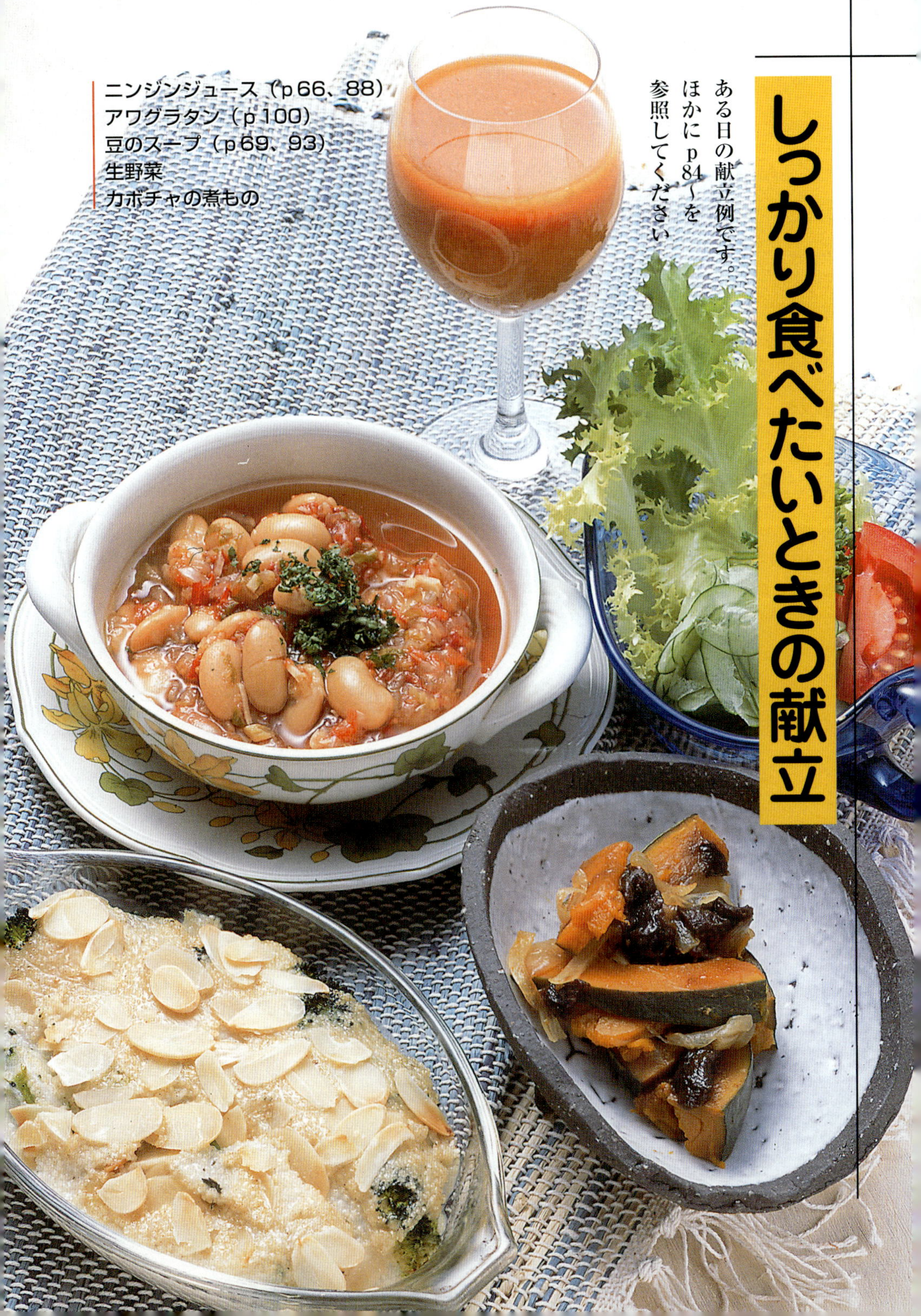

ニンジンジュース（p66、88）
アワグラタン（p100）
豆のスープ（p69、93）
生野菜
カボチャの煮もの

サラダとドレッシング

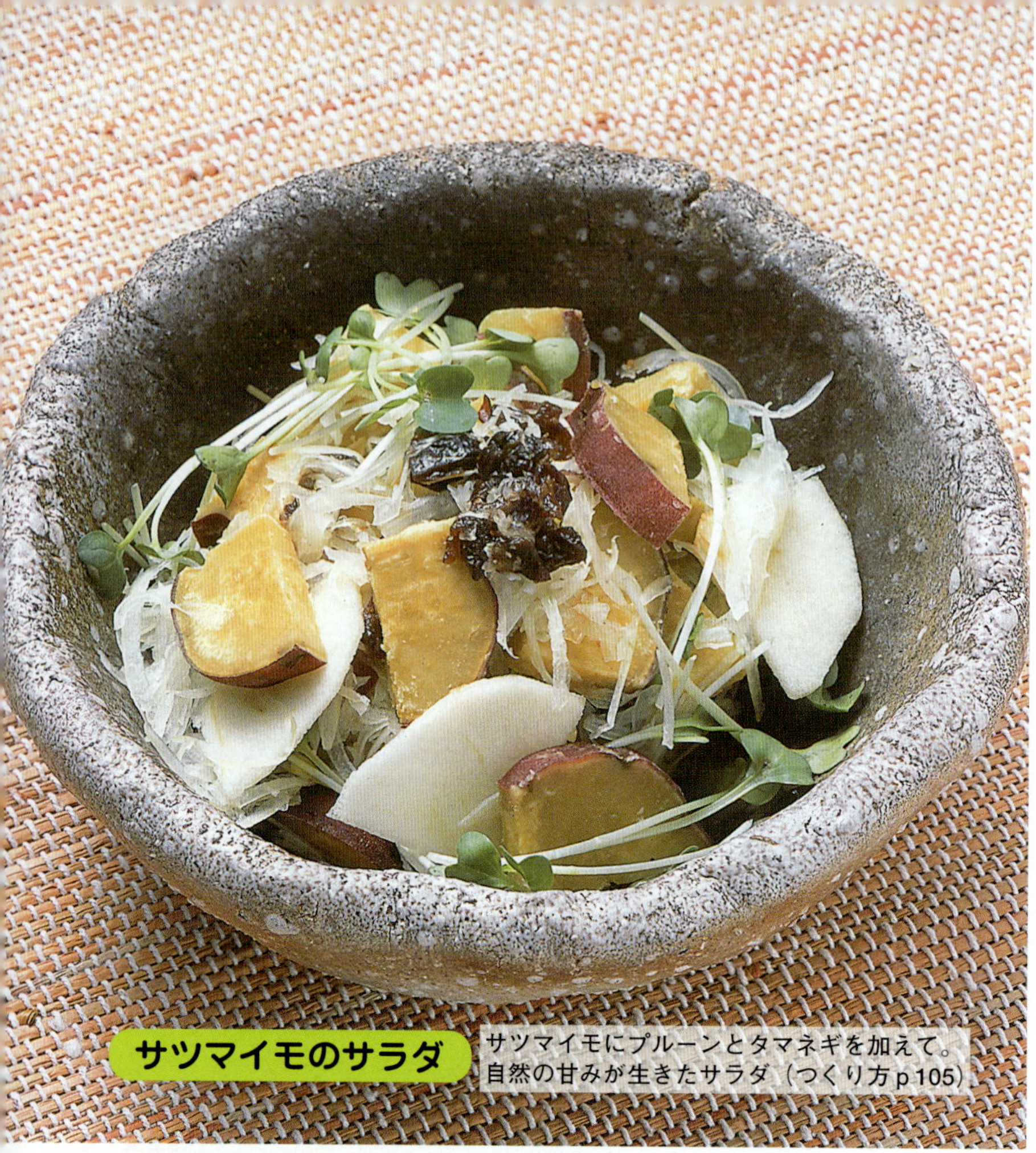

サツマイモのサラダ

サツマイモにプルーンとタマネギを加えて。
自然の甘みが生きたサラダ（つくり方p105）

身体にやさしいドレッシング

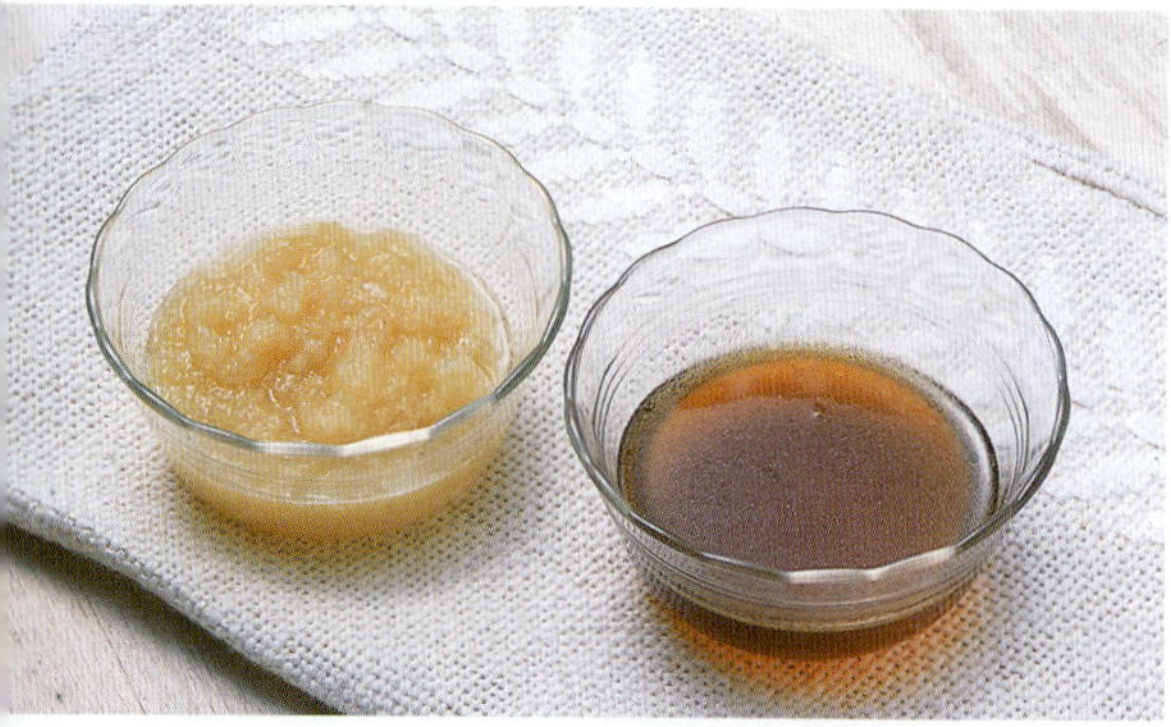

リンゴドレッシング［左］とエゴマドレッシング［右］ほか（つくり方p107）

出盛りの時期の野菜のサラダをたっぷりと食べてください。なにもかけなくても、ただ酢やレモンなどの搾り汁をかけただけでも十分おいしいですが、エゴマ油などを使ったおすすめドレッシングも紹介します

調味料代わりになるソースとあえもの

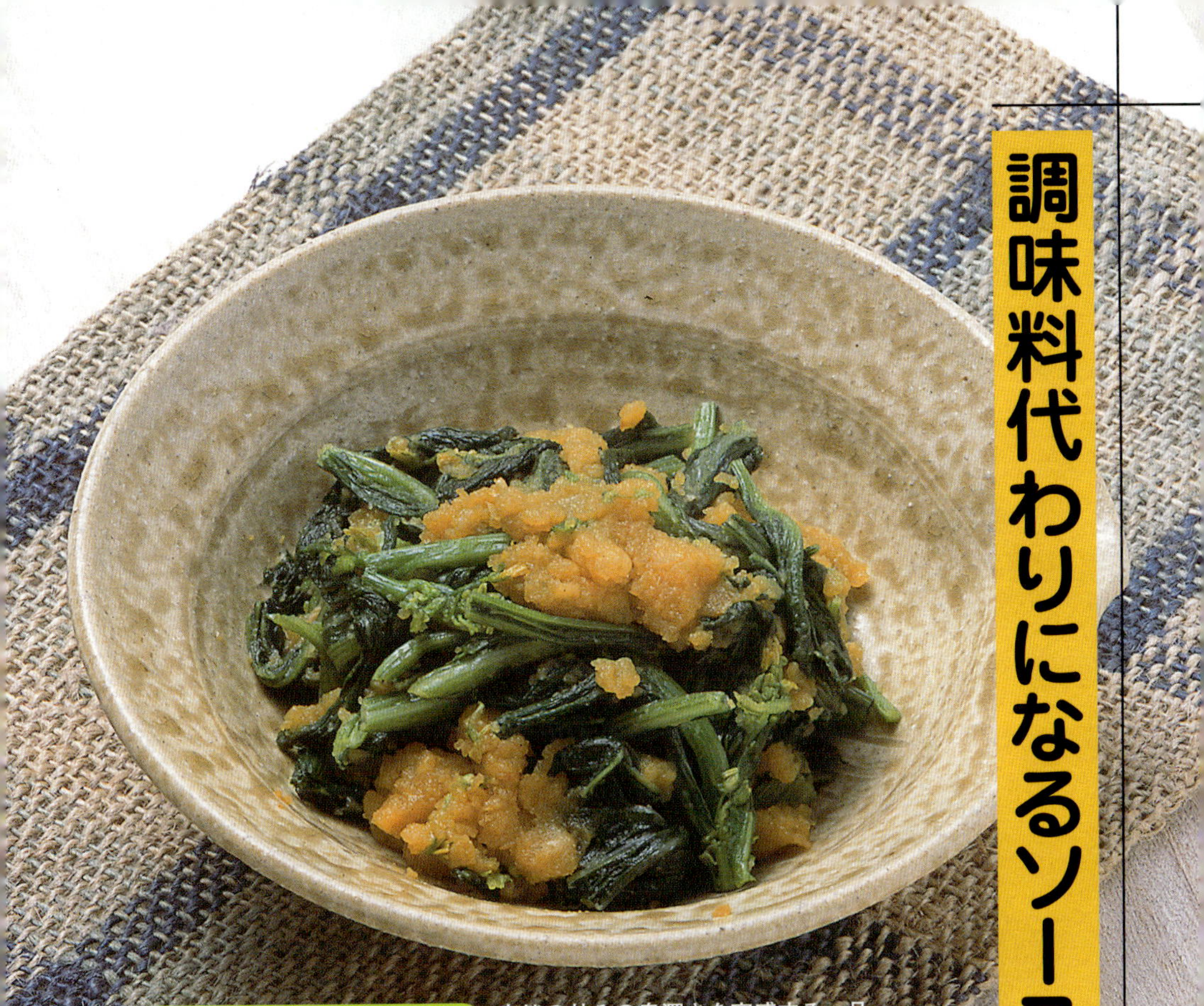

青菜のカボチャあえ
自然の甘みの奥深さを実感する一品
（つくり方 p 115）

料理やサラダにかけたり、あえたりと応用範囲の広いソースです。また、カボチャやイモ、豆などは、つぶしてあえ衣になります

おすすめのソースたち

左から、きな粉ソース、ゴマソース、トマトソース。
ほかに玄米ソースやアンズソースなど（つくり方 p 108〜）

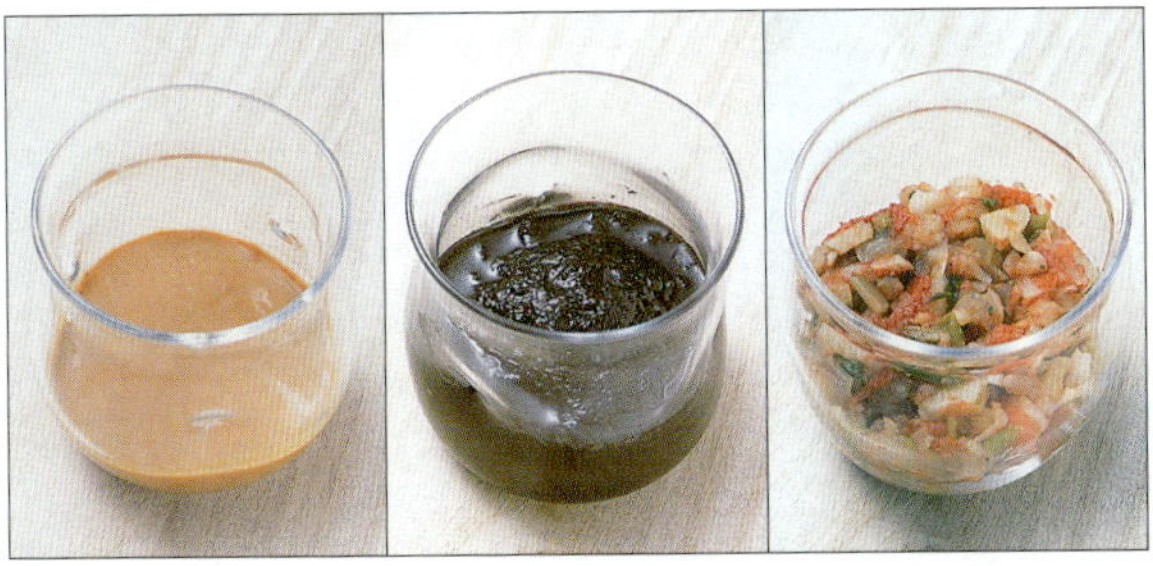

滋味あふれる煮野菜と焼き野菜

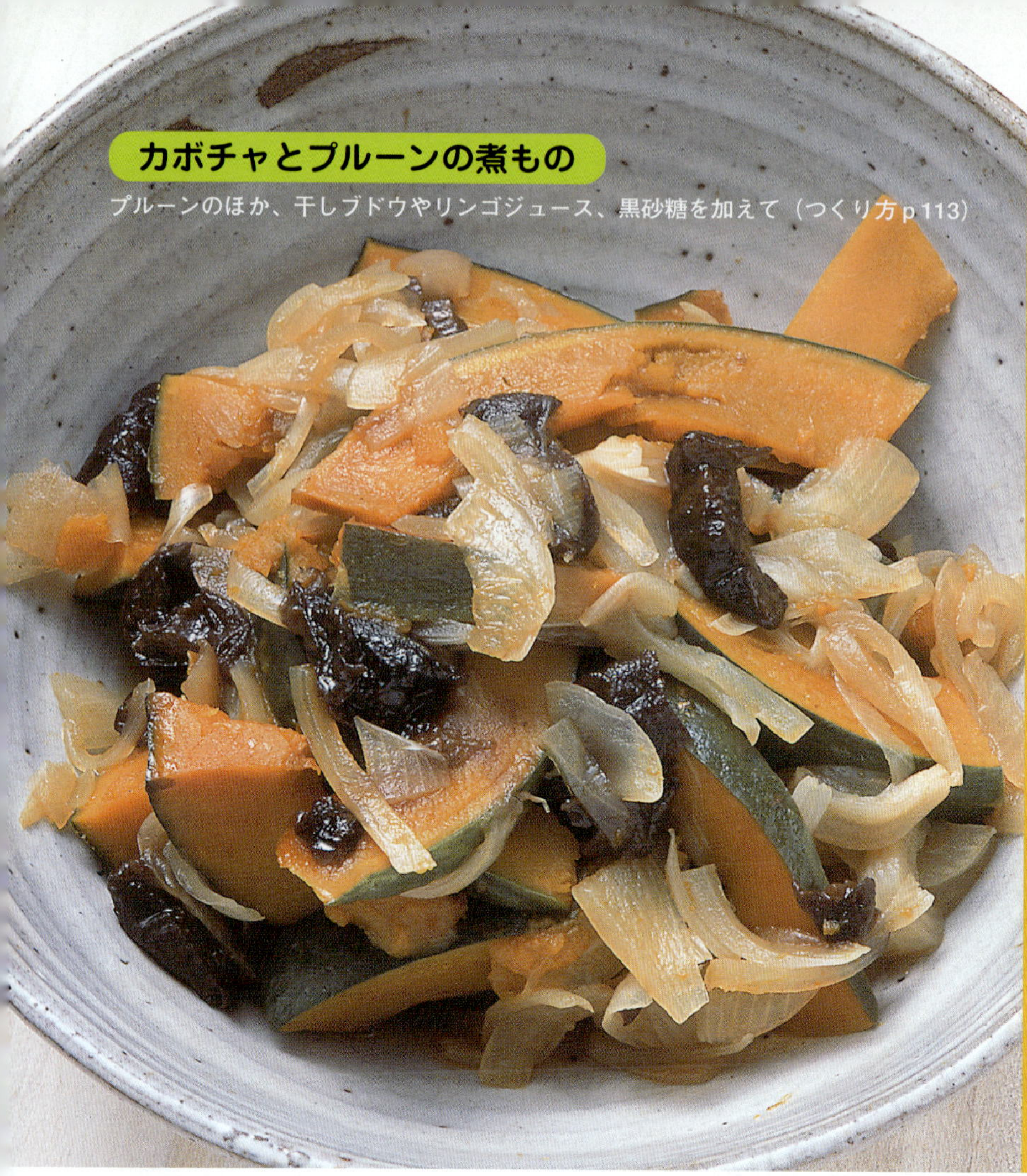

カボチャとプルーンの煮もの

プルーンのほか、干しブドウやリンゴジュース、黒砂糖を加えて（つくり方p113）

野菜は栄養を逃がさないように煮、焼きます。煮野菜でだしが必要なら昆布やシイタケで。下味にリンゴやプルーンを使っても味がひきたちます

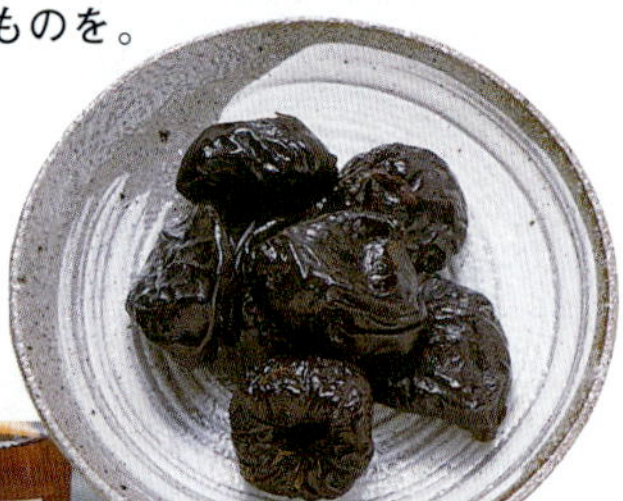

プルーンは油分を使用していないものを。もしくは一度ゆでこぼしてから使う

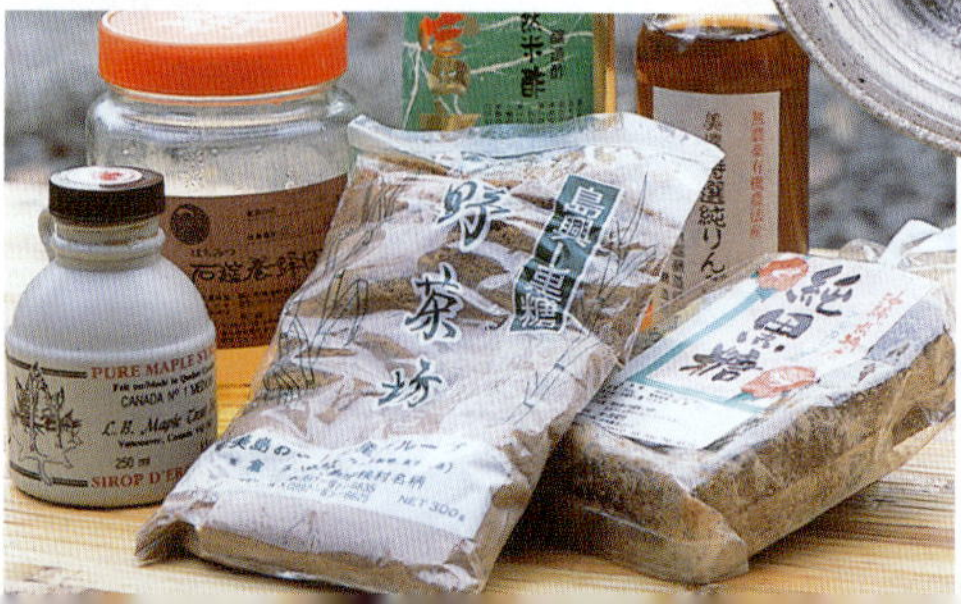

ゲルソン療法ではハチミツ、メープルシロップ、黒砂糖などで甘みを

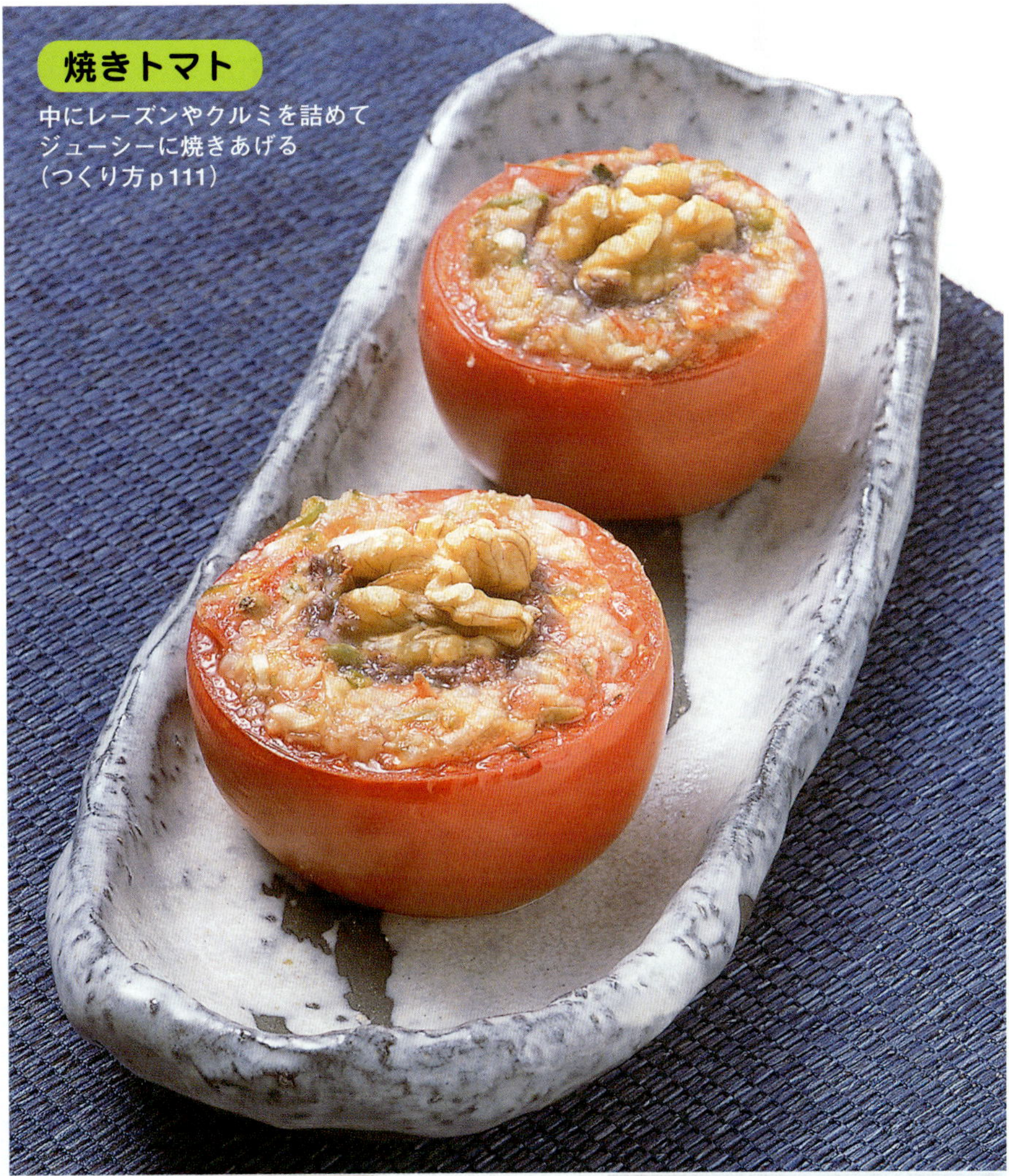

焼きトマト

中にレーズンやクルミを詰めて
ジューシーに焼きあげる
（つくり方p111）

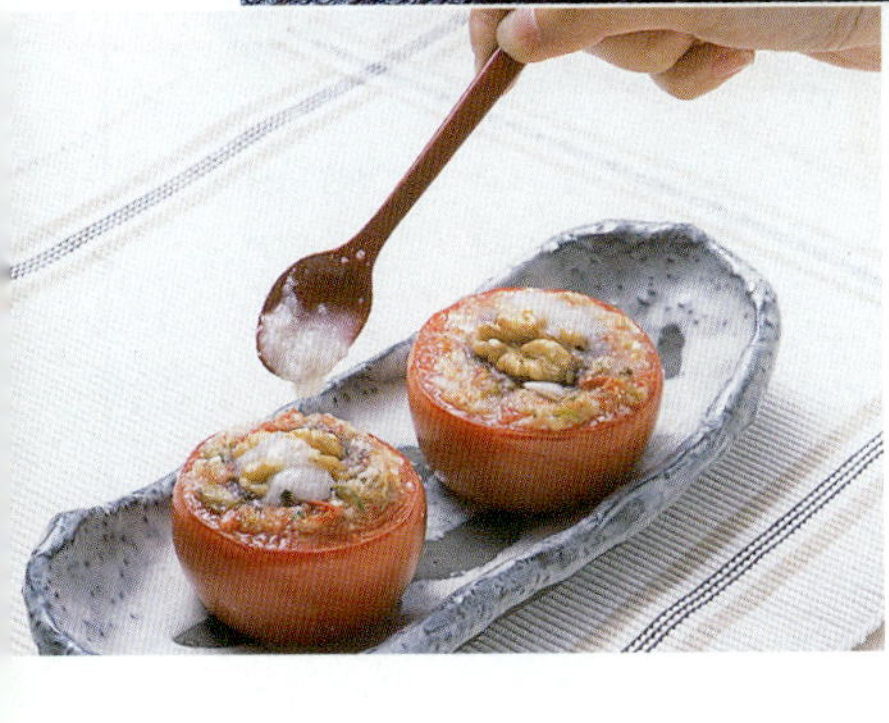

キャセロールなどを使って、旨み、栄養を封じ込めて焼く

そのままでも十分おいしい。ソース（p75、108～）を合わせても

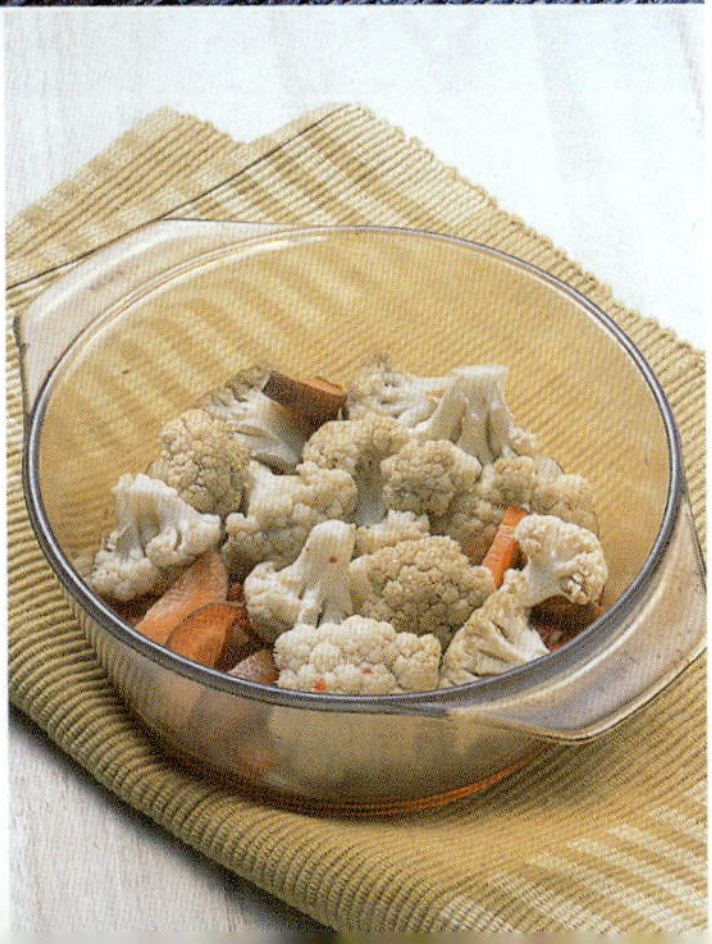

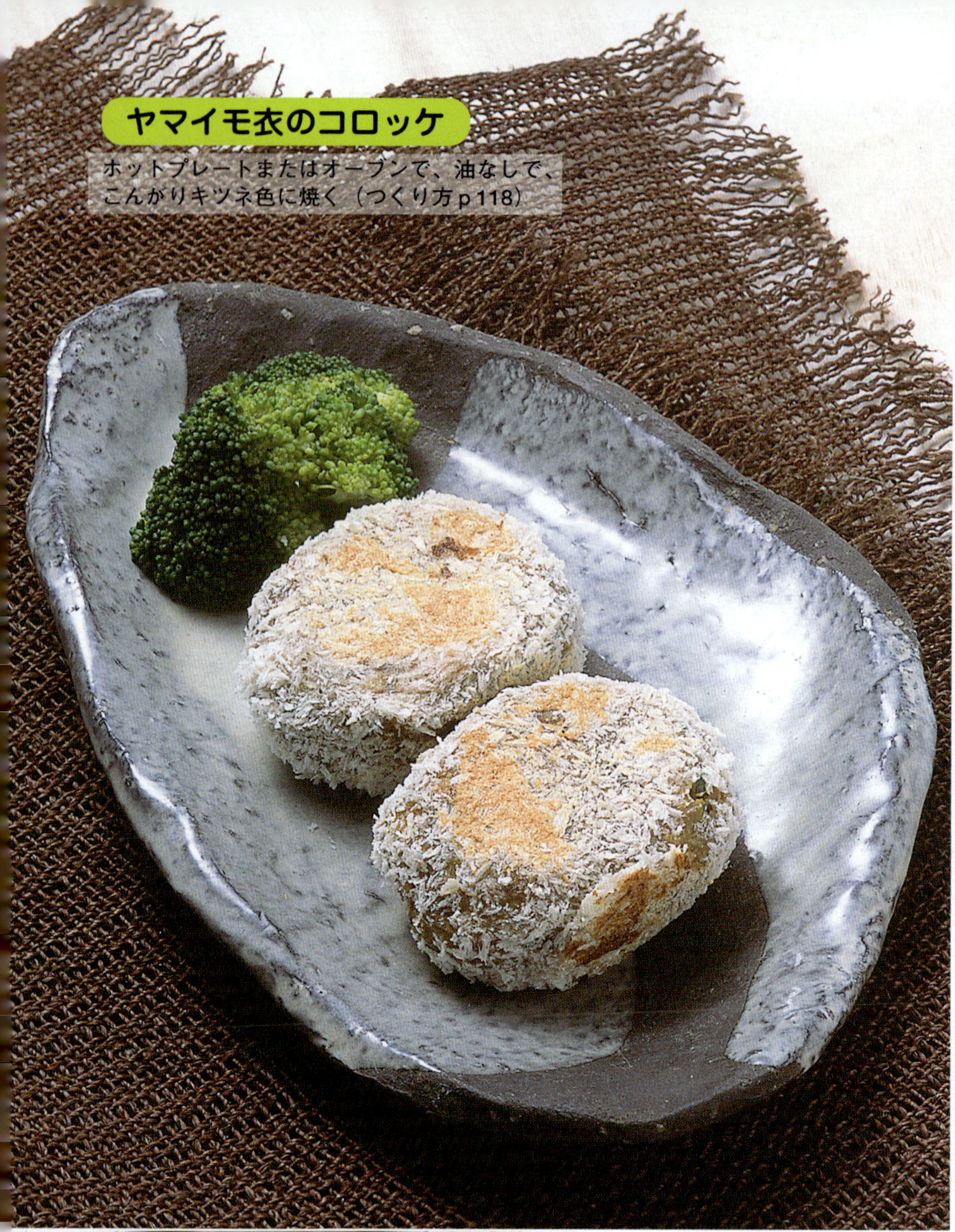
ヤマイモ衣のコロッケ
ホットプレートまたはオーブンで、油なしで、こんがりキツネ色に焼く（つくり方p118）

肉なし、油なしでつくる人気のおかず

肉が食べられないと嘆くことなかれ。わが家でつくる肉なし餃子は子供たちにも大人気。揚げずに焼くコロッケやてんぷらも、カラリと美味です

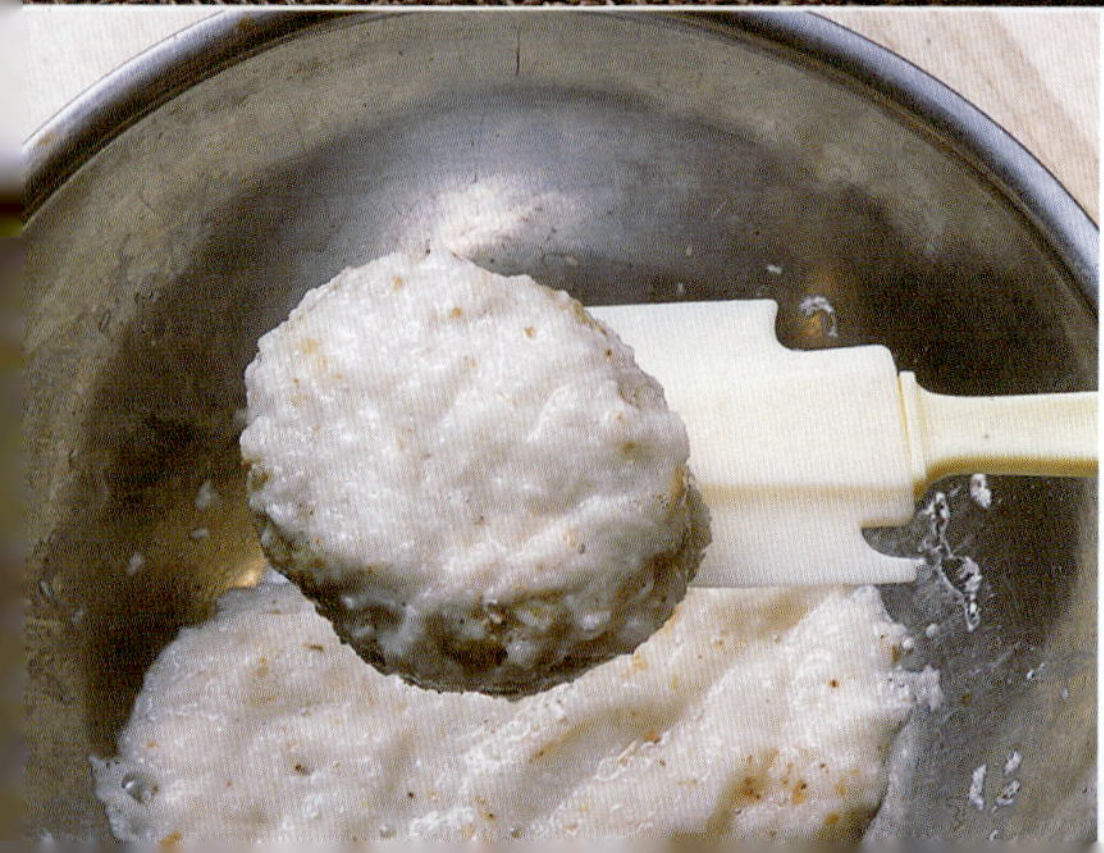
卵は使用できないので、ヤマイモのすりおろしを衣に使って

焼き餃子

ハクサイやニラやシイタケを入れた肉なし餃子。無塩しょうゆと酢を合わせた酢じょうゆや好みのソースを添えても
(つくり方p118)

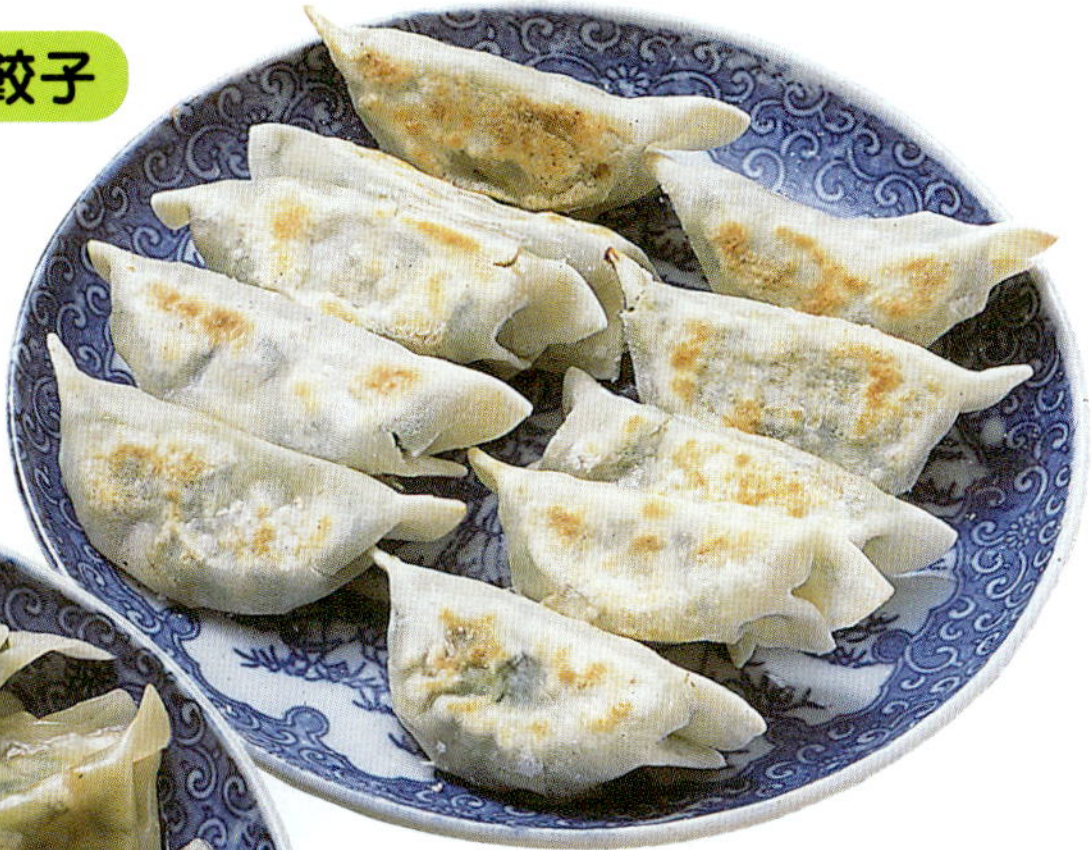

蒸し餃子

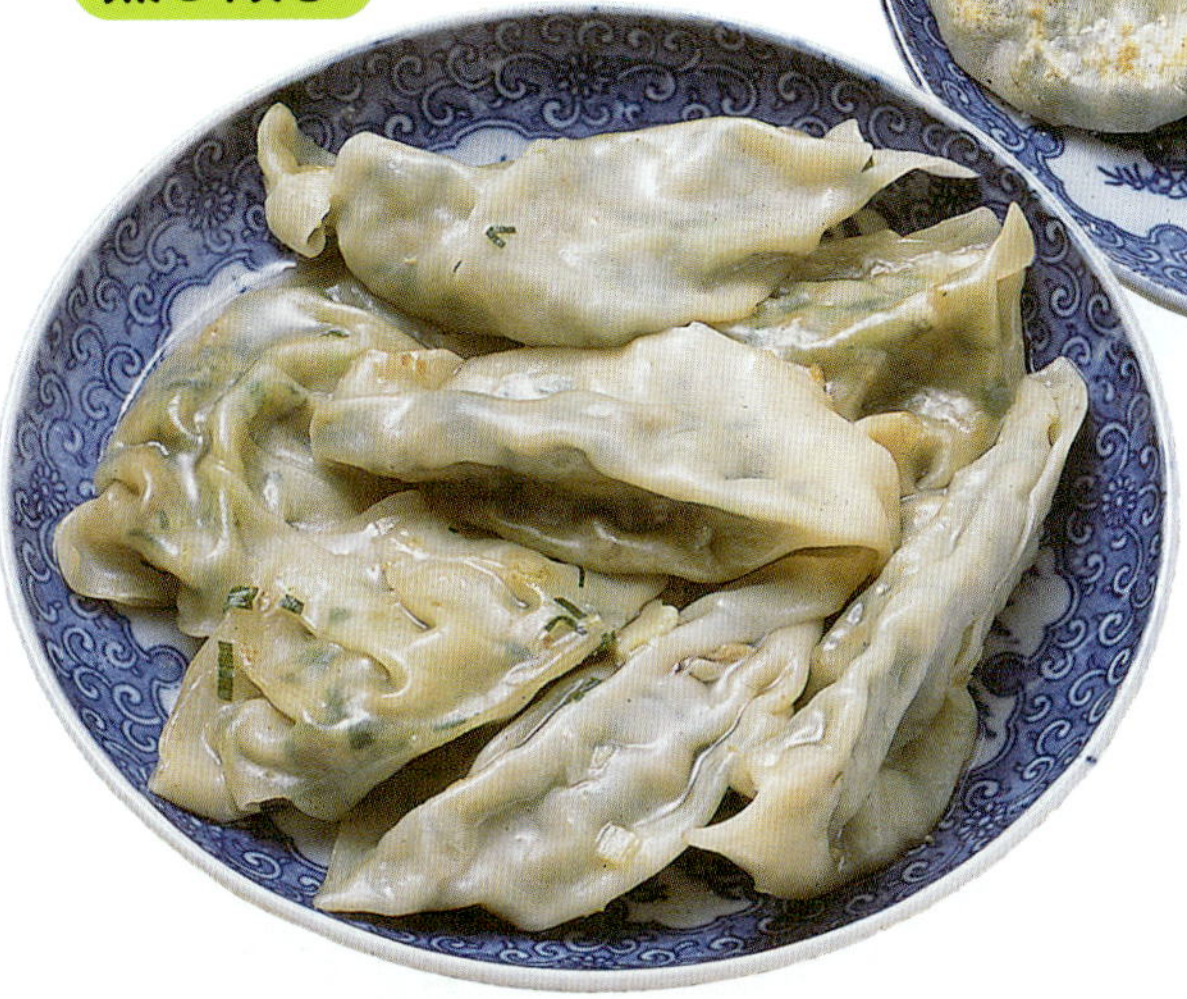

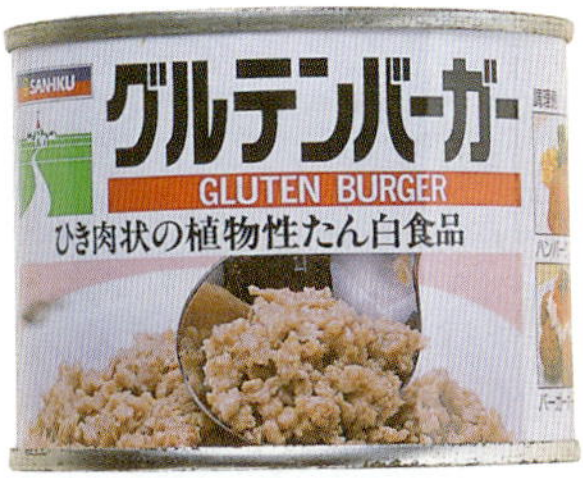

どうしても肉をという場合は、肉の代用品であるグルテンバーガーも市販されている

野菜のてんぷら

揚げずに油なしで焼いても、外側がカリカリに
(つくり方p119)

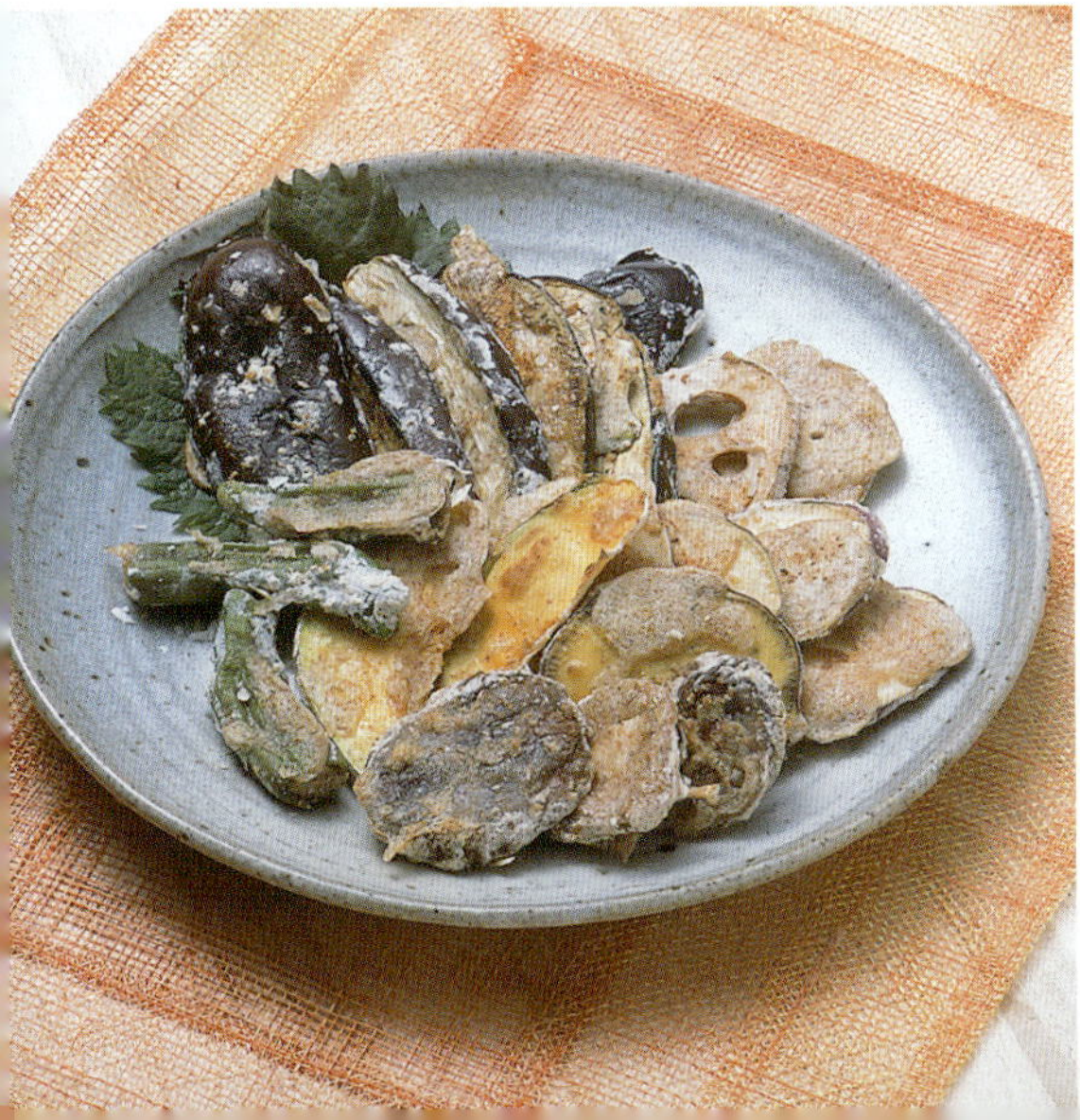

ホットプレート上のてんぷら。
じっくりと焼きあげる

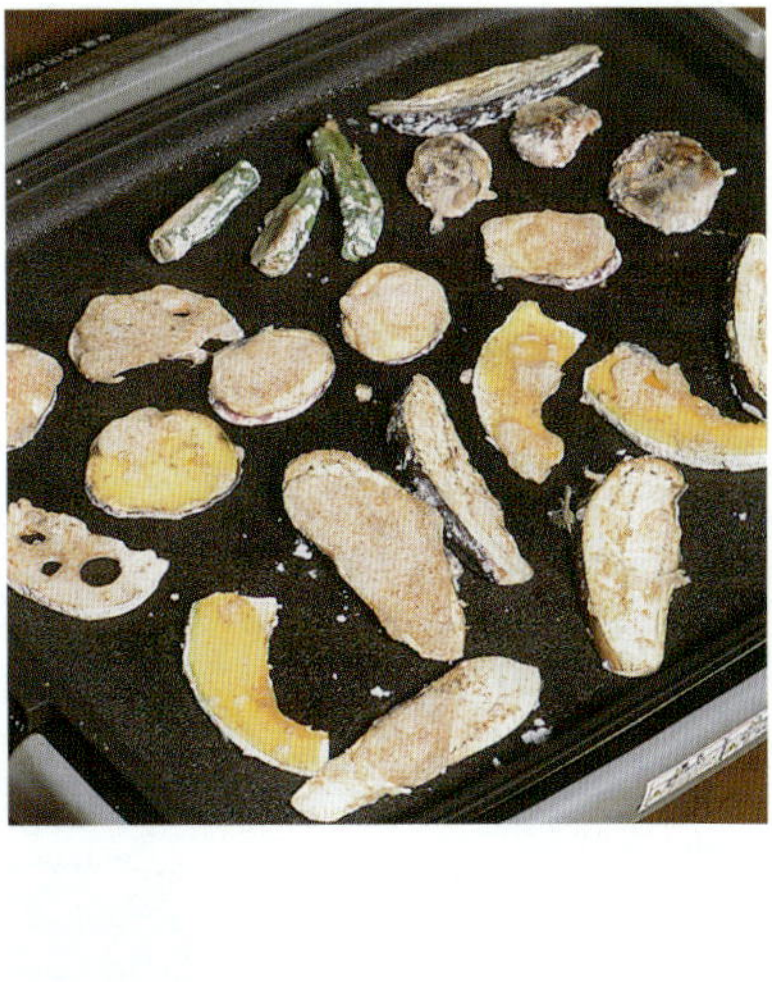

自然の甘さのおやつ

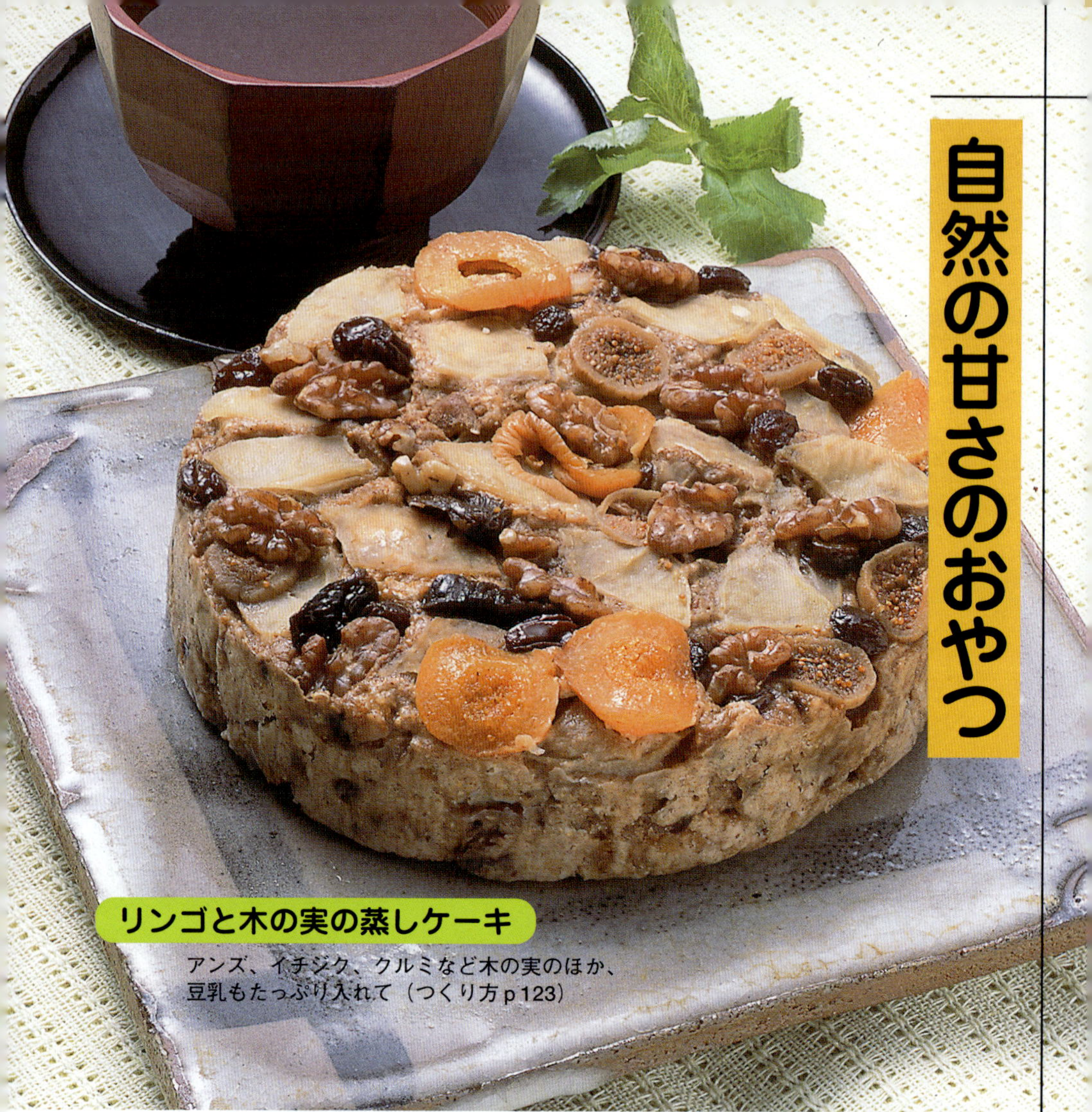

リンゴと木の実の蒸しケーキ

アンズ、イチジク、クルミなど木の実のほか、
豆乳もたっぷり入れて（つくり方p123）

砂糖もバターも使わずにつくる、自然の甘さを生かしたおやつです。粉は全粒粉を使用してください

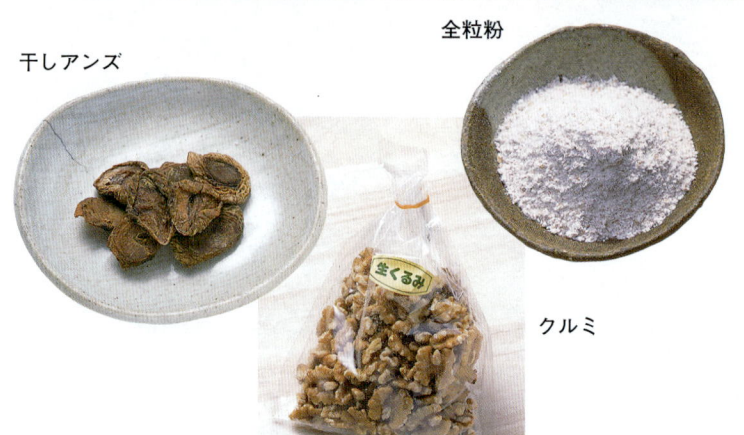

干しアンズ

全粒粉

クルミ

星野式ゲルソン療法の食事のポイント

●野菜ジュースがもっとも重要

食事療法を前に、あれもダメ、これもダメと言われて「何にも食べるものがない」とショック状態になる必要はありません。世の中は体に優しい、よいものであふれています。これからは、選んで食べる大切さを学んでいくことなのです。

ゲルソン療法ではニンジンジュースなどの野菜ジュースをとることがもっとも重要です。お腹がいっぱいになって、ジュースは飲めなかったでは本末転倒です。ジュースを飲んでから、食事です。

食事は、おかずよりもごはんやイモの主食と、野菜や豆がしっかり入ったスープがメインになるように、気をつけてください。ジュースを飲み、ごはんなどの穀類かイモなどを食べ、お腹がいっぱいなら、おかずをとる必要はありません。

●無理に食べなくてもよい

食欲がなければ、無理に食べる必要はありません。朝は食欲がない人は、早く起きて体操したり、歩いたりしてから食事をするなど、工夫すると、食欲がわくと思います。

体の状態が思わしくない人や、消化器官が正常の働きをしていない人は、いろいろと食べなくてもよいのです。むしろあれこれ食べないで、ニンジンジュースだけでもいいし、ジュースのほか、玄米クリームを少量ずつでもいいのです。

朝、昼、晩のうち、できるだけ昼を重視して食べ、晩の食事は軽くとるようにしたいものです。とりわけ寝る前3〜4時間は何も食べないように心がけたいものです。

●味つけは慣れるし、味覚も発達

味つけは、最初は味気ないとがっかりすることがあっても、慣れます。塩もしょうゆもみそも必要がないように慣れてきます。

むしろ、素材そのものの味を味わい分ける敏感な舌に訓練されてきます。世界中の味のおいしさを味わい分ける格別な舌になると楽しみに思う気持ちで臨んでください。もちろん、嗅覚も鋭敏に洗練されてきます。

ポイント
ニンジンジュースなどの野菜ジュースをとる
おかずよりも、ごはんやイモの主食をメインに

ゲルソン療法でとる食材と とらない食材

●がんを予防する食べものを

穀物は米は主として玄米を、小麦粉なら全粒粉を。精白や加工していない穀物を食べてください。時には胚芽米、五分つき米などもよいでしょう。また雑穀類のハト麦、大麦、ソバ、アワ、キビ、ヒエなどを。イモ類はサツマイモ、ジャガイモ、サトイモ、ヤマイモなどを食べます。

果物、野菜は基本的に皮をむかないで食べます。ただし、できるだけ野菜は国産の無農薬のものを、干したアンズやプルーンは無燻煙《くんえん》のものを入手します。また、国産といってもリンゴ、梨、桃など果物は、無農薬のものはほとんど手に入りません。せいぜい低農薬ですが、ワックスが使われているものもあります。低農薬といえども、皮をむいて使ったほうが賢明でしょう。

ジャガイモは芽だけは必ず取ってください。タマネギは、茶色の薄皮だけをはがします。この茶色のところは、煎《せん》じてお茶にしたり、あるいは煎じたものを、スープに加えたりといった利用法もあります。

基本的に肉類、魚介類、乳製品、卵など動物性タンパク質の食品はとりません。経過を見て新鮮な魚、小魚などを少量食べます。医者に相談後、ヨーグルト、カテージチーズは許されますが、すべて無脂肪かつ無塩のものに限ります。

また、基本の詳細はp35～の「星野式ゲルソン療法の基本」を読み、実際のレシピはp88～を参照してください。それぞれのレシピの項などにも、注意点を掲載しました。

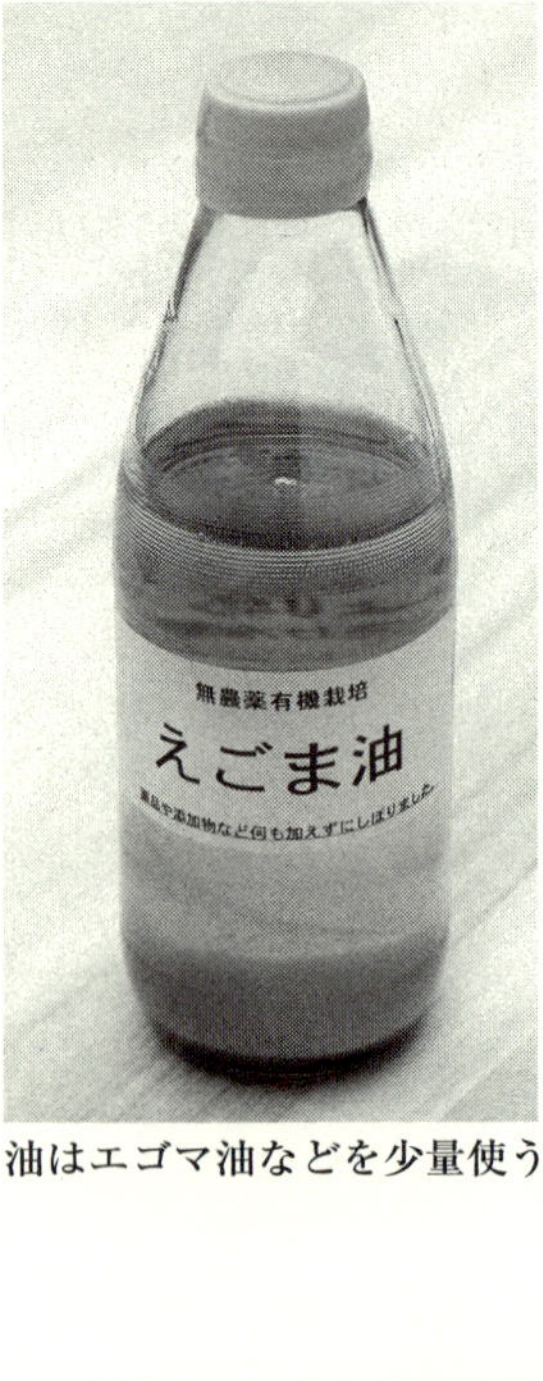

油はエゴマ油などを少量使う

●調味料や油について

ゲルソン療法では塩、しょうゆ、みそ、ソース、マヨネーズ、白砂糖などの調味料はいっさい使いません。使ってよいのは、酢、ハチミツ、メープルシロップ、黒砂糖です。油はエゴマ油、亜麻仁油のみを少量を生で使います。

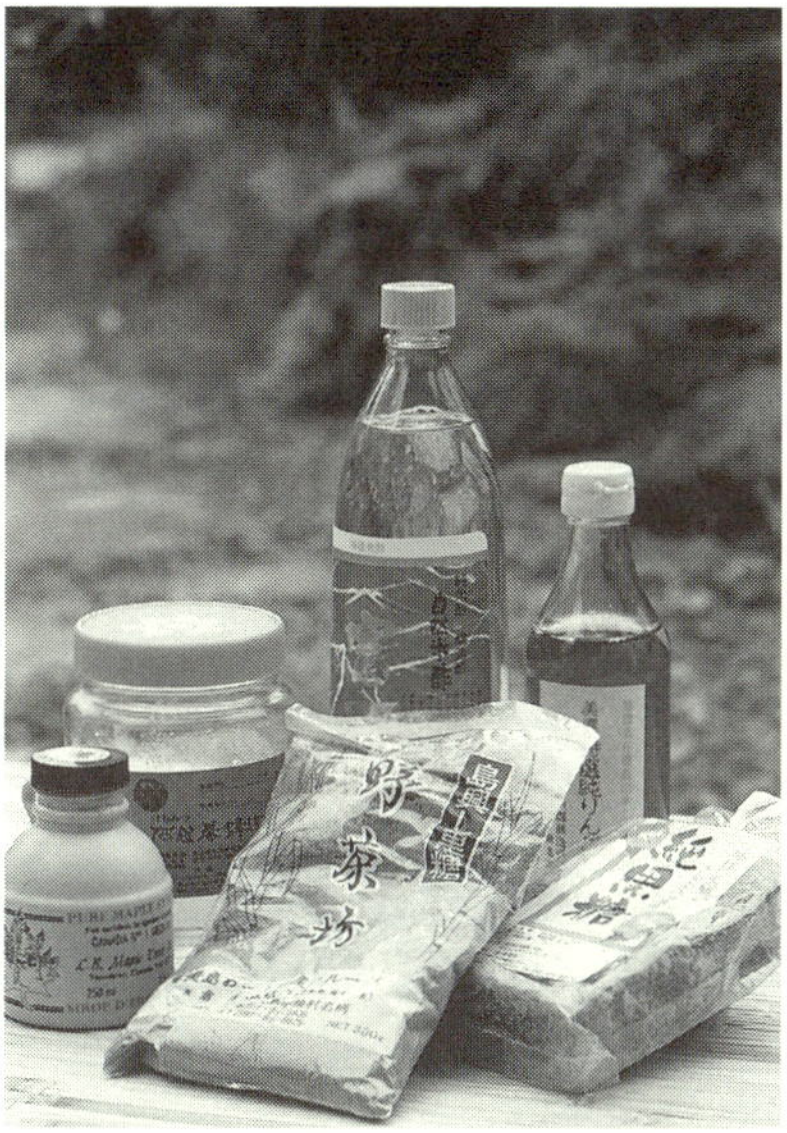

酢、ハチミツ、黒砂糖などの調味料を

●食卓に常備するもの

料理でなかなかとることができない黒ゴマ、クルミ、粉末昆布などの海藻類などを食後に毎日少しずつ食べることができるように、食卓に常備しておきましょう。ただし、少量ずつにして、食べすぎないことが肝要です。

●デザートは楽しみに

デザートは食事の代わりにはなりませんが、誕生日やお祝いごとをはじめ、楽しみも必要ですから多数ご紹介しています。砂糖もバターも入れなくても味わい深いお菓子です。

表　がんを予防する食物

1　**がんを防ぐ主食（炭水化物）→玄米、胚芽米、ハト麦、大麦、ソバ、アワ、サツマイモ、ジャガイモ（いずれも国産、無農薬）**

2　**がんを防ぐタンパク質→糸引き納豆、大豆、豆腐（いずれも国産）**

3　**がんを防ぐ野菜、果物→ニンジン、カボチャ、パセリ、ホウレンソウ、ブロッコリー、ナス、ネギ、ニラ、モヤシ、セロリ、キャベツ、グリーン・アスパラ、ゴボウ、ダイコン、タマネギ、長ネギ、ラッキョウ、ニンニク、ショウガ、アシタバ、コンニャク、青ジソ、カリフラワー、コマツナ、ピーマン、ビタミン菜、リンゴ、アボカド、レモン（いずれも無農薬）**

4　**がんを防ぐ海藻→ノリ、青ノリ、ヒジキ、昆布、モズク、フノリ**

5　**がんを防ぐ野草→スギナ、ヨモギ、ドクダミ、アロエ、食用タンポポ**

6　**その他→柿の葉、黒ゴマ、サンショウ、緑茶（いずれも無農薬）**

注：泉邦彦著『発ガン物質事典』（合同出版）をもとに作成

ゲルソン式食事療法の献立（例）

＊数字はつくり方掲載ページ

春の献立

●春ー軽く食べたいときの食事

例1　ニンジンジュースp88　玄米がゆp98
旬のサラダ（アスパラガス）p104
例2　ニンジンジュースp88　玄米グラタンp100
旬のサラダ（サヤインゲン）p104
例3　ニンジンジュースp88　全粒粉のスコーン（アスパラガス）p102
季節の果物（イチゴ）
例4　ニンジンジュースp88　玄米ごはん（おにぎり）p95
海藻サラダ（ワカメ、ウド）p106
例5　ニンジンジュースp88　お好み焼きp103　季節の果物（夏ミカン）
例6　ニンジンジュースp88　玄米と雑穀のごはん（おにぎり）p96
旬のサラダ（キャベツ）p104
例7　青菜のジュースp90　小豆でっちp97
旬のサラダ（アスパラガス）p104

●春ーしっかり食べたいときの食事

例1　ニンジンジュースp88　玄米ごはん（干しワカメ）p94
春野菜のスープp93　旬の酢のもの（ウドと生青ノリ）p117
ジャガイモとアスパラガスのソテーp110
例2　ニンジンジュースp88　タケノコの玄米おこわp96
ジャガイモのポタージュスープp91　旬のサラダ（ラディッシュ）p104
旬の酢のものp117　豆腐とキャベツの煮ものp114
例3　ニンジンジュースp88　玄米グラタンp100　春野菜のスープp93
定番ワカメの酢のものp117　焼きシイタケp110
例4　ニンジンジュースp88　アワグラタンp100　豆のスープp92
旬のサラダ（タマネギ、アスパラガス、ラディッシュ）p104
例5　青菜のジュースp90　玄米の五目ごはんp96　春野菜のスープp93
旬のサラダ（ジャガイモ、タマネギ）p104　豆腐の田楽p121
例6　青菜のジュースp90　青菜と納豆の玄米お焼きp103　豆のスープp92
旬のサラダ（レタス、ピーマン、ブロッコリー、ニンジンなど）p104
ジャガイモとアスパラガスのソテーp110

夏の献立

●夏一軽く食べたいときの食事

例1　ニンジンジュース p 88　カボチャ入り玄米がゆ p 99
野菜スティック（セロリ、キュウリ）p 105
例2　ニンジンジュース p 88　モズク入り玄米がゆ p 99
旬のサラダ（トマト）p 104
例3　ニンジンジュース p 88　全粒粉の天然酵母パン（市販）
海藻サラダ（ワカメ、キュウリ）p 106
例4　ニンジンジュース p 88　ソバ粉のクレープ p 102
季節の果物（スイカ）
例5　ニンジンジュース p 88　全粒粉のスコーン（クルミ入り）p 102
季節の果物（桃）
例6　ニンジンジュース p 88　蒸しトウモロコシ
旬のサラダ（インゲン）p 104

●夏一しっかり食べたいときの食事

例1　青菜のジュース p 90　玄米と黒豆のごはん p 95　野菜スープ p 92
旬のサラダ（トマト、キュウリ、ピーマン、レタス）p 104
旬の酢のもの（モズク）p 117　焼き餃子または蒸し餃子 p 118
例2　ニンジンジュース p 88　玄米ごはん（エダマメのせ）p 94
ジャガイモの冷製ポタージュスープ p 91
海藻サラダ（ワカメ、豆腐、ミョウガ、青ジソ）p 106
焼きナス p 110　ピーマンの豆腐詰めトマトソース p 120
例3　ニンジンジュース p 88　麦ごはん p 97
ゴマ豆腐 p 120 または冷や奴（ネギ、青ジソ）
定番ワカメの酢のもの p 117　焼きトマト p 111
例4　ニンジンジュース p 88　玄米ごはん（干しワカメ）p 94
野菜スープp92　青菜のカボチャあえp115　豆腐と小豆の蒸しものp121
例5　ニンジンジュース p 88　豆と玄米のスープ p 93
海藻サラダ（ワカメ、レタス、トマト、セロリ、タマネギ、インゲン）p106
トマトと野菜の煮もの p 113
例6　青菜のジュース p 90　玄米グラタン p 100
ジャガイモのポタージュスープ p 91
旬のサラダ（レタス、ピーマン、ブロッコリー）p104　焼きトマトp111

秋の献立

●秋ー軽く食べたいときの食事

例1　ニンジンジュースp88　ふかしイモp94　フルーツサラダp106
例2　ニンジンジュースp88　ヤマイモ入り玄米がゆp99
　　季節の果物（ブドウまたは柿、梨など）
例3　ニンジンジュースp88　全粒粉とゴマのクラッカーp101
　　旬のサラダ（エダマメ、レタス）p104
例4　ニンジンジュースp88　オートミールp101　フルーツサラダp106
例5　青菜のジュースp90　玄米ごはん（おにぎり）p95
　　野菜スティック（セロリ、ニンジン、ピーマン）p105
例6　ニンジンジュースp88　全粒粉とゴマのクラッカーp101
　　季節の果物
例7　ニンジンジュースp88　青菜と納豆の玄米お焼きp103

●秋ーしっかり食べたいときの食事

例1　ニンジンジュースp88　キノコの炊き込み玄米ごはんp97
　　根菜スープp93　旬の酢のもの（キノコとワカメ）p117
　　ヤマイモ衣のコロッケp118
例2　ニンジンジュースp88　玄米ごはんp94　キノコスープp93
　　カリフラワーのゴマあえp116　旬の酢のもの（キク）p117
　　カボチャとプルーンの煮ものp113
例3　ニンジンジュースp88　アワグラタンp100
　　ジャガイモのポタージュスープp91　海藻サラダp106
例4　ニンジンジュースp88　玄米ごはんp94　野菜スープp92
　　イモのともあえp115　金時豆のリンゴ煮p121
　　根菜のつぶし大豆あえp116
例5　ニンジンジュースp88　サトイモの玄米ごはんp96
　　ハクサイスープp93　ニンジンサラダp105
　　トマトと野菜の煮もの（カブ）p113
例6　ニンジンジュースp88　玄米ごはんp94　カボチャのスープp93
　　野菜のてんぷら（キノコ）p119　季節の果物

冬の献立

●冬ー軽く食べたいときの食事

例1　ニンジンジュースp 88　全粒粉の天然酵母パン（市販）
季節の果物（ミカン）
例2　ニンジンジュースp 88　玄米粉がゆp 98
野菜スティック（ダイコン、セロリ、ニンジン）p 105
例3　ニンジンジュースp 88　ふかしイモp 94　ゴボウサラダp 106
例4　ニンジンジュースp 88　玄米と雑穀のごはんp 96
豆のスープp 92
例5　ニンジンジュースp 88　玄米がゆp 98
季節の果物（キウイ、ハッサク、ミカン）
例6　ニンジンジュースp 88　そばがきp 102
旬のサラダ（ニンジン、ヤマイモ、ダイコン）p 104

●冬ーしっかり食べたいときの食事

例1　ニンジンジュースp 88　玄米と黒豆のごはんp 95　根菜スープp 93
旬の酢のもの（カブとワカメ）p 117　カリフラワーの煮ものp 112
野菜のてんぷらp 119
例2　ニンジンジュースp 88　玄米の五目ごはんp 96　野菜スープp 92
旬のサラダ（レンコン）p 104　カボチャのオーブン焼きp 111
例3　ニンジンジュースp 88　玄米ごはんp 94
旬のサラダ（ブロッコリー）p 104
旬の酢のもの（ダイコン、ヤマイモ、フノリ）p 117
焼き餃子または蒸し餃子p 118
例4　ニンジンジュースp 88　玄米と雑穀のごはんp 96
ダイコンスープp 93　サツマイモのサラダp 105
根菜と凍み豆腐の煮ものp 114
例5　ニンジンジュースp 88　玄米ごはんp 94　野菜スープp 92
ゴボウサラダp 106　ヤマイモ衣のコロッケp 118
例6　ニンジンジュースp 88　玄米ごはんp 94
サツマイモのサラダp 105　ふろふきダイコンp 114
例7　ニンジンジュースp 88　小豆でっちp 97　野菜スープp 92
ゴボウサラダp 106　カリフラワーの煮ものp 112

大量かつ多種類の野菜のジュースを飲む

●基本のジュースとバリエーション

ゲルソン療法では、大量かつ多種類の生野菜ジュースをとることがもっとも重要です。そして、ジュースは「ニンジンジュース」が基本です。材料はニンジンばかりでなく、リンゴも入れて飲みやすくしてあります。

ほかにバリエーションとして「ニンジン・ジャガイモジュース」、「青菜のジュース①」「青菜のジュース②」をご紹介します。ニンジンジュースばかりでは飽きてしまう、少しほかのジュースも飲みたいというときに試してみてください。ニンジンが嫌いでどうしてもニンジンジュースが飲めないという方も、青菜のジュースを飲んでいただければよいでしょう。

また、ニンジンジュースはジューサーでつくりますが、青菜のジュースはミキサーでつくることができます。ジューサーをお持ちでない場合は、購入を考える間、ミキサーで青菜のジュースづくりを実践されたらよいと思います。

ジューサーは、できるだけアルミニウムやプラスチック製のものよりガラス製のものを使ってください。材料は新鮮なものを用意し、ジュースはつくりおきをせず、すぐに飲むことが大切です。

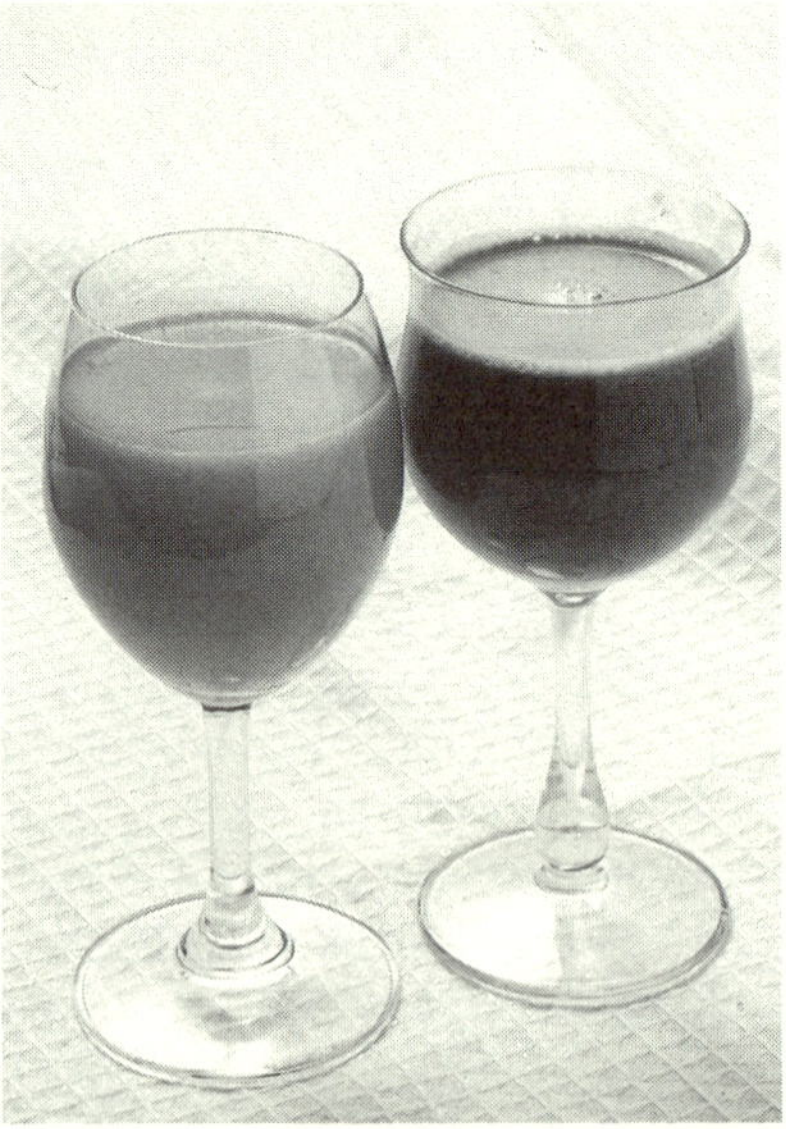

ニンジンジュースを基本に、たっぷり飲む

ニンジンジュース

ジューサーでつくります。材料の重さを正確に計ってつくる必要はありません。ニンジンに少しのリンゴとレモンを入れると考えてください。

したがって材料に記した分量はあくまでも目安です。リンゴとレモンを加えることで、ニンジンの独特の風味が抑えられ、ニンジンが嫌いな方にも比較的飲みやすくなります。また、それでもニンジンのにおいや味がどうしても苦手だという人は、レモンやミカンを多めに入れてみてください。においなどがやわらぎ、だいぶ、飲みやすくなると思います。

レモンは、加えることでジュースを飲みやすくするばかりではなく、ビタミンCが壊れるのを防ぐ働きもあります。

【材料・約300cc分】ニンジン３～４本（約４５０g）、リンゴ半個～１個（約２００g）、レモン1/4～半個

【つくり方】①ニンジンは皮をむかないで、ジューサーに入る大きさに切る。リンゴは農薬が心配なので皮をむき、ジューサーに入る大きさに切る。レモンは（国産無農薬のものなら皮はむかなくてもよい）薄切りにし、種を取る。

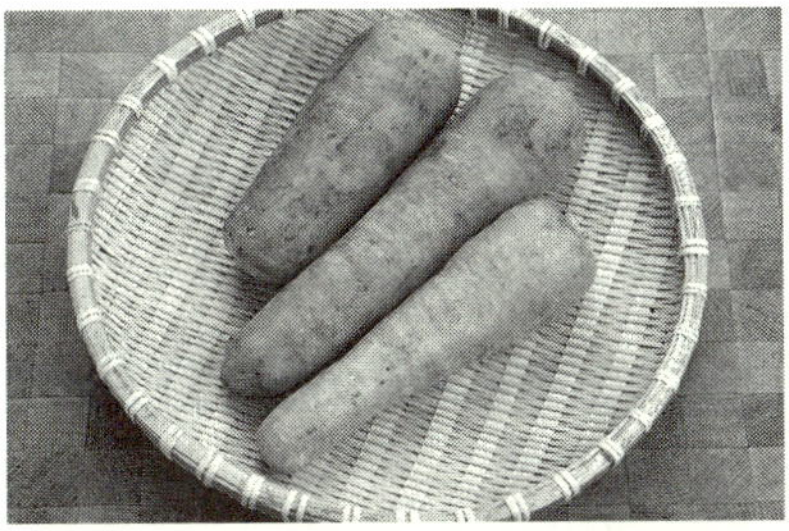
ニンジンは１回に３～４本を使用する

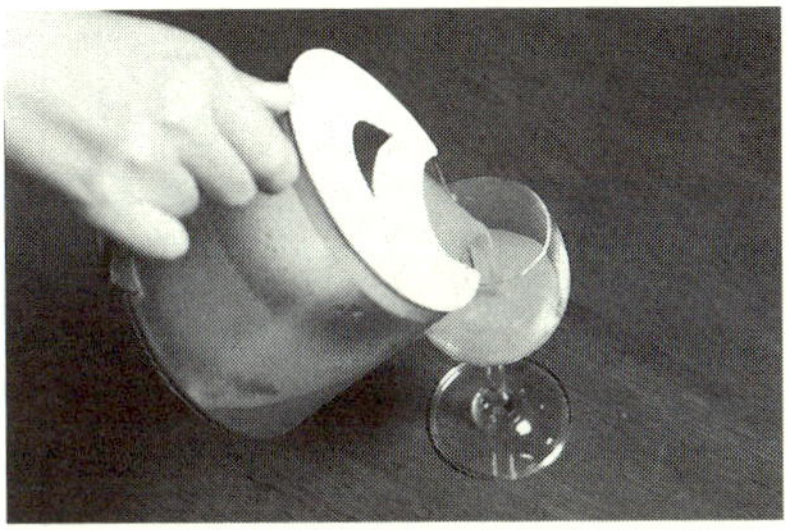
できるだけつくりたてを飲む

②ニンジン、リンゴ、レモンの順に次々にジューサーに入れて搾る。

③できたものは、できるだけすぐに飲む。

ニンジン・ジャガイモジュース

ジューサーを使ってつくります。ジャガイモは皮はむかないで、芽だけを丁寧に取り除きます。ニンジン、リンゴ、青菜類も入れて合わせてジュースにします。また、ニンジンの成分がビタミンCを破壊するのを防ぐために、必ずレモンを入れてください。

【材料・約300cc分】ニンジン3本、ジャガイモ小1/2個、リンゴ1/4個、レモン1/4個、コマツナ、キャベツ・カブの葉など季節の青菜類7～8枚

【つくり方】①ニンジンは皮つきのままよく洗い、ジューサーに入る大きさに切る。リンゴは皮をむきジューサーに入る大きさに切る。レモンは無農薬のものなら皮つきのまま、そうでないなら皮をむく。ジャガイモはよく洗い、芽を取り、皮はむかない。

②ジューサーに、ニンジン、リンゴ、ジャガイモ、レモン、青菜類を次々に入れて搾る。ニンジンの成分が青菜のビタミンCを破壊するので、レモンを入れてから青菜を入れること。

青菜のジュース①

ジューサーでつくりますが、ミキサーでつくるときは青菜のジュース②を参照してください。

青菜は緑黄色野菜なら何でも入れてよいのですが、できるだけ種類を多く入れること、またアクの強いホウレンソウや野草は少量にすることがポイントです。またダイコン葉は辛みが強いなど、野菜それぞれの個性もありますから、各自の好みで加減してください。

「まずい、もういっぱい」というコマーシャルがありますが、わが家の夫や息子は、理屈や理論より、まずうまいかまずいかです。おいしくないと続きません。おいしくするにはリンゴ（またはリンゴジュース）が決め手です。ミカン（またはミカンジュース）を入れてもよいでしょう。また、時によっては少量のハチミツ（小さじ1程度）を加えると、ひと味違います。

できるだけ飲みやすくして、長く続けることをなによりも心がけてください。

［材料・約300cc分］ リンゴ半個、青菜など（セロリ、クレソン、キャベツ、コマツナ、パセリ、フダンソウ、ケール、ハクサイ、カブの葉など）5種類以上を適宜、好みでレモン1/4個

［つくり方］ ①リンゴは皮をむき1/8ずつに切り分ける。野菜はよく水洗いし、水けをきる。

②ジューサーにリンゴ、レモン、青菜などを入れ、ジュースを搾る。

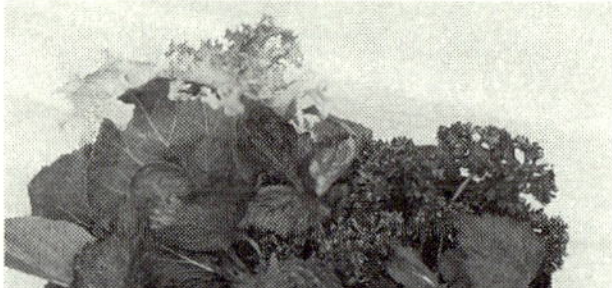

他種類の野菜を用意したい

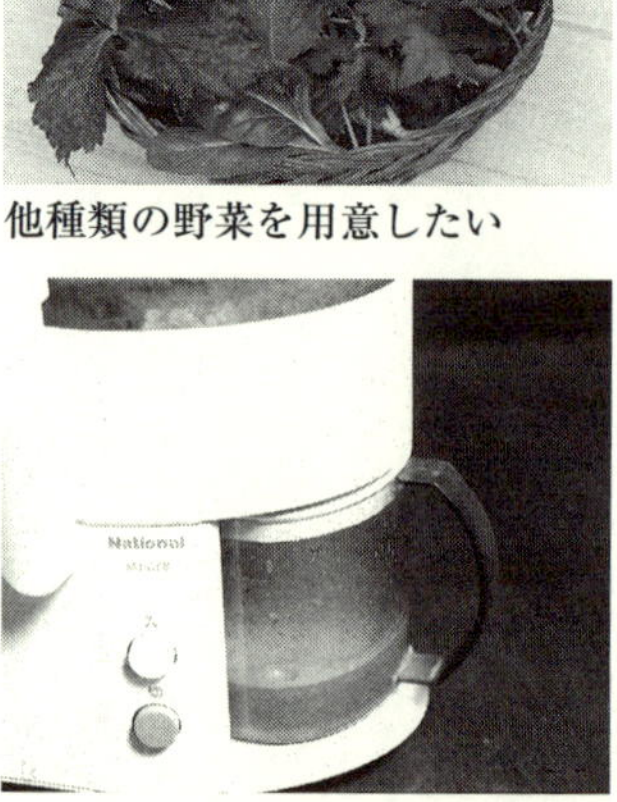

リンゴを入れると飲みやすくなる

青菜のジュース②

ミキサーでつくります。リンゴジュースに野菜を入れて攪拌してください。

［材料・約300cc分］ リンゴジュース（できれば国産無農薬のものがよい。ミカンジュースでもよい）カップ2/3、青菜など（ピーマン、クレソン、キャベツ、コマツナ、パセリ、フダンソウ、ケール、ハクサイ、カブの葉など）合わせて約20枚程度が目安、好みでレモン1/4個

［つくり方］ ミキサーにリンゴジュースを入れ、次々と材料を入れて攪拌する。

野菜や豆がしっかり入ったスープを食べる

旬の野菜や根菜、ジャガイモ、豆などのスープをたっぷりとってください。つくりおきをしておくと、とても重宝します。

ゲルソン療法では塩や砂糖などの調味料は使えませんので、リンゴジュースや野菜の組み合わせで味つけをします。特にタマネギ、セロリ、リンゴ、トマト、ニンニクなどを入れると、水分が出ますし、甘みや旨みが加わって、おいしくできます。水のみで煮ても野菜から旨みが出ます。

つくり方はとても簡単。材料の組み合わせも、難しく考える必要はありません。台所にある野菜を何でも鍋に放り込んで、リンゴジュースまたは水少量を入れて、弱火でトロトロ2～3時間煮ればよいのです。野菜は皮をむかなくていいし、粗く切ればよいのです。

そのままスープとして飲めばよいのですが、ミキサーやフードミルで攪拌してポタージュにしてもいいでしょう。このポタージュは、ほんの少し取り分けておき、新たにスープをつくるときや煮ものに入れると、深みのある味を加えることができます。まず、基本のスープを紹介します。

基本のスープ

ジャガイモのポタージュスープ

ジャガイモの旨みを引き出すために、タマネギやセロリ、リンゴを加えます。

［材料・2～4人分］ ジャガイモ5個、タマネギ2個、セロリ1本、リンゴジュース（国産無農薬のものがよい。リンゴジュースがなければ水でもよい）1カップ、月桂樹の葉2～3枚

［つくり方］ ①ジャガイモは芽を取り、皮はむかない。タマネギは外側の茶色の薄皮をはがす。セロリなど野菜は粗く切り、リンゴジュースを入れ、月桂樹の葉を入れて厚手の鍋で弱火で約2時間煮る。

②ミキサーかフードミルでドロドロのポタージュ状にする。

［メモ］ 夏は冷やして、冷製ポタージュスープにしてもおいしい。

野菜スープ

野菜は皮つきのまま使ってください。野菜のもっている栄養成分を壊すことなく引き出し、味わいも倍加させます。

［材料・2〜4人分］キャベツ半個、ニンジン1個、ジャガイモ1個、セロリ1本、ピーマン3個、タマネギ1個、リンゴジュース（国産無農薬のものがよい）2カップ、ニンニク・根ショウガ各1かけ、月桂樹の葉2枚

［つくり方］①野菜は皮をむかないで、よく洗って粗く切る。

②リンゴジュースを入れ、厚手の鍋で弱火で2時間煮る。仕上げに、ポタージュスープを加えて調味してもよい。

豆のスープ

インゲン豆でなくても、金時豆でも、小豆でも、大豆でもつくることができます。土に埋めればそのまま芽が出てくる、豆の力を味わいます。

［材料・2〜4人分］白インゲン豆1カップ、タマネギ1個、セロリ1本、ニンニク1かけ、トマト2個、リンゴジュース（国産無農薬のものがよい）1カップ、パセリ少々

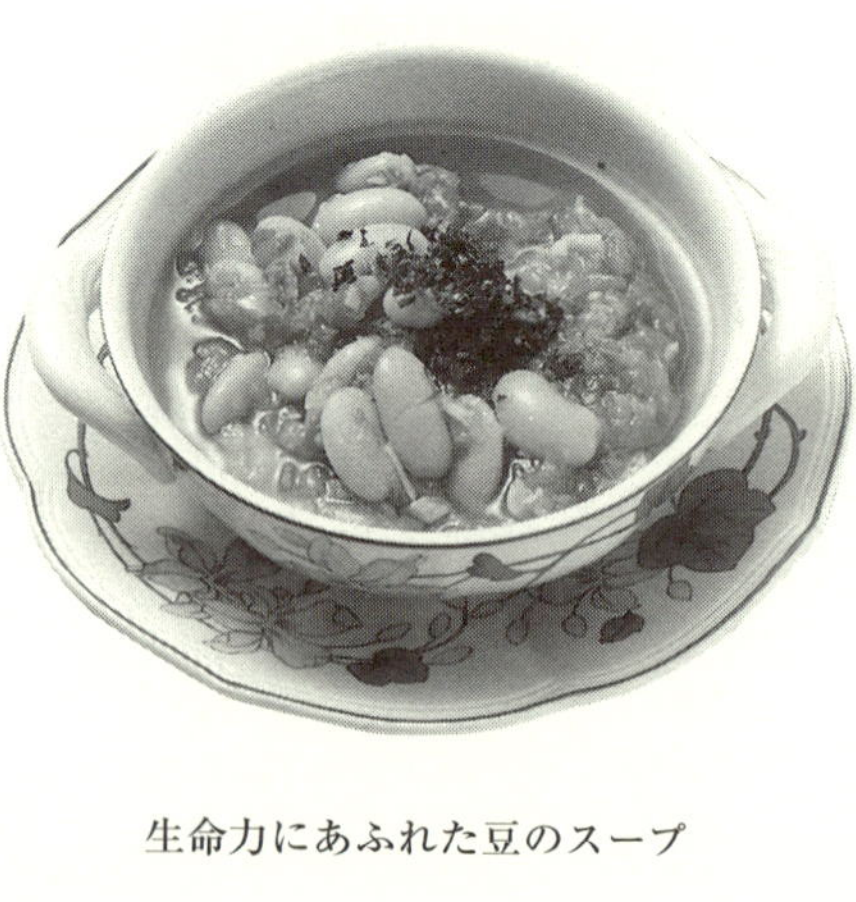

生命力にあふれた豆のスープ

［つくり方］①豆をかぶる程度の水にひたし、一晩おく。フタつきの鍋に水ごと入れ、薄く切ったタマネギやみじん切りにしたセロリ、ニンニク、トマトなどの野菜を加える。

②リンゴジュースを入れて、厚手の鍋で弱火でゆっくりと2〜2時間半煮る。仕上げに、ポタージュ状のスープで調味してもよい。

③パセリを散らす。

野菜スープのバリエーション

いずれも野菜スープ（p92）同様、食べやすい大きさに切った野菜にリンゴジュースまたは水を加え、

厚手の鍋で弱火で約2時間煮てつくります。ジュースや水は少量で、スープを飲むというより、具をたっぷり食べるスープです。

ニンジンやダイコン、ジャガイモなどは皮つきのまま利用します。

●春野菜のスープ
［材料・2～4人分］サヤエンドウ50g、キャベツ1/4個、アスパラガス5本、リンゴジュース2カップ

●根菜スープ
［材料・2～4人分］サトイモ5個、ダイコン半本、ニンジン1本、ゴボウ1本、タマネギ1個、ニンニク1かけ、リンゴジュース2カップ

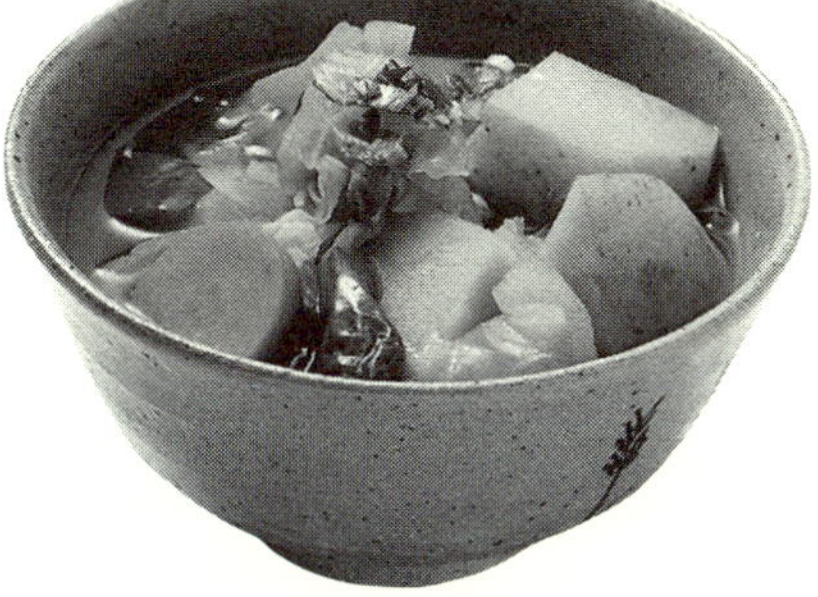
野菜は皮つきのまま使ってスープに

●カボチャのスープ
［材料・2～4人分］カボチャ半個、タマネギ1個、リンゴ1個、ニンニク1かけ、根ショウガ1かけ、リンゴジュース半カップ

●ハクサイスープ
［材料・2～4人分］ハクサイ半個、タマネギ1個、ニンニク1かけ、根ショウガ1かけ、リンゴジュース1カップ

●ダイコンスープ
［材料・2～4人分］ダイコン半本、ニンジン1本、ジャガイモ1個、タマネギ1個、セロリ1本、ニンニク1かけ、水2カップ

●キノコスープ
山の幸の香が、ジャガイモとリンゴの甘みでひきたちます。セージや月桂樹の葉はなくてもいいのです。
［材料・2～4人分］シメジ・マイタケ・シイタケ各100g、ジャガイモ1個、タマネギ1個、リンゴジュース1カップ、セージや月桂樹の葉など少々

豆のスープのバリエーション

●豆と玄米のスープ
豆のスープ（p92）と同様につくります。豆のスープの白インゲン豆の分量を半分にし、代わりに玄米半カップを加えます。豆の力に玄米の力も加わります。

イモ類と玄米や雑穀のごはんをとる

主食、いわゆるごはんは、玄米、胚芽米、雑穀などの未精白の穀類で炊いたごはんや、全粒粉、ソバ粉など同じく未精白の穀類でつくったパンやクラッカーなどでとります。またはサツマイモ、ジャガイモ、サトイモなどをふかしたり焼いたりしたイモ類を食べます。

玄米を胚芽米と勘違いしている人もいるようですが、玄米は稲を脱穀したもので黒く、胚芽米は玄米の精米過程で胚芽部分を残したものです。食物繊維や栄養面からも、玄米のほうがすぐれています。

玄米は普通に炊く玄米ごはんのほか、おかゆにしたり、玄米を粉にして炊いた玄米粉がゆ（玄米クリーム）などいろいろな炊き方があります。

体の状態が思わしくない人や、胃腸の状態がよくない人ほど、玄米がゆや玄米粉がゆ（玄米クリーム）が食べやすく、消化しやすいのでおすすめです。

ふかしイモと玄米ごはん

ふかしイモ

がんと闘っているときに、きちんきちんと食事をつくるのは時間的にも精神的にもたいへんです。ごはんを炊く余裕がないときには、イモ類をふかして食べましょう。イモは栄養バランスの取れたすぐれた食材で、しかもおいしい。おおいに活用してください。

[材料] サツマイモ、ジャガイモ、サトイモ、ヤマイモなど適宜

[つくり方] イモは蒸すかゆでる（p112参照）。またはオーブンなどで焼く（p110参照）。

玄米ごはんと玄米おこわ

基本の炊き方を紹介します。玄米ごはんは、一口一口よく噛みしめて食べてください。おこわに仕立てたい場合は玄米ウルチ米と玄米モチ米を同量ずつ入れます。

[材料・4人分] 玄米2カップ、水3カップ

[つくり方] ①玄米は洗い、圧力鍋に入れ水加減をし、一晩おく。水加減は玄米1に対して水1・5の割合。

②はじめは強火、シュンシュンとノズルが音をたてて動き始めら弱火にし、25～30分加熱する。火を止め、そのまま蒸気が抜けて自然にフタが開けられる状態まで15分ほど蒸らす。

●干しワカメをプラスして

玄米ごはんが炊き上がったら、干しワカメを少しあぶり細かくもみほぐして混ぜ込むと風味もよく、海藻も合わせてとれておすすめです。

干しワカメが手元になくて生ワカメでつくる場合は水で洗い、かたいものは湯にくぐらせ、やわらかいワカメならそのままで、細かく刻んでごはんに混ぜるとよいでしょう。

玄米ごはんのおにぎり

玄米ごはんをおにぎりにしておけば、お弁当にも重宝します。焼きノリを巻いて召し上がれ。

焼きおにぎりなら、無塩しょうゆをつけて焼く。

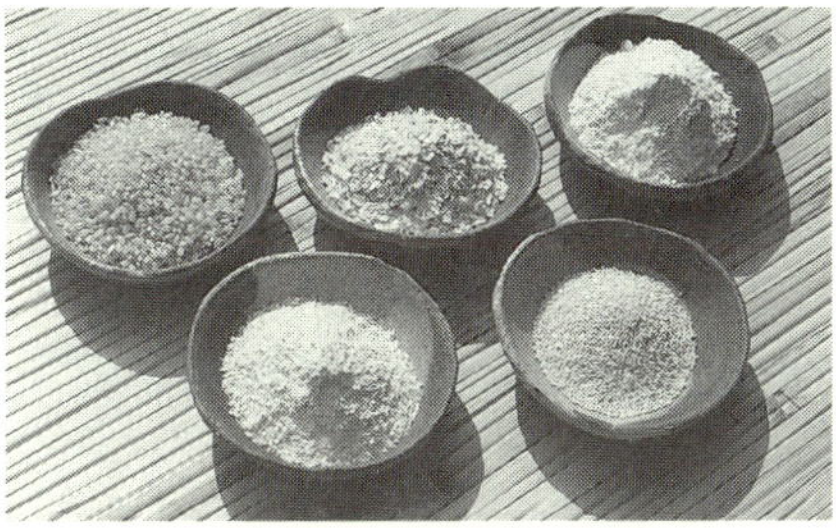

玄米、雑穀、全粒粉など未精白の穀類

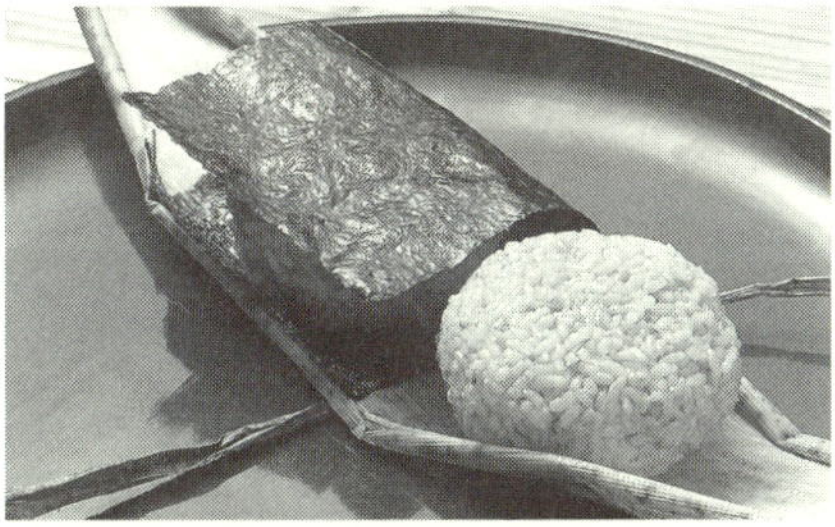

おにぎりや焼きおにぎりも、またおいしい

玄米ごはんのバリエーション

玄米ごはんを基本として、ときには海藻や豆、イモ、野菜を入れてバリエーションを楽しみます。旬のエダマメをむいたものや、千切りにしたダイコンなどを入れて炊いても楽しめます。具入りのごはんはそれだけでご馳走ですから、無理にほかのおかずをとる必要はありません。

玄米と黒豆のごはん

黒豆特有の濃厚な旨みが玄米と合わさって、「濃い」ごはんです。このごはんだけでおかずはいらないほどの満足感が得られます。豆は、金時豆、小豆、白インゲン豆などどれでもおすすめです。

［**材料・4人分**］玄米2カップ、黒豆1/4カップ、水2カップ半～3カップ、黒ゴマ適宜

［**つくり方**］①洗って水加減をした玄米に黒豆を加え、一晩おく。玄米ごはん（p94）と同様に炊く。

②すった黒ゴマ、または黒ゴマペーストをかけて食べるとよい。

玄米と雑穀のごはん

玄米のとろけるネバネバに、雑穀のツブツブが何ともいえないおいしさです。

［材料・4人分］ 玄米2カップ、キビ大さじ2、麦大さじ2、水2カップ半～3カップ、焼きノリ適宜

［つくり方］ 洗った玄米にキビと麦を加えて水加減をし、玄米ごはん（p94）と同様に炊く。焼きノリを散らして食すとよい。

玄米の五目ごはん

具をいろいろと入れて炊きます。根菜をやわらかく食べることができ、子供や歯が悪い方にも喜ばれます。

［材料・4人分］ 玄米2カップ、水2カップ半～3カップ、ニンジン⅓本、ゴボウ半本、シメジ半パック、レンコン30g、ゆでたタケノコ50g

［つくり方］ 水加減をし、一晩おいた玄米の上に、千切りや薄切りにした野菜をのせて、玄米ごはん（p94）と同様に炊く。

サトイモの玄米ごはん

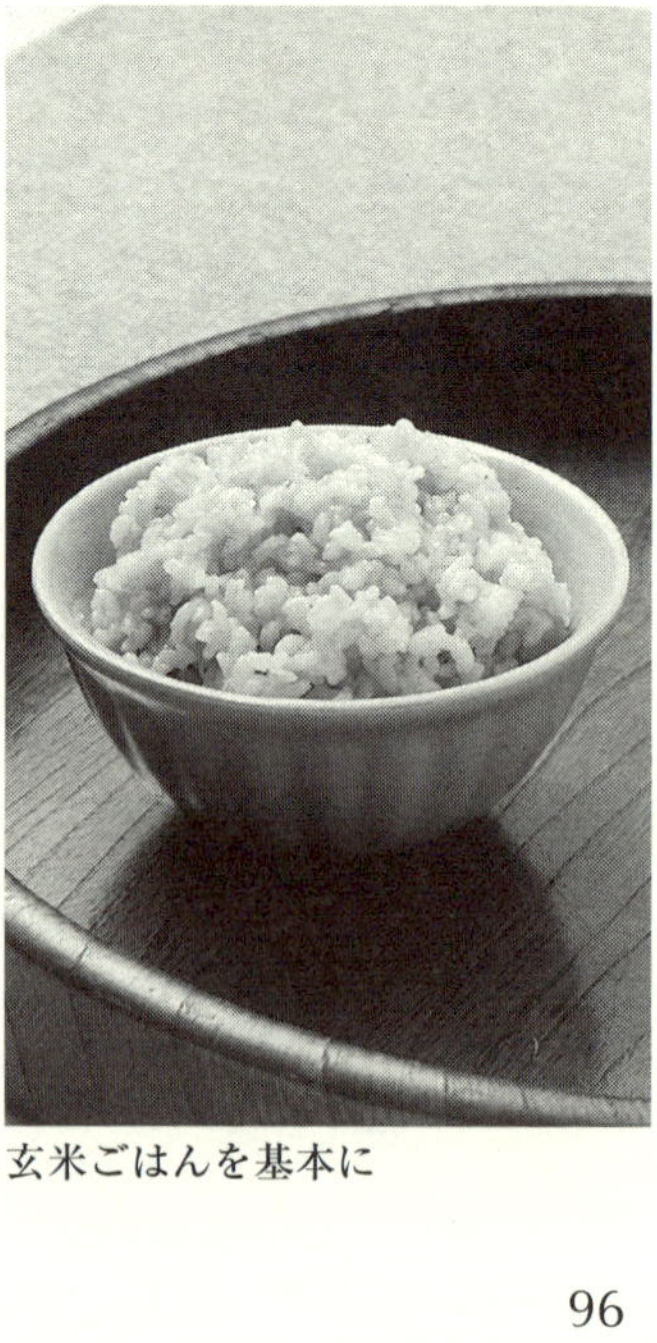

玄米ごはんを基本に

［材料・4人分］ 玄米2カップ、サトイモ小3個、水3カップ、無塩しょうゆ小さじ1

［つくり方］ 玄米に食べやすい大きさに切ったサトイモをのせ、無塩しょうゆをたらして玄米ごはん（p94）と同様に炊く。

タケノコの玄米おこわ

［材料・4人分］ 玄米モチ米1カップ、玄米ウルチ米1カップ、ゆでてアク抜きしたタケノコ100g・無塩しょうゆ・黒砂糖各大さじ1

［つくり方］ タケノコは細かく刻み、無塩しょうゆと黒砂糖を加えた昆布のだし汁で煮る。炊き上がった玄米おこわに混ぜて蒸らす。

キノコの炊き込み玄米ごはん

【材料・4人分】 玄米2カップ、水3カップ、キノコ類（シメジ、シイタケ、マイタケなど）1パック、無塩しょうゆ小さじ1

【つくり方】 玄米にキノコをのせ、無塩しょうゆをたらして玄米ごはん（p94）と同様に炊く。

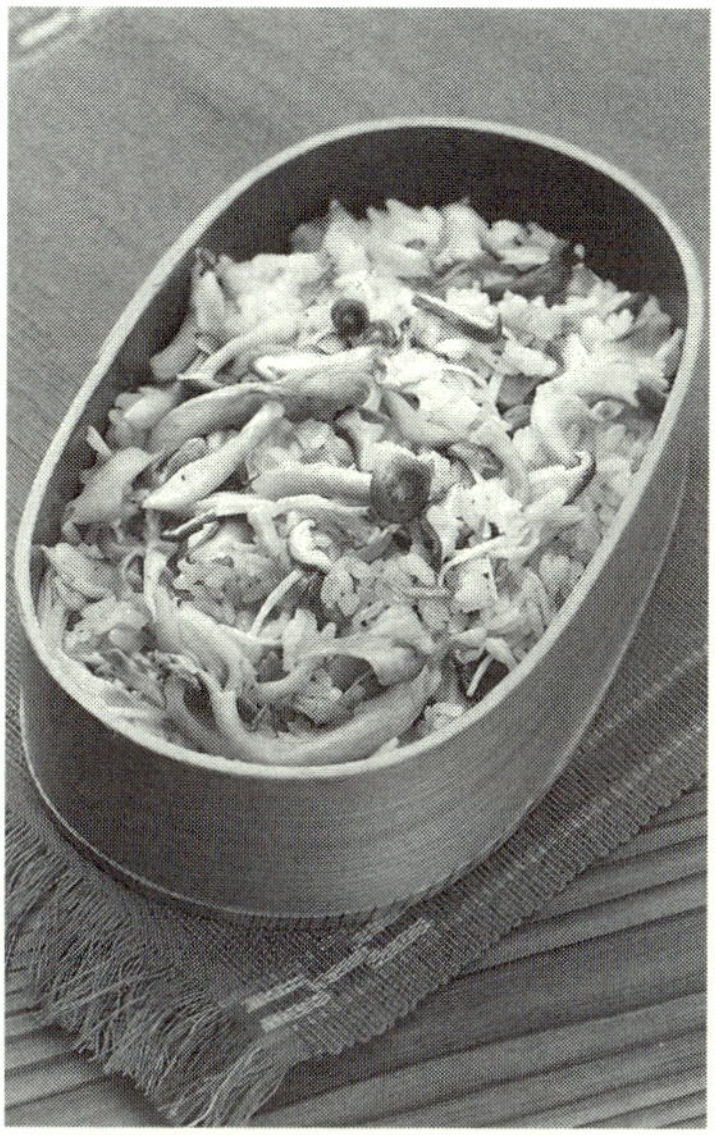
旬の味覚を炊き込んで

雑穀や分つき米のごはん

小豆でっち

うっすらと上品な甘さがモチ米の甘みを引き出して、ごはん代わりになりますし、軽いおやつにもなります。保存ができて便利です。かたくなったら焼いて食べます。岩手県の郷土料理です。

【材料・4人分】 小豆1カップ、モチ米（五分つき）1カップ、リンゴジュース（できれば国産無農薬のものがよい）2カップ、黒砂糖大さじ2

【つくり方】 ①小豆はひたひたの水で煮て、煮立ったらアクを取るためにゆでこぼし、2カップの水を加え、やわらかくなるまで煮る。煮えたら煮汁は捨て、リンゴジュースと黒砂糖を加えて弱火で煮詰める。

②モチ米はといで30分水に浸し（小豆の煮汁を使ってもよい）、炊飯器で炊く。炊けたら蒸らす。①の小豆を加え、すりこぎ棒で突き混ぜる。

③型にラップを敷き、流し込む。一晩おき、固まったら切り分ける。

麦ごはん

五分つき米に麦大さじ1を入れ、通常の水加減で電気炊飯器で炊きます。好みで麦の量を加減してください。

五分つき米のごはん

五分つき米は通常の水加減で電気炊飯器で炊きます。

食べやすく消化しやすいおかゆとグラタン

基本の玄米のおかゆ

体の状態が思わしくない人や、胃腸の状態がよくない人ほど、玄米がゆや玄米粉がゆが食べやすく、消化しやすいのでおすすめです。玄米粉がゆは玄米を電動ミルなどで粉にして炊きます。厚手の鍋で簡単に炊けるのも魅力です。

玄米粉がゆ

［材料・1〜2回分］ 玄米半カップ、水3カップ

［つくり方］ ①玄米は電動ミルなどで10秒ほどミキシングして粉にする。

②厚手の鍋に水を入れ、玄米を加えてかき回しながら中火で煮る。ふつふつしてきたら弱火にし、10〜15分ほど煮るとよい。

玄米がゆ

［材料・1〜2回分］ 玄米半カップ（90g）、水3カップ

［つくり方］ ①玄米は洗い、水3カップに2時間以上つける。

②圧力鍋で、はじめは強火で炊く。おもりが強く動き始めたら弱火にし、25〜30分炊く。火を消して30分蒸らす。

［メモ］ 分量は玄米五分がゆの場合。玄米三分がゆにする場合は、1回分なら玄米70gに水7〜7カップ半が目安。

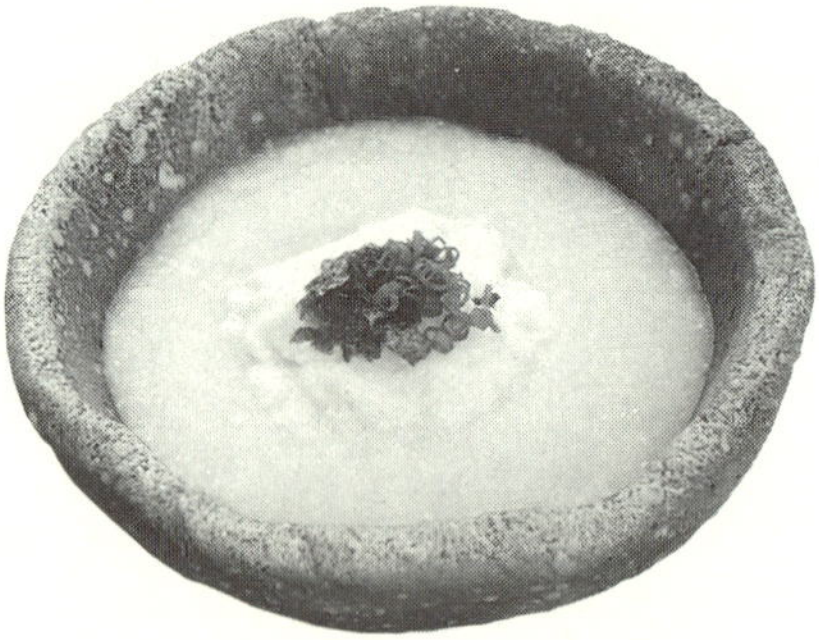

玄米がゆを基本に旬の素材をプラスして

おかゆのバリエーション

カボチャ入り玄米がゆ

カボチャの甘みがしみた、優しい味のおかゆです。カボチャの代わりにジャガイモを入れてもおいしい。

【材料・1〜2回分】 カボチャ150g、玄米半カップ（90g）、ダイコン葉（青ジソ、ミツバなどでもよい）適宜、水3カップ

【つくり方】 カボチャは一口大の大きさに切り、玄米にのせて玄米がゆと同様に圧力鍋で炊く。炊き上がったら、刻んだダイコン葉を散らすとよい。

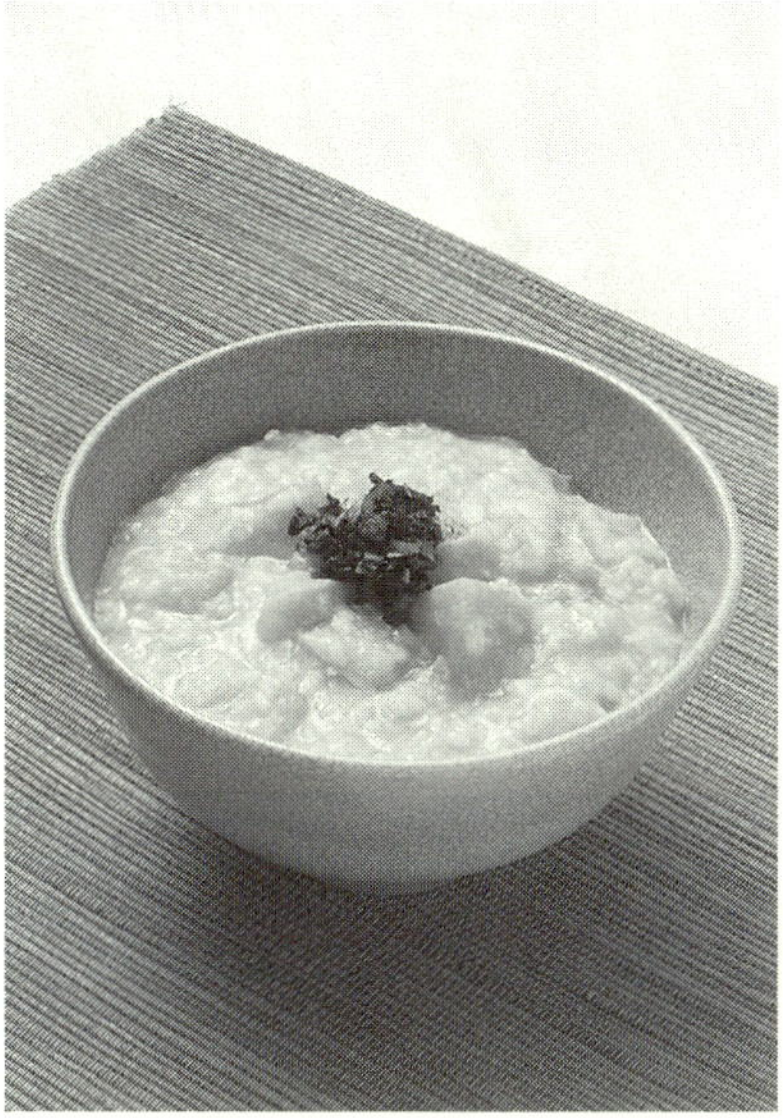

心身にしみわたるおかゆ

ヤマイモ入り玄米がゆ

玄米がゆに、とろろをかけて焼きノリを散らします。ヤマイモは皮のまますりおろすのがポイント。よく洗い、ヒゲ根は火であぶって布でこするときれいに取れます。これで皮のまますりおろしても、違和感なくおいしく食べられます。無塩しょうゆか酢少々をたらして。

モズク入り玄米がゆ

玄米がゆに、水洗いして塩けを抜いたモズクをのせて食べます。青ジソを添えて。

オクラ入り納豆がゆ

【材料】 五分つき米半カップ、好みの雑穀大さじ1、オクラ・納豆・ダイコンおろし各適宜

【つくり方】 ①鍋に五分つき米、雑穀を入れ、3カップの水を入れて火にかける。沸騰してきたら弱火でやわらかになるまで20〜30分煮る。

②蒸し煮して刻んだオクラと納豆をかけ、たっぷりのダイコンおろしをかける。酢大さじ1、無塩しょうゆ小さじ1などをかけて食べてもよい。

玄米グラタン

穀物のグラタン

これを食べればみるみる元気が湧いてくるので、私は「ミルミルグラタン」と呼んでいます。

【材料】 玄米粉（またはオートミール）1カップ、水4カップ、豆乳半カップ、タマネギ1個、クルミ30g、ゆでたむき栗8粒、クコ大さじ1、サツマイモ1個

【つくり方】 ①玄米粉は鍋に入れて加熱し、沸騰してくるまでかき混ぜる。沸騰してきたらとろ火でフタをして15分、その後10分蒸らす。そこへ豆乳を加えてのばす。

②タマネギは半分に切り、薄く切り、鍋で蒸し煮にする。サツマイモは皮つきのまま蒸して1cmのさいの目切りにする。

③耐熱皿にタマネギを並べ、刻んだクルミ、むき栗、クコ、サツマイモを散らす。①の玄米ルーをかけ、90～95℃のオーブンで1時間焼く。急ぐときは180℃で15～20分程度がよい。

アワグラタン

豆乳がホワイトソース代わりになります。

【材料】 モチアワ1カップ、水3カップ、豆乳半カップ、タマネギ1個、ブロッコリー1束、スライスアーモンド・パン粉各適宜、セージ・タイム各少々

【つくり方】 ①モチアワは水を入れて洗い、上澄みを捨てて2時間水にひたす。セージ、タイムの香辛料とともに鍋に入れて加熱し、沸騰してくるまでかき混ぜる。沸騰してきたらとろ火でフタをして15分、その後10分蒸らす。そこへ豆乳を加えてのばす。

②タマネギは半分に切り、薄く切り、鍋で蒸し煮にする。ブロッコリーは小房に分けて、無水鍋で蒸し煮する。

③耐熱皿にタマネギを敷き、ブロッコリーを並べる。モチアワを加え、パン粉を散らし、スライスアーモンドを飾って、90～95℃のオーブンで1時間焼く。急ぐときは180℃で15～20分がよい。

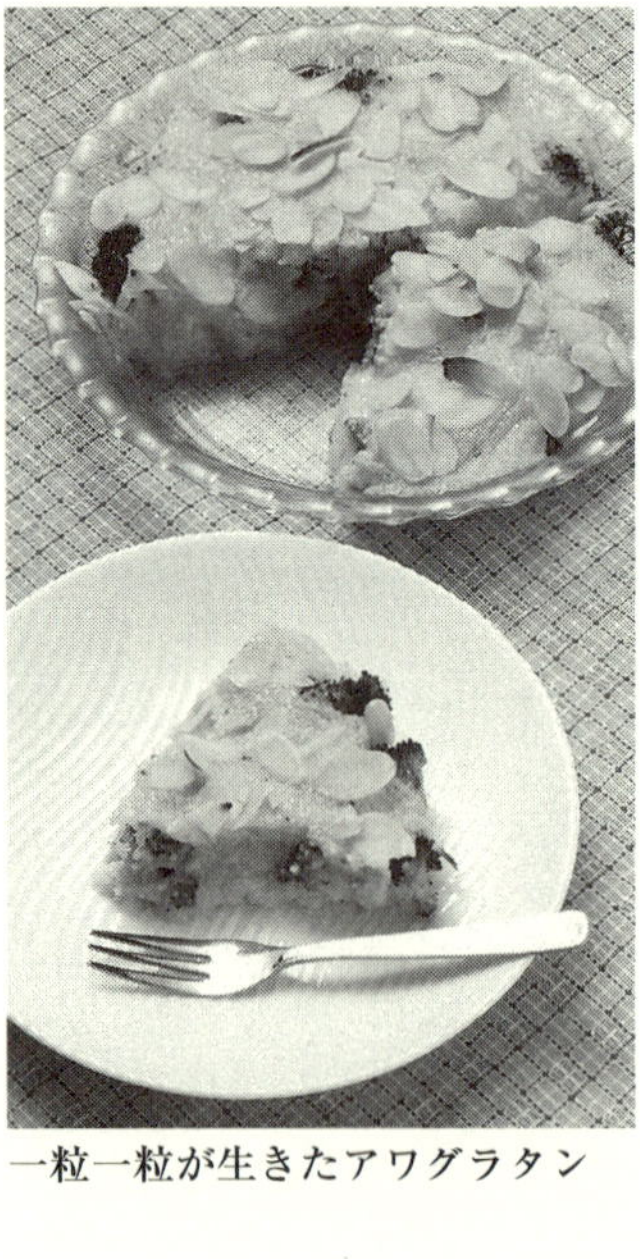

一粒一粒が生きたアワグラタン

未精白の全粒粉やソバ粉を用いたレシピ

パンやクラッカー、スコーンなどを食べるときには、未精白の小麦粉である全粒粉でつくったものを食べてください。パンをご自分で焼くのは時間もかかりますので、ここでは、手軽なクラッカーやスコーンのつくり方を中心にご紹介します。最近では全粒粉でパンを焼くパン屋さんも増えてきましたし、頼めば特別に焼いてくれるところもあります。

全粒粉のお焼きやお好み焼きもおいしいですよ（p103）。立派な主食になります。

手づくりをする余裕がなければ、市販のオートミールを利用してみるのもよいでしょう。

全粒粉のスコーンやクラッカー

全粒粉とゴマのクラッカー

ゲルソン療法では、料理に塩を入れませんから味気ないと肩を落とす方もいらっしゃいますが、ものは考えようです。素材そのものの味を噛みしめて、しっかりと味わえるようになります。

小麦粉って、こんなにおいしいものだったのかと思えるクラッカーです。

［材料・4人分］ 全粒粉200g、水⅔カップ、黒・白ゴマ各大さじ1

［つくり方］ ①全粒粉をふるって2つに分け、1つには白ゴマ、もう片方には黒ゴマを加え、それぞれ水で練って、打ち粉をした板の上で薄くのばす。

②好みの大きさに切り、150℃のオーブンで20分焼く。

［メモ］ ゴマの代わりに、好みできな粉または、くだいたクルミなどを加えてもよい。

オートミール

市販品を利用する。できるだけ原料が全粒穀のもので、油脂・砂糖・乳製品、また食品添加物のないものを選んで購入する。

［つくり方］ 箱書きなどにあるつくり方を参照する。基本的には、分量の湯を入れてかき混ぜ、1分間沸騰させ、火からおろす。豆乳、ココナツミルク、または野菜スープなどを入れて食べる。

全粒粉のスコーン

レーズンやクルミのほか、トウモロコシ、カボチャ、ジャガイモ、アスパラガスなどの野菜を入れてつくってもおいしいです。砂糖などの甘みを加えませんから、小麦粉のおいしさが味わえます。

甘みがほしければ、ハチミツ、プルーン、イチゴシロップなどを添えて食べてもよいですが、むしろ何もつけずに、じっくりと穀物の本来の甘みを噛みしめてほしいと思います。

［材料・4人分］ 全粒粉150g、ベーキングパウダー（使用についてはP122の説明を参照）小さじ2、豆乳半カップ、クルミやレーズンなど好みで計40g

［つくり方］ ①全粒粉とベーキングパウダーはふるい、豆乳を入れてフォークで混ぜ、ひとかたまりにまとめる。

②刻んだレーズンやクルミなどを加え、粉をつけて細長く丸め、切り分ける。形を整え、150℃のオーブンで30分焼く。

［メモ］ トウモロコシ、カボチャ、ジャガイモ、アスパラガスのスコーンをつくるときは、それらの材料を蒸し煮または蒸してやわらかくしておく。小さく刻んで①に加える。

ソバ粉のレシピ

ソバ粉のクレープ

油は使いませんので、フライパンではなくホットプレートで焼いてください。

［材料・2〜4人分］ ソバ粉100g、水1カップ、リンゴ1個、リンゴジュース（国産無農薬のものがよい）半カップ、干しブドウ少々

［つくり方］ ①ソバ粉を水で溶く。ホットプレートで好みの大きさに焼く。

②リンゴは薄切りにし、干しブドウを入れてリンゴジュースで煮る。ソバクレープに添えて食べる。

［メモ］ イチゴをリンゴジュースで煮た、イチゴソースもおいしい。

そばがき

そばがきは、「かいもち」などとして、そば屋のメニューに並んでいますが、家庭で手軽につくれます。酢を加えた無塩しょうゆやエゴマだれなどで召し上がれ。ソバ粉によって味が違うので、できるだけ上質な国産ソバ粉をお求めください。

【材料・2～4人分】ソバ粉100g、熱湯1カップ、酢じょうゆ（酢と無塩しょうゆ）・薬味（さらしネギ、カイワレ菜、焼きノリ、ダイコンおろしなど）各適宜、またはエゴマだれ（エゴマ大さじ4、黒砂糖・酢各小さじ1）

【つくり方】①熱湯へソバ粉を入れ、強く力を入れてかき回す。それを好みの形に整え、湯気のあがった蒸し器で3～5分蒸す。

②器に入れ、酢じょうゆに薬味を添えて食べる。またはエゴマだれで食べる。

全粒粉のレシピ

お好み焼き

【材料・2～4人分】全粒粉1カップ、千切りキャベツ3枚、モヤシ半袋、刻みネギ半本、青ノリ少々

【つくり方】①全粒粉に水を加え、キャベツ、モヤシ、ネギ、青ノリを加えて混ぜ、ホットプレートで焼く。

②好みのソース（p108～）を添えて食べる。または、ダイコンおろしと無塩しょうゆで食べる。

青菜と納豆の玄米お焼き

玄米などの残りごはんが、こんなにおいしく変身します。中に入れる具をさまざまに変えられるので、ありがたいお好み焼きです。もちろん、冷めてもおいしいので、お弁当に持っていけます。

【材料・2～4人分】全粒粉1カップ、残りごはん2杯、納豆1パック、青菜（ダイコン葉、ホウレンソウなど）適宜、白ゴマ大さじ2、水（または豆乳）適宜

【つくり方】①青菜は蒸し煮して、みじん切りにする。残りごはん、全粒粉、納豆、みじん切りの青菜、白ゴマ、水を加えて混ぜる。

②小判形に形を整えホットプレートで焼く。ダイコンおろしや酢を入れた無塩しょうゆなどで食べる。

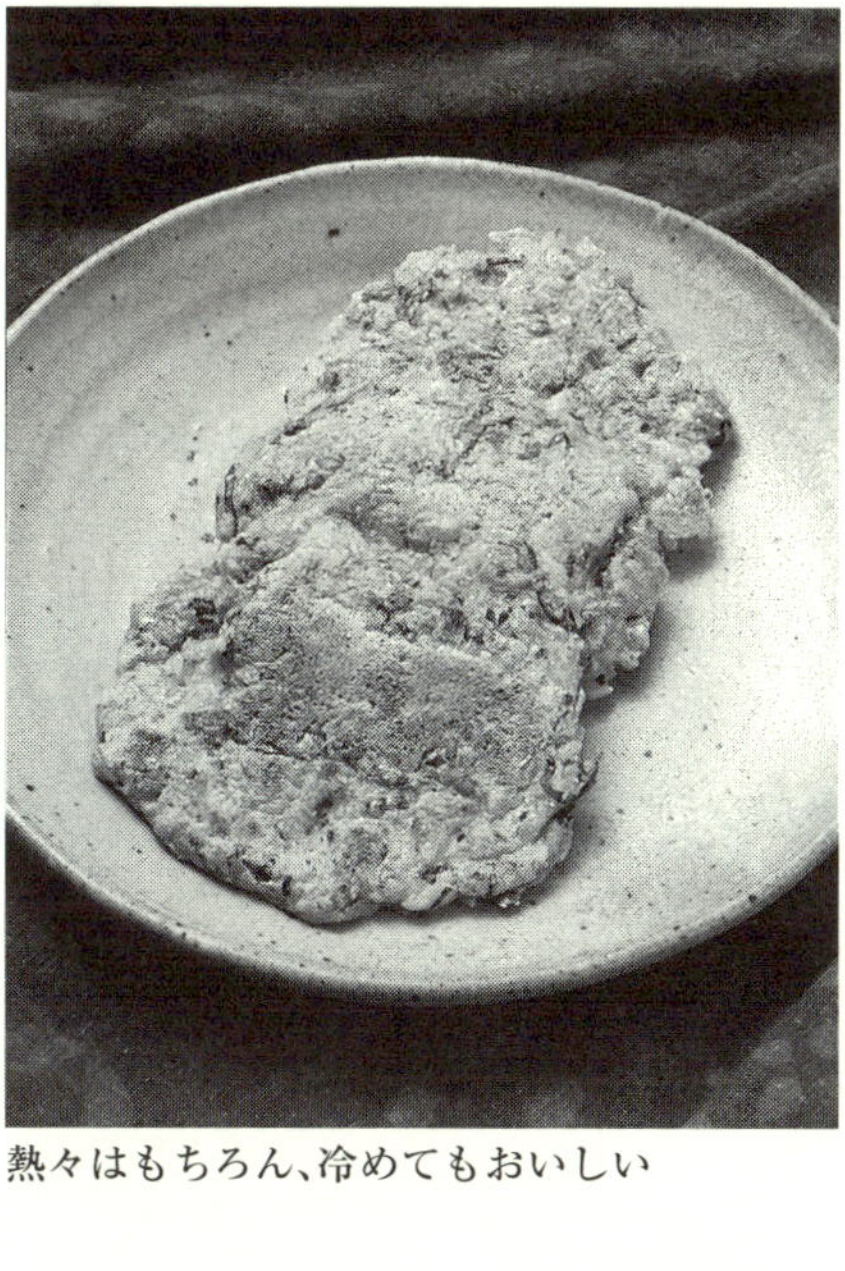

熱々はもちろん、冷めてもおいしい

野菜や海藻を中心としたサラダ

野菜をいちばん手軽に食べる方法は、何といっても生野菜のサラダです。できるだけ無農薬・有機栽培の、新鮮な野菜を使用してください。

アメリカでは、普通の食卓で、カリフラワーやブロッコリーをゆでずに生で食べていて感動しました。ピーマン、タマネギ、ニンジン、ヤマイモ、ジャガイモ、海藻類など、ゆでずにただ刻んだだけでおいしく食べられるものも数多くあります。お試しください。

サラダは、ただ酢をかけただけ、あるいはレモンの搾り汁、リンゴのすりおろし、タマネギのすりおろしなどをかけただけでもおいしく食べられるものもあります。サラダにはドレッシングが必要とかたく考えないことです。しかし、やはりドレッシングがなければ味気ないと感じる方のために、のちほどおいしいドレッシングやソースも紹介します。

また、ゲルソン療法の提唱者であるゲルソン氏は、著書の中でキュウリは「脂肪酸が多すぎる」として食べないよう指示しています。しかし星野氏は「冬に食べるのは論外だが暑い旬の季節に少量ならよい」とする、ゆるやかな考え方を実践しており、キュウリもレシピに加えています。神経質に考えすぎずに、毎日の食卓を楽しむことも大切だと考えるからです。

野菜・根菜のサラダ

旬のサラダ

旬の野菜は生ではかたいもの、たとえばアスパラガス、サヤインゲン、インゲン、ブロッコリー、エダマメなどは、蒸すか蒸し煮します。

また、生で食べられる野菜（キャベツ、ラディッシュ、トマト、キュウリ、ピーマン、レタスなど）は、生のままスライスしたり刻みます。

単品、または数種の野菜を合わせてサラダに。好みのドレッシングまたはソース（p107～）をかけて召し上がってください。みじん切りのパセリを散らしたりしてもよいでしょう。

＊レンコンを使うときには薄いいちょう切りにして蒸し煮するとよい。

＊ニンジン、ヤマイモ、ダイコンなどの根菜は、皮つきのまま千切りにするとよい。

＊ジャガイモは千切りにすれば生でもおいしい。また

は薄切りにして蒸し煮するとよい。

野菜スティック

セロリ、ニンジン、ピーマンなど好みの野菜をスティック状に切り、ソースなど（p108～）を添えて食べる。

サツマイモのサラダ

サツマイモの甘みがタマネギでいっそう生きたサラダです。

【材料・4人分】 サツマイモ1個、タマネギ半個、リンゴ半個（柿、ナシ、バナナなど）、プルーン適宜、カイワレ菜少々

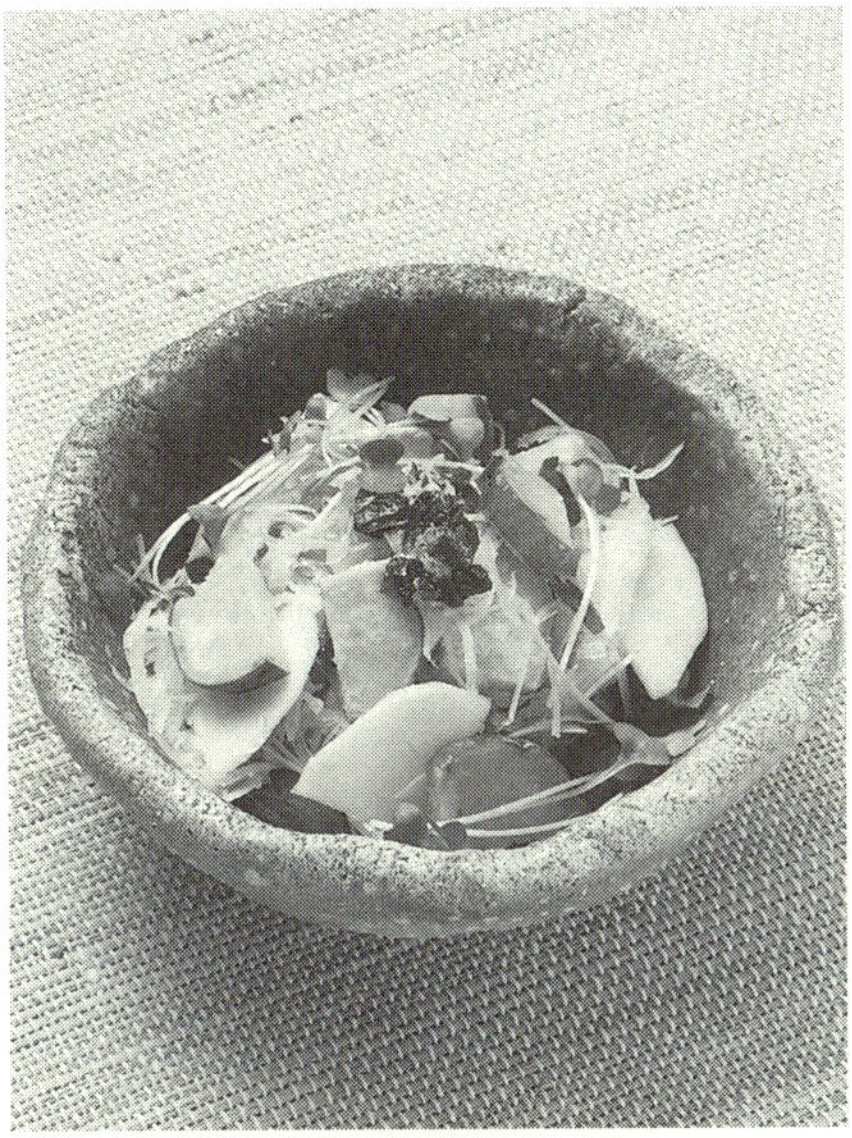

タマネギやプルーンが味をひきたてる

【つくり方】 ①サツマイモは1㎝厚さのいちょう切り、タマネギは薄くスライスする。リンゴは皮をむき、薄いいちょう切りにする。

②サツマイモを少量の水で蒸し煮にし（または蒸し）、煮汁がなくなるまで熱する。刻んだプルーンと薄切りにしたタマネギを混ぜ、カイワレ菜を散らす。

【メモ】 ドレッシングをかけるなら、エゴマドレッシング（p107）がおすすめ。

ニンジンサラダ

ニンジンは、季節や種類によってはサラダに向かないものもあります。できるだけ水けが多い品種、新鮮なものでつくれば、ドレッシングなしでそのまま食べられるほどです。

【材料・4人分】 ニンジン・タマネギ各1個、干しブドウ少々

【つくり方】 ①ニンジンは千切りにする。タマネギは薄切りにする。干しブドウは刻む。

②ニンジン、タマネギを盛り、干しブドウを散らす。

【メモ】 ドレッシングをかけるなら、梅肉ドレッシング（p107）がおすすめ。

ゴボウサラダ

ゴボウの香りを楽しむために、セロリは少量を使います。リンゴのさっぱりした酸味と甘みのドレッシングは、どんな野菜にも合います。

［材料・4人分］ ゴボウ1本、セロリ・ニンジン各少々

［つくり方］ ①ゴボウ、ニンジン、セロリは千切りにする。ゴボウとニンジンは歯ざわりが残る程度にゆでてざるにとり、水けをきる。

②①に、セロリを散らす。

［メモ］ ドレッシングをかけるなら、リンゴドレッシング（p107）がおすすめ。

海藻、豆、フルーツのサラダ

海藻サラダ

ワカメ、メカブ、フノリ、モズクなど好みの海藻にタマネギの薄切りを合わせてサラダに。旬の野菜を刻んで合わせてもよいでしょう。生ワカメは水で十分に洗って塩けを取り、細かく刻んで利用します。好みのドレッシングまたはソース（p107～）をかけて。リンゴやニンニクのドレッシングなどがよく合います。

＊ウドを海藻と合わせるときは、皮をむき、4㎝長さの千切りにして水にさらし、酢をかける。

＊冬はハクサイがおすすめ。生のまま細切りにしてワカメと合わせ、レモンの搾り汁をかけるとよい。

豆とタマネギのサラダ

大豆のほか小豆やインゲン豆など、どんな豆でもおいしくできます。エゴマやハーブ・レモンドレッシングなど（p107）がよく合います。

［材料・4人分］ 大豆1カップ、タマネギ1個

［つくり方］ 豆は水に2～3時間ひたし、やわらかく煮る。水けをきった豆に、みじん切りにしたタマネギを合わせ、ドレッシングをかける。

フルーツサラダ

フルーツはそのまま食べるのが手軽ですが、サラダに仕立てるのもおすすめです。

食べやすい大きさに切ったリンゴやバナナ、柿など好みのフルーツを合わせてタマネギの薄切りを散らし、酢かドレッシング（p107）をかければ即席サラダになります。

おすすめドレッシング&ソース

ドレッシング

新鮮な野菜はドレッシングをかけなくても十分おいしいものですが、ここではおすすめのドレッシングを紹介します。塩なし、砂糖なしでもおいしいドレッシングがつくれることを知っていただきたいからです。

使ってよい油は、少量のシソ油、エゴマ油、亜麻仁油のみです。

エゴマドレッシング

【つくり方】無塩しょうゆ小さじ1、酢大さじ2、エゴマ油小さじ1、ハチミツ小さじ1を合わせる。

ハーブ・レモンドレッシング

【つくり方】ハーブ少々、レモン小さじ2、黒砂糖小さじ1、タマネギすりおろし1/4個分を合わせる。

梅肉ドレッシング

【つくり方】梅肉エキス小さじ1、リンゴ酢1/3カップ、水2/3カップ、エゴマ油小さじ1、黒砂糖小さじ1を合わせる。

ニンニクドレッシング

【つくり方】米酢1/3カップ、リンゴすりおろし1/2個分、ニンニクすりおろし1かけ分、黒砂糖小さじ1を合わせる。

リンゴドレッシング

【つくり方】リンゴ酢1/3カップ、リンゴすりおろし1/2個分、タマネギすりおろし1/4個分を合わせる。

きな粉のドレッシング

【つくり方】タマネギ1個、きな粉（またはゴマ）半カップ、酢1/3カップ、エゴマ油小さじ1、黒砂糖小さじ1を合わせる。
＊きな粉の代わりにゴマを使用しても美味。

ソース

先にサラダなどに合うドレッシングをご紹介しましたが、ここでは一般のしょうゆやソースの代わりに、かけたり、あえたりできる、いろいろなソースをご紹介します（分量はいずれも目安）。

ソースは、ただ蒸したり煮たりした野菜や焼き野菜などのほか、サラダにかけたり、イモ類などにどんどんかけて活用し、献立を豊かにしてください。

ホウレンソウやコマツナのおひたしには玄米ソース、キャベツの蒸し煮にはゴマソース、カボチャ、サツマイモ、ジャガイモには野菜ソース、ブロッコリーにはトマトソースなどがおすすめです。

玄米ソース

ホウレンソウやコマツナのおひたし、蒸したサトイモなどのイモ類、蒸し煮のカリフラワーやキャベツにかけて食べてみてください。まろやかな米の香が野菜の深い甘みを引き出してくれます。上等なバルサミコ酢やワインビネガーなどが手に入れば、玄米クリーム（つくり方p181）を酢でのばすだけでも十分なおいしさです。

【材料】 玄米クリーム½カップ、酢大さじ1、ハチミツ小さじ1

ゴマソース

ゴマあえと長年親しんできたので、青菜やキャベツをあえるのがぴったりのソースです。無水鍋で煮たホウレンソウなどの青菜類にかけて食べてみてください。とろみや甘みはリンゴジュースや柿、桃、梨などのフルーツを入れても調節できます。

【材料】 黒ゴマ（または白ゴマ）ペースト大さじ3、酢大さじ1、ハチミツ（または黒砂糖）小さじ1、リンゴジュース（国産無農薬のものがよい）少々

きな粉ソース

生野菜サラダのドレッシングとしても使えるソースですが、蒸しイモや焼き野菜に添えて、毎日の食卓に変化をつけたいものです。

【材料】 きな粉大さじ4、酢大さじ1、ハチミツ小さじ1

豆ソース

イモでも、青菜でも、何でも合います。ごはんにかけてもおいしいです。

【材料】 豆スープ½カップ、酢大さじ1、ハチミツ

（または黒砂糖）小さじ1、プルーンまたは干しブドウ大さじ1、ハーブ（セージ、タイムなど）少々
［つくり方］プルーンは細かく刻み、豆スープ、酢、ハチミツ、ハーブと混ぜる。

アンズソース

これをベースに寒天で固めてゼリーに、また全粒粉の甘みがないパンに添えたり、パンケーキに添えて食べます。
［材料］乾燥アンズ5〜6個（60g）、リンゴジュース（国産無農薬のものがよい）1カップ

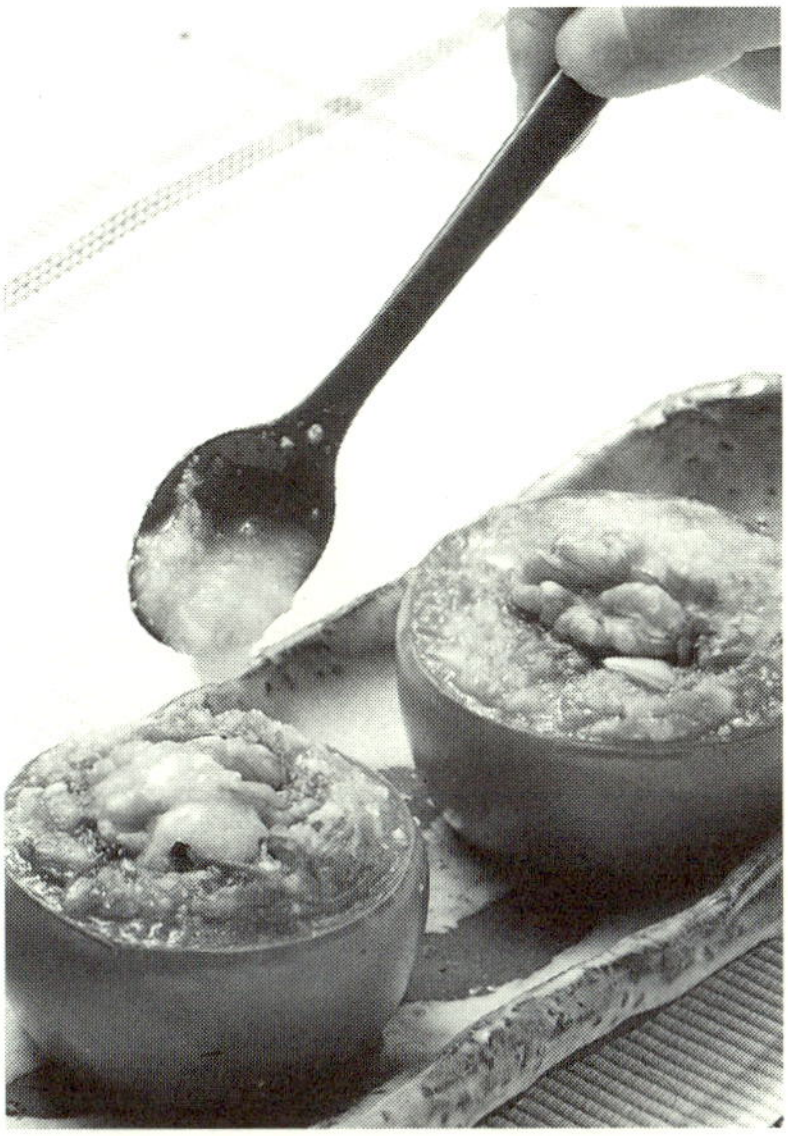
かけたりあえたりと幅広く活用を

［つくり方］乾燥アンズは、水を加えて煮立て、ゆで汁を捨てる。ひたひたの水にひたして、ふやかす。ジュースを加え、弱火でやわらかになるまで煮る。ミキサーでドロドロのソースにする。

トマトソース

スパゲティやマカロニをあえたり、ごはんに混ぜて炊いたり、ケチャップ代わりに使います。
［材料］トマト3個、タマネギ2個、ジャガイモ1個、ピーマン2個、セロリ1本、ニンニク1かけ、タイム・セージ各少々
［つくり方］トマト、タマネギ、ジャガイモ、ピーマン、セロリは小さい乱切りにし、ニンニクは刻む。弱火で水を入れないで1時間煮込み、タイム、セージを加える。

野菜ソース

蒸したカボチャ、サツマイモ、ジャガイモなどにおすすめのソースです。レタスや海藻にもよく合います。さわやかな風味を楽しんでください。
［つくり方］野菜スープ½カップ、酢小さじ1、リンゴジュース大さじ1を合わせる。

栄養を逃さず野菜を焼く

●焼き野菜の基本

料理はシンプルなものがいちばんです。低い温度で時間をかけて焼くことが、栄養を逃さず野菜そのものの味わいを損ねません。旨み、栄養を逃さないためにキャセロールを使って焼くことがすすめられていますが、その場合はレンジ強で1時間半〜2時間を目安にしてください。

根菜類などを焼くときは、ホットプレートで230℃で焼き、その後フタつきのキャセロールに入れて250℃のオーブンで焼くと比較的短時間で焼けます。必要なら薄切りにしたタマネギやトマト、レモンの搾り汁や果汁を加えます。

シンプルな焼き野菜

焼きナス

おなじみの焼きナスです。ナスを薄切りにしないで、半分切りのまま薄切りタマネギ、トマトをのせて焼いてもいいでしょう。ゴマソース、トマトソースなど（p108〜）をかけてみてください。

【材料・4人分】ナス5個、タマネギ1個、トマト2個、好みでシメジ100g

【つくり方】ナス、タマネギ、トマトはそれぞれ薄切りにする。シメジはほぐす。焼き皿にタマネギを敷き、ナス、トマト、シメジをのせ、フタつきのキャセロールに入れてレンジ強で1時間半〜2時間焼く。好みのソースをかけて食べる。

ジャガイモとアスパラガスのソテー

【つくり方】ジャガイモとアスパラガス、シイタケなどは湯気のあがった蒸し器でかために蒸し、その後、ホットプレートで焼く。好みのソース（p108〜）などをかけて食べる。

焼きシイタケ

【つくり方】シイタケをホットプレートで焼き、ダイコンおろしと少しの無塩しょうゆ、酢大さじ1のたれで食べます。または好みのソース（p108〜）を添えて。

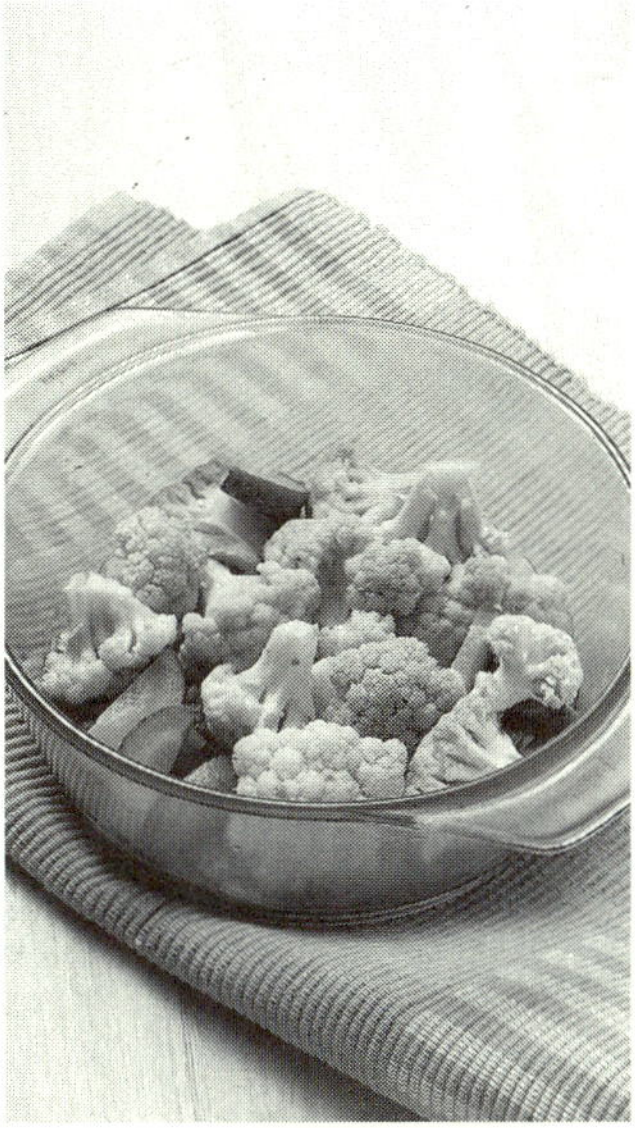

野菜そのものの味わいを楽しむ

詰めものをした焼き野菜

焼きトマト

ただ焼いただけのトマトでもおいしいのに、くりぬいた中に宝が詰まっているのですからうれしくなります。ソース（p108～）はいらないほどですが、トマトソース、野菜ソース、豆ソースなどで。

［材料・4人分］　トマト中4個、タマネギ1/4個、あれば玄米がゆ大さじ2、ニンニク1かけ、ピーマン1個、レーズン20g、クルミ4粒、ココナッツパウダー大さじ1

［つくり方］　①トマトは上1/4を切り離し、スプーンで種をくりぬく。

②くりぬいたトマトは、5㎜角に切る。タマネギ、ニンニク、ピーマン、レーズンはみじん切りにし、ココナッツパウダーとあれば玄米がゆを混ぜ、くりぬいたトマトも合わせて混ぜる。

③トマトに詰め、クルミを飾り、フタつきのキャセロールに入れてレンジ強で1時間半～2時間焼く。好みのソースをかけて食べる。

カボチャのオーブン焼き

どかんと食卓に大きなカボチャが置かれただけでも、豪勢な気分になります。

［材料・4人分］　カボチャ半個、タマネギ1個、セロリ1本、ニンニク5かけ、ニンジン1本、マイタケ30g、炊いた玄米1カップ、レーズン（またはプルーン）60g、クルミ50g、セージ・パセリ・タイム各少々

［つくり方］　①タマネギ、セロリ、ニンジン、ニンニクはみじん切りにして蒸し煮する。レーズン、クルミは粗くみじん切りにする。

②カボチャは種を取り除く。

③①と炊いた玄米、ほぐしたマイタケと混ぜ、セージ、パセリ、タイムを加え、カボチャに詰める。キャセロールに入れ、フタをしてレンジ強で1時間半～2時間、カボチャがやわらかくなるまで焼く（または蒸す）。好みのソースをかけて食べる。

水を加えず野菜を煮る、蒸す

●煮野菜・蒸し野菜の基本

野菜はすべて水をいっさい、あるいはほとんど加えないで弱火でゆっくりと調理します。あるいは湯気のあがった蒸し器で蒸すとよいでしょう。

厚いステンレス製の鍋を加熱して使えば、水なしで、弱火でほとんどの野菜を調理することができます。鍋の底にトマト、タマネギ、ネギ、スライスしたリンゴを敷くと、水分や旨みがプラスされるので、おいしく仕上がります。また味つけも兼ねて、野菜ジュースやリンゴジュース（国産無農薬のものがよい）を利用するのもおすすめです。

ジャガイモやカブ、ニンジン、ダイコンなど根菜類は、皮をむかないで調理したほうが栄養分も損なわれません。私たちは、ふだん習慣的に皮をむいて調理していることが多いのですが、皮はむかなくても食べてさほど気になりませんし、慣れてきます。ジャガイモなど、どうしても皮が気になるようなら、たわしで強くこすって調理してください。

オーブンで煮るときはキャセロールを使い、しっかりフタをしてレンジ強で1時間半～2時間加熱します。

●煮もののだしと味つけ

だしは、必要なら昆布とシイタケで、できるだけたっぷりとります。下味にリンゴやプルーンを使うと、野菜のおいしさがひきたちます。

リンゴやプルーンを活用

カリフラワーの煮もの

スープストックは、カリフラワーの葉とかニンジンの端、キャベツの外側の葉など台所の野菜を何でも入れて、昆布や干しシイタケも入れて、弱火でトロトロ

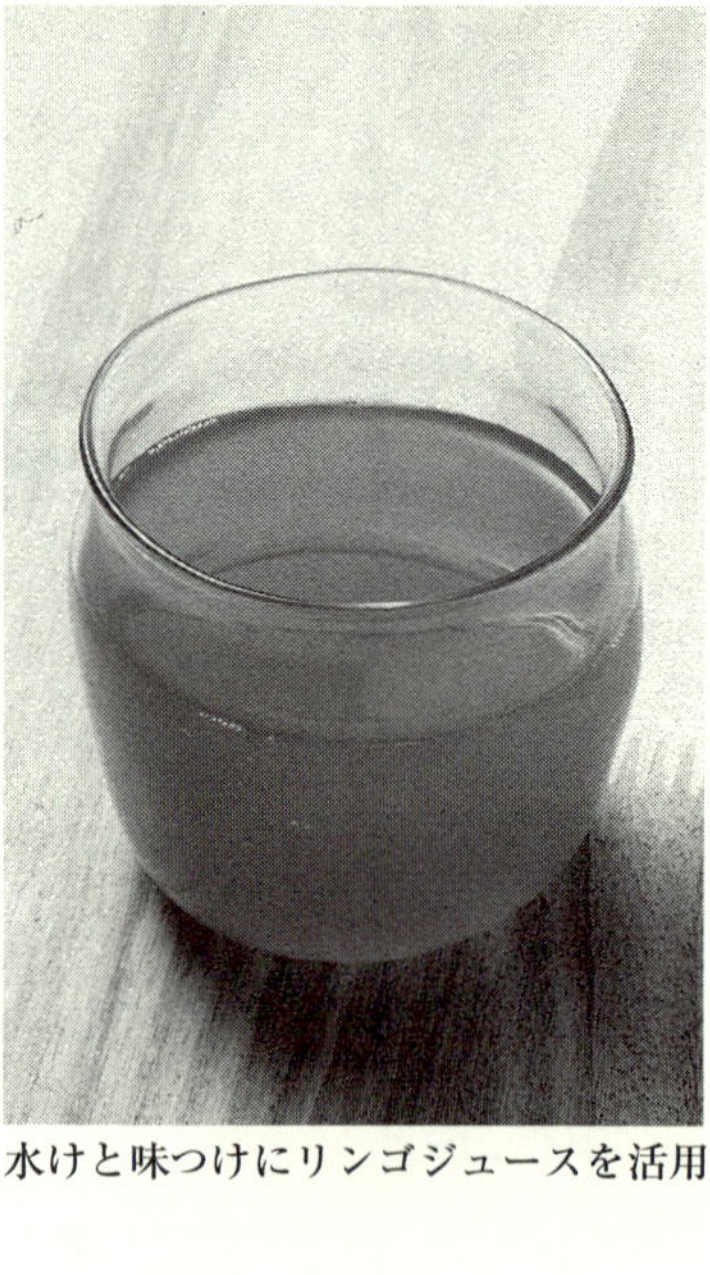

水けと味つけにリンゴジュースを活用

煮てつくっておきます。

【材料・4人分】カリフラワー1個、ニンジン2個、リンゴジュース（国産無農薬のものがよい）1カップ、ハチミツ大さじ1、月桂樹の葉2枚、スープストック（なければ水）少量

【つくり方】カリフラワーは小房に分け、ニンジンは薄く切る。リンゴジュースとスープストックを入れ、月桂樹の葉を加えて弱火でやわらかくなるまで煮る。仕上げにハチミツを加えて風味をつけ、少し煮込む。

カボチャとプルーンの煮もの

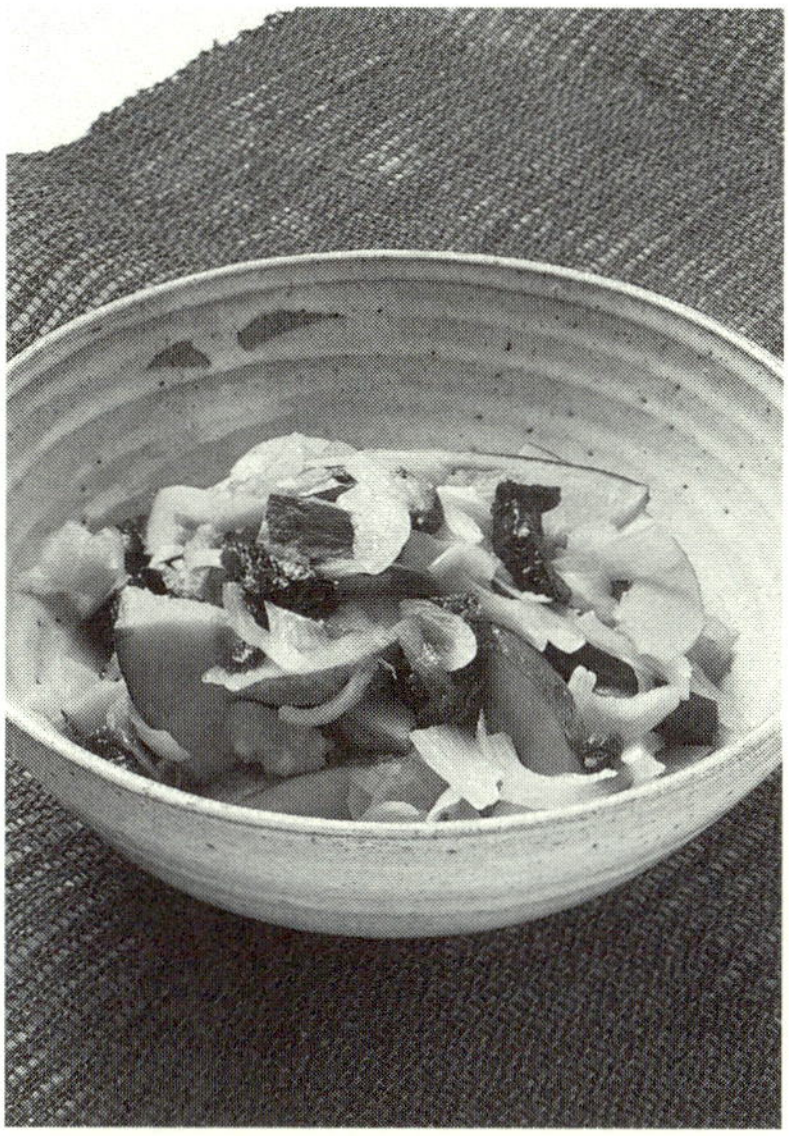
ほっくりと味わい深いカボチャの煮もの

プルーンのほか、リンゴジュースや黒砂糖で甘みをつけます。プルーンは、カボチャの旨みを上手に引き出してくれる、縁の下の力持ちです。プルーンや干しブドウは添加物のないもの、油分が使われていないものを選びます。油分が使われているものなら、ゆでこぼして使います。

【材料・4人分】カボチャ半個（400g）、プルーン（種を取って）または干しブドウ50g、タマネギ1個、リンゴジュース（国産無農薬のものがよい）1カップ、黒砂糖大さじ1

【つくり方】①カボチャは種を取り除き、1㎝厚さに切る。タマネギ、プルーンは薄切りにする。

②鍋に①、ジュース、黒砂糖を入れ、弱火で蒸し煮する。

トマトと野菜の煮もの

熟したトマトでつくります。トマトとタマネギで、カリフラワーやカブを煮てもおいしく食べられます。

【材料・4人分】キャベツ½個、トマト・タマネギ各1個、リンゴジュース（国産無農薬のものがよい）半カップ、セージ少々、

【つくり方】キャベツは薄く切る。トマトは乱切り、タマネギはさいの目に切る。セージを入れ、リンゴジュースを加えて、弱火で煮込む。

豆腐とキャベツの煮もの

［材料・4人分］ 豆腐1丁、サヤエンドウ100g、キャベツ5枚（300g）、タマネギ1個、無塩しょうゆ大さじ1、リンゴジュース半カップ

［つくり方］ ①サヤエンドウは筋を取り、キャベツは乱切りにする。豆腐は食べやすい大きさに切る。

②鍋に、薄切りにしたタマネギ、①のサヤエンドウ、キャベツを入れ、リンゴジュースを入れて蒸し煮する。やわらかくなったら、無塩しょうゆを加え、豆腐を入れて煮る。

野菜の旨み満載

根菜と凍み豆腐の煮もの

こんな煮ものに、たっぷりの砂糖としょうゆを加えたいと思うもの。でも味つけがシンプルな分、一つ一つの野菜がもっている旨みを味わい尽くすことができるのです。ゆっくりと噛みしめて食べているうちに、無塩しょうゆもいらなくなります。

［材料・4人分］ ダイコン1/3本、コンニャク1枚、ニンジン・ゴボウ各1本、サトイモ3個、干しシイタケ5枚、昆布15g、凍み豆腐（または豆腐1丁）3枚、サヤエンドウ少々、黒砂糖大さじ1、無塩しょうゆ適宜

［つくり方］ ①ダイコン、ニンジンは皮つきのまま、ゴボウ、サトイモは皮をこそげ取って乱切りにし、コンニャクはゆでこぼし、一口大にちぎる。干しシイタケと昆布は水にひたし、もどす。凍み豆腐はたっぷりの湯に浮かしてもどし、湯をふくんで十分にふくらんだら軽くしぼり、食べやすい大きさに切る。

②シイタケと昆布のもどし汁に凍み豆腐と野菜を入れ、さらに黒砂糖を加え、弱火でゆっくりと煮含める。最後に無塩しょうゆをからめる。仕上げに、蒸し煮したサヤエンドウを散らす。

ふろふきダイコン

［材料・4人分］ ダイコン半本、昆布・干しシイタケ・ユズ・ソース（p108〜）各適宜

［つくり方］ ①ダイコンは皮つきのまま2cmの輪切りにする。鍋に昆布と干しシイタケを入れ、ひたひたの水を加え、弱火でゆっくりと煮る。

②すりおろしたユズを加えたゴマソース、または好みのソースで食べる。煮汁もスープとして飲む。

工夫をこらした　あえものと酢のもの

あえもの

あえものは、ゴマあえだけでなく、サトイモやサツマイモ、ヤマイモを蒸してつぶしたものであえる、あるいは大豆、小豆などの豆をゆでてつぶしてあえるなど、工夫するとメニューが広がります。

青菜のカボチャあえ

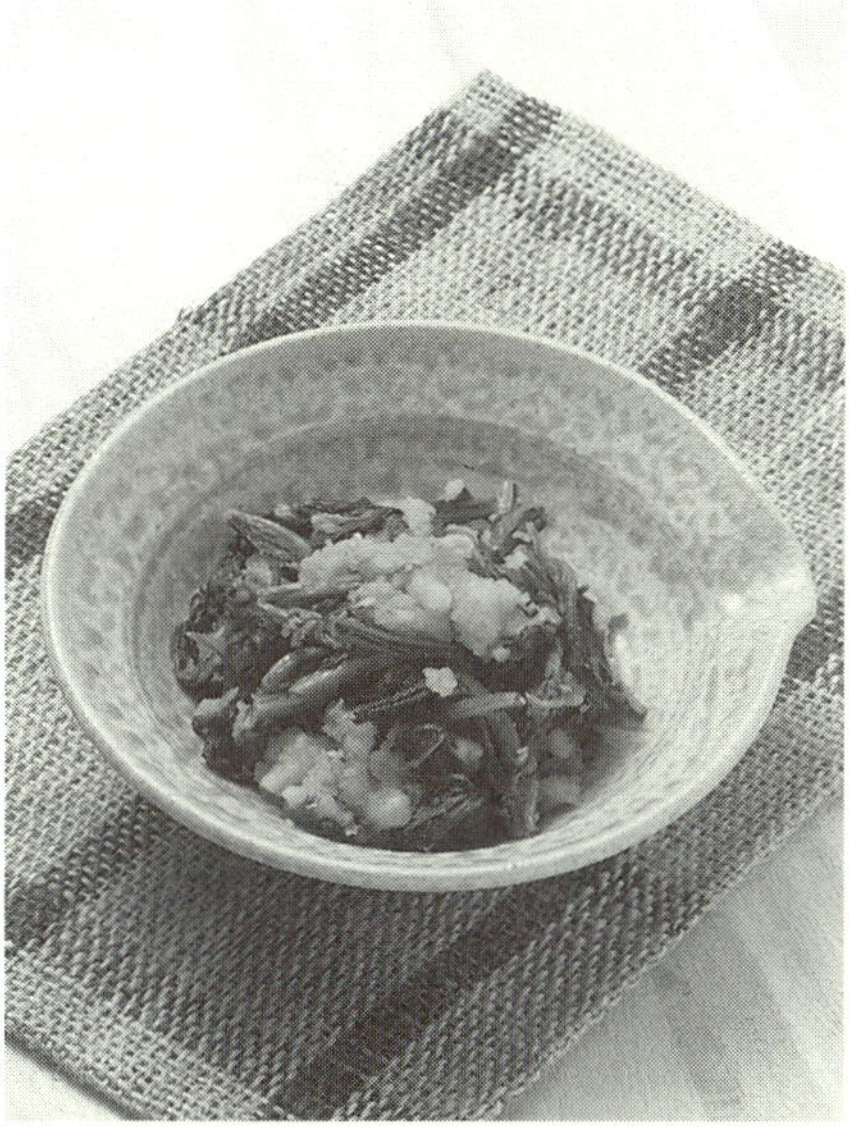

つぶしたカボチャで味をつける

彩りが美しいあえものです。カボチャの皮の緑色も気になりません。青菜もカボチャであえると、ボリューム感がある一品になります。自然な甘さで十分と思いますが、物足りない人は小さじ1程度のハチミツを加えてください。

［材料・４人分］ カボチャ１００g、ホウレンソウまたはコマツナ１束（２７０g）、（好みでハチミツ小さじ１）

［つくり方］ ①カボチャは蒸し煮してつぶし、好みでハチミツで甘みをつける。ホウレンソウは少量の水で蒸し煮して水にさらし、３cm長さに切る。

②カボチャであえる。

イモのともあえ

サトイモをサトイモであえます。ねっとりしたやわらかな自然の甘みが、たっぷりと堪能できます。

［材料・４人分］ サトイモ5個、ユズ少々

［つくり方］ サトイモは蒸すかゆでて、皮をむく。２個はフォークでつぶす。３個は食べやすい大きさに切り、つぶしたイモであえて刻んだユズ皮を散らす。

根菜のつぶし大豆あえ

穏やかな大豆の甘みが根菜をひきたてます。ダイコンの辛みも、ニンジンのにおいも気にならないのが不思議です。青菜は普通の大豆であえると、色合いがよいでしょう。

[材料・4人分] 大豆半カップ（エダマメでもよい）、ダイコン10㎝、ニンジン半本

[つくり方] ①大豆は一晩水にひたし、やわらかくゆでてつぶす。

②ダイコン、ニンジンは皮つきのまま4㎝長さの棒状に切り、蒸し煮してやわらかくする。

③①のつぶした大豆で、ダイコンとニンジンをあえる。

カリフラワーのゴマあえ

ゴマの香に包まれたカリフラワーのおいしさは、いうまでもありません。カリフラワーを黒ゴマであえることで、栄養的にも満足度でもパワーアップします。

[材料・4人分] カリフラワー1個、ニンジン半本、黒すりゴマ（または黒ゴマペースト）大さじ4、ハチミツ大さじ1、リンゴジュース（国産無農薬）少々

[つくり方] ①カリフラワーは小房に分け、ニンジンは薄く切る。

②鍋に①とリンゴジュースを入れ、弱火でやわらかくなるまで蒸し煮する。

③黒すりゴマ、ハチミツ、リンゴジュースを合わせ、②のカリフラワーとニンジンをあえる。

酢のもの

酢のものは、海藻を食べるよいチャンスです。あえる酢ですが、いくつかのバリエーションで楽しんでください。あるいはソース（p108〜）にはどれも酢が使われています。ゴマソース、きな粉ソース、野菜ソース、トマトソースなどであえるのもおすすめです。

合わせ酢いろいろ

●酢大さじ3、無塩しょうゆ小さじ1、リンゴジュース小さじ2
●酢大さじ3、リンゴジュース大さじ1
●酢大さじ3、ハチミツ小さじ1、リンゴジュース大さじ½
●酢大さじ3、野菜スープ大さじ1、ハチミツ小さじ1

定番ワカメの酢のもの

酢のものの場合、キュウリは通常は塩でもみますが、塩は使用しないので酢に漬けておいて合わせます。

【材料・４人分】キュウリ2本、生ワカメ30g、酢大さじ3、黒砂糖大さじ1、リンゴジュース（国産無農薬のものがよい）少々、青ジソ少々

【つくり方】①キュウリは薄い小口切りにする。黒砂糖の半分と酢少々をかけて混ぜる。生ワカメは水で洗い、熱湯にくぐらせて冷水にとる。２cm長さに切り、リンゴジュースであえて下味をつける。

②酢と残りの黒砂糖を混ぜ、キュウリとワカメをあえる。青ジソを散らす。

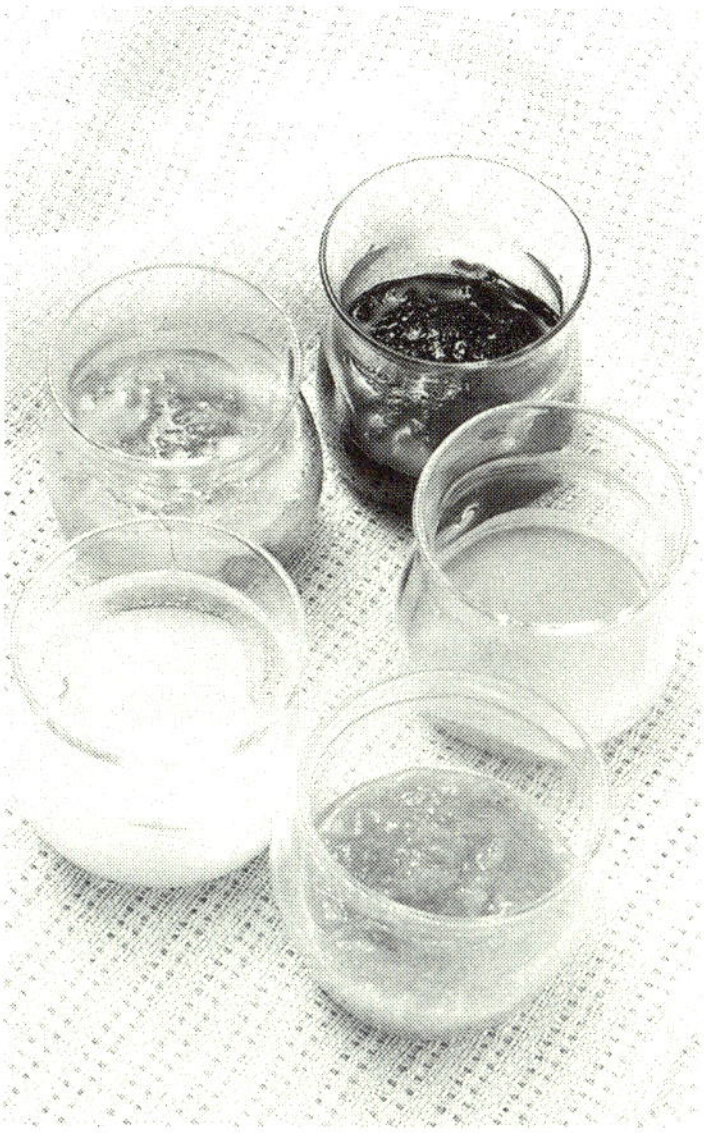

ソースは酢のものにかけても合う

旬の酢のもの

それぞれ好みの合わせ酢や好みのソースであえます。

●キクの酢のもの

キクは煮立った湯にくぐらせ、ざるにとり、水けを取る。

●カブとワカメの酢のもの

カブは皮つきのまま４つ割りにし、薄くいちょう切りにし、酢大さじ1をかけてもむ。生ワカメは水でよく洗い、塩分をしっかり取り、刻む。

●モズクの酢のもの

モズクは調味していない生のものを求め、よく洗って塩けを十分に取る。

●キノコとワカメの酢のもの

キノコ類（シメジ、シイタケ、マイタケなど）は蒸し煮して、タマネギを薄くスライスし、刻んだワカメと混ぜる。

●ダイコンとヤマイモとフノリの酢のもの

千切りにしたダイコンとヤマイモ、水でもどしたフノリを合わせ酢であえる。

●ウドと生青ノリの酢のもの

ウドは皮をむき、４cm長さの千切りにして水にさらし酢をかける。生青ノリは水で十分に洗い塩けを取る。

肉なし、油なしのおかず

定番のおかず

焼き餃子と蒸し餃子

肉なしでつくっても、まったく問題のないおいしさです。わが家では、肉の代用品であるグルテンバーガー（小麦タンパク）も入れずにつくっています。物足りないという方は、軽く水けをしぼった豆腐を入れるとよいでしょう。

焼くときは、ホットプレートかオーブンを使います。ホットプレートのほうが、やわらかめにできます。あるいは、水餃子にします。

［材料・4人分］ ニラ1束、ハクサイ3枚、ネギ半本、シイタケ2枚、グルテンバーガー半缶（または豆腐適宜で代用がおすすめ）、餃子の皮1袋（30枚）、ショウガとニンニクのすりおろし各大さじ1

［つくり方］ ①ニラ、ネギ、シイタケはみじん切り。ハクサイは無水鍋で蒸し煮してみじん切りにし、水けを軽くしぼる。

②①にショウガ、ニンニク、グルテンバーガーを加え、よく混ぜ、餃子の皮で包み、ホットプレートで焼く。またはオーブンで焼く。あるいは蒸したり、ゆでて水餃子にしてもよい。無塩しょうゆと酢を合わせた酢じょうゆや好みのソースで食べる。

［メモ］ 皮もつくりたい場合は、全粒粉の小麦粉カップ1に片栗粉大さじ1、ヤマイモすりおろし大さじ2、水を加え、耳たぶくらいのかたさにして小さく丸め、めん棒で丸く広げるとよい。

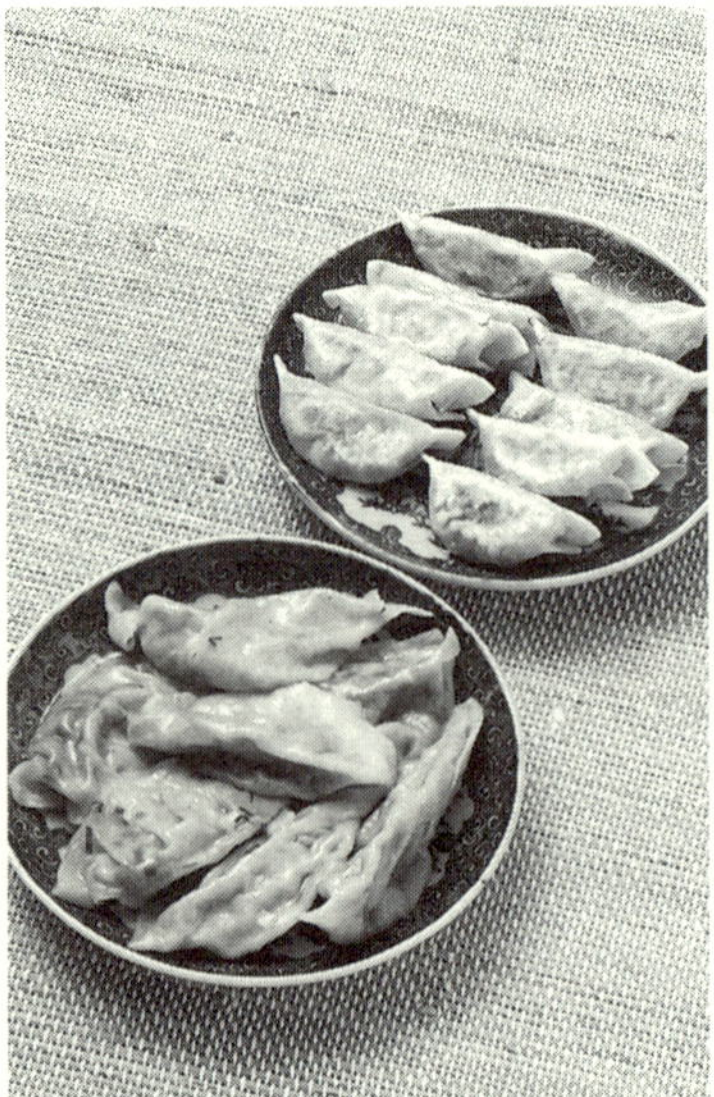

肉なしでつくり、油を使わずに焼く

ヤマイモ衣のコロッケ

卵の衣の代わりに、ヤマイモのすりおろしを使います。ヤマイモの濃度は水を加えて調節します。焼くのは、ホットプレートまたはオーブンで。これを食べ慣れると、普通のコロッケは、油がきつくて食べられなくなるほど。

［材料・4人分］サツマイモ（またはジャガイモ、カボチャなど）大2個（700g）、タマネギ半個、ピーマン1個、ニンジン¼個（30g）、ゆでたトウモロコシ粒30g、ヤマイモ適宜、国産全粒粉小麦粉・国産天然酵母のパン粉各適宜

［つくり方］①タマネギ、ピーマン、ニンジンはみじん切りにし、弱火で蒸し煮する。

②サツマイモはよく洗って皮ごと蒸し、熱いうちにつぶして①、トウモロコシ粒を混ぜる。適当な形に丸めて小麦粉をまぶし、さらに、すりおろしたヤマイモをまぶし、パン粉をつける。

③ホットプレートかオーブンで焼く。トマトソースなど好みのソースで食べる。

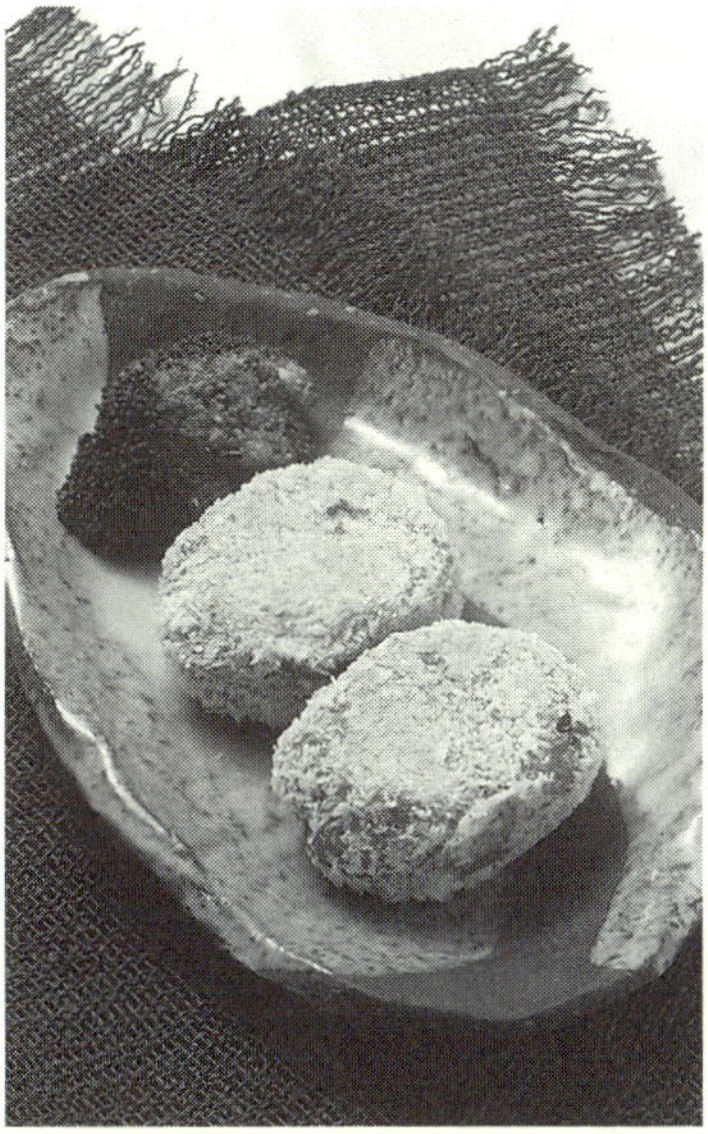
卵のかわりにヤマイモを衣にして焼く

野菜のてんぷら

油をできるだけ使わない調理に慣れて油がすっかり苦手になった家族は、春のタラノメも、小麦粉であえて焼くだけのてんぷらでないと食べなくなりました。外側がカリリと焼けた味わいは、なかなかです。

［材料・4人分］ニンジン、ピーマン、ナス、カボチャ、サツマイモ、シシトウ、シイタケ、また季節のマイタケやシメジ、山菜（フキノトウ、タラノメなど）など適宜、国産全粒粉の小麦粉適宜、片栗粉大さじ1程度

［つくり方］①キノコは食べやすい大きさにほぐす。ニンジンは千切りにし、ピーマンは半割りにし、種を取る。ナスは食べやすい大きさに切り、水にさらす。カボチャは薄いクシ形に切る、サツマイモは5㎜厚さに切る。ほか山菜などは適宜準備する。

②水に小麦粉と片栗粉を入れ、ざっとかき混ぜて野菜をくぐらす。ホットプレートかオーブンで焼く。ダイコンおろしと好みのソース、または酢じょうゆ（無塩しょうゆ・酢各大さじ1）で食べる。

豆腐と豆のおかず

ピーマンの豆腐詰めトマトソース

トマトソースの味がしみて、ピーマン嫌いもおいしく食べられます。

［**材料・4人分**］ピーマン大4個、豆腐半丁、トマトソース適宜、小麦粉（全粒粉）適宜、片栗粉大さじ3

［**つくり方**］①ピーマンは2つ割りにして種を取り出し、小麦粉をふる。豆腐とトマトソースを混ぜ、さらに片栗粉を混ぜてピーマンに詰める。

②トマトソースでゆっくりと煮込む。

ゴマ豆腐

おなじみのゴマ豆腐ですが、たっぷりの黒ゴマでつくります。薬味というより、これまた、たっぷりのダイコンおろしや薄切りのタマネギ、根ショウガ、青ジソなどを添えて楽しんで食べてください。

［**材料・4人分**］クズ粉50g、黒すりゴマ100g、水2カップ、酢じょうゆ（酢、無塩しょうゆ）、薬味に根ショウガ、青ジソ、薄切りにしたタマネギ、ダイコンおろしなど適宜

［**つくり方**］①水½カップにクズ粉を入れて溶かす。そこへ黒すりゴマと残りの水を加えて火にかけ、木じゃくしでかき混ぜながら熱する。底からかき混ぜよく練り上げ、一の字を書いてもなかなか消えないくらいまで練る。水に濡らした型に流し込み、冷やす。

②根ショウガ、青ジソ、薄切りにしたタマネギ、ダイコンおろしなどを添え、酢じょうゆで食べる。

豆腐グラタン

豆腐のやわらかさが生きて、とろける風味のグラタンです。ホワイトルーは全粒粉と豆乳でつくります。

［**材料・4人分**］豆腐1丁、全粒粉大さじ3、豆乳半カップ、タマネギ1個、シメジ1パック、ピーマン3個

［**つくり方**］①豆腐は布に包み、水けを取って5㎝角、1㎝厚さに切る。タマネギは半分に切り、薄く切る。シメジは石突きを取ってほぐす。ピーマンは種を取って輪切りにする。

②ホワイトルーをつくる。タマネギは厚手の鍋で蒸し煮し、全粒粉を加えて混ぜ、豆乳を少しずつ加えながらのばしていく。

③耐熱皿に豆腐を並べ、シメジとピーマンを散らす。ホワイトルーを上からかけ、90～95℃のオーブンで1時間焼く。急ぐときは180℃で15～20分焼く。

金時豆のリンゴ煮

甘いものを食べて、ほっと一息したいときに重宝な甘煮です。ジュースを入れないで、豆とリンゴだけでも十分に甘く仕上がります。

［材料・４人分］ 金時豆（またはインゲン豆）１カップ、リンゴ１個、リンゴジュース（国産無農薬）１カップ、好みでハチミツ少々

［つくり方］ ①豆は一晩水につけたのち、つけ汁は捨てる。リンゴは皮をむき４つ割りにし、１㎝角に切る。

②鍋に豆とリンゴ、リンゴジュースを加え、豆がかぶるまで水を足して弱火でやわらかくなるまで煮る。好みでハチミツを加える。

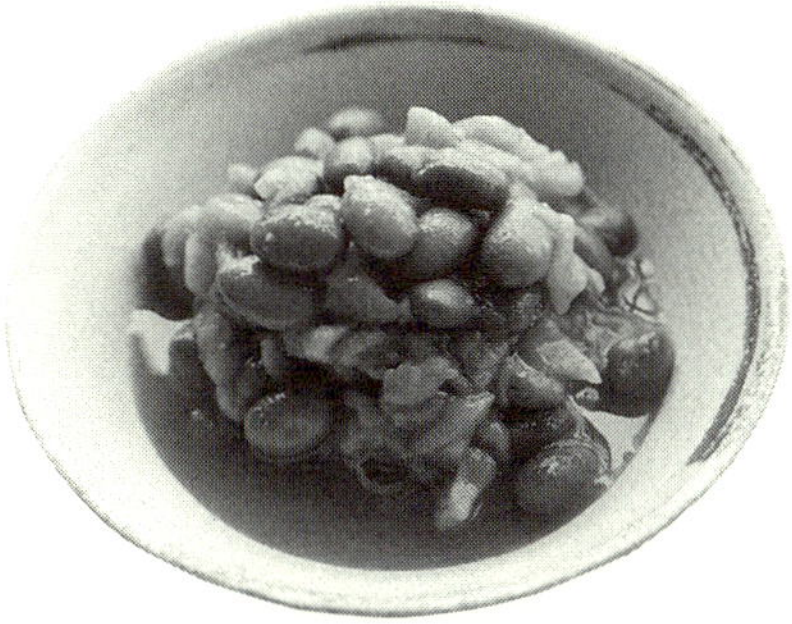

甘いものが食べたいときに、
うれしい一品

豆腐と小豆の蒸しもの

小豆の旨みが豆腐に包まれた、豆の生命力あふれる蒸しものです。ユズを入れたりキクの花を入れたり、サクラの花びらを散らして楽しんでください。

［材料・４人分］ 豆腐１丁、インゲン10本、ゆで小豆50ｇ、片栗粉大さじ１、ハチミツ小さじ１、リンゴジュース（国産無農薬）大さじ２、エゴマ油少々、ダイコンおろし・青ジソ各適宜、たれ（酢またはレモン汁大さじ１、リンゴジュース大さじ２、無塩しょうゆ小さじ１）

［つくり方］ ①豆腐は布で包み水けをきる。インゲンはヘタを取り、蒸し煮して５㎜幅に刻む。

②豆腐はつぶし、インゲン、小豆、片栗粉、リンゴジュースを混ぜ、エゴマ油を塗った型に入れる。

③10〜15分蒸す。ダイコンおろし、青ジソを添え、たれをかけて食べる。

豆腐の田楽

豆腐は水けをきって２㎝厚さの長方形に切り、ホットプレートで焼く。ゴマソース、きな粉ソースなど好みのソース（ｐ108〜）を塗る。

砂糖もバターも使わない　とっておきのおやつ

おやつは心をなごませます。子供のがん患者さんならなおさらです。砂糖やバターをいっさい使わない、自然の甘さだけのおやつです。

ゲルソン博士が著した『ガン食事療法全書』では、重曹やベーキングパウダーなどの使用は禁じられています。しかしこうしたケーキは毎日食べるものではありませんので、レシピによっては使用しました。その程度のゆるやかさで病と闘い、療法を長続きさせてください。

お誕生日、クリスマスなどの特別な日を家族や友人と祝うときに、砂糖、バターなどを使わないケーキで、楽しいひとときをお過ごしください。

洋風のおやつ

焼きリンゴ

簡単でおいしくて体が温まります。小さく酸味が強い紅玉でつくるのが一般的ですが、どんなリンゴでもできます。大きいものは横半分に切り、種を取って焼きます。もちろん蒸してもおいしいですよ。

プルーン、シナモンは好みで入れなくてもおいしいです。ハチミツ小さじ1程度を入れるといいでしょう。

【材料・4人分】 リンゴ4個、シナモン少々、プルーン1個（またはレーズン）

【つくり方】 ①リンゴはスプーンで芯をえぐり取り、そこへ刻んだプルーンを入れ、シナモンをふる。

②200℃に熱したオーブンで、約20～30分焼く。

桃のスムージー

子供たちに特に喜ばれ、「おいしい」とお代わりをされるおやつのひとつです。

【材料・4人分】 桃250g、豆乳またはココナッツリーム（粉）50g、ハチミツ大さじ2、レモン汁大さじ1、ミント少々

【つくり方】 ①桃は熱湯にくぐらせて皮をむき、2つ割りにして種を除く。弱火で1時間ほど蒸し煮して冷やす。

②冷えたらミキサーでミキシングし、冷凍庫で凍らせる。ときどき出してフォークでかき混ぜる（このままでもシャーベットとして楽しめる）。

③ココナツクリームは湯2カップで溶かし、ハチミツ、レモン汁を混ぜ、冷ます。

④凍らせた桃と冷めたココナツクリームをボウルに入れ、泡立て器でかき回す。このときボウルを冷やし、泡がかたくなって持ち上げてもたれないほどにかき混ぜる。ミントを飾る。

リンゴと木の実の蒸しケーキ

実りの季節につくる野性的なケーキです。小口切りにしたバナナや、すりおろしたニンジンを入れてもいいでしょう。またオーブンで焼いてもできます。

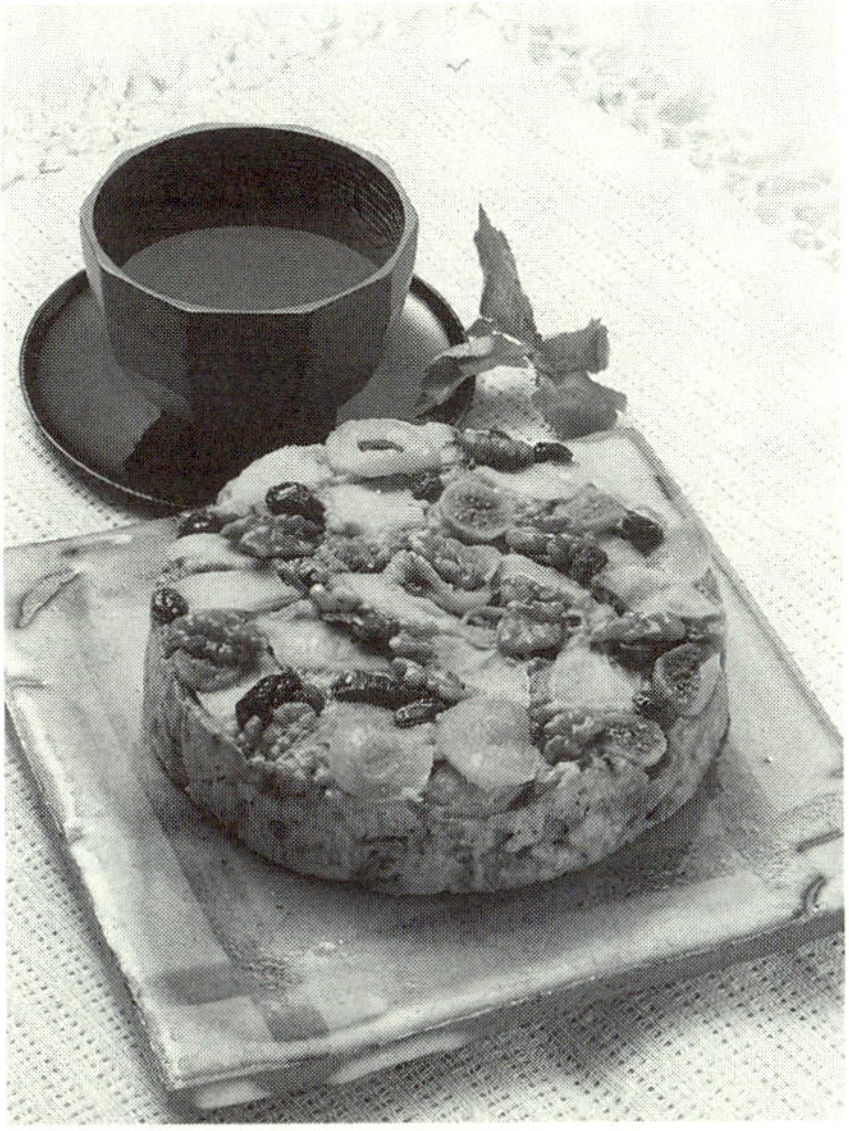

自然の実りがたっぷり詰まったケーキ

型に油を塗らなくても、冷めてから包丁を入れればきれいに取り出せます。粉は全粒粉とライ麦粉を使いましたが、全粒粉は粉の挽《ひ》き方の種類によって、ふるうのがちょっとたいへんです。ふるいに残ったものも、すべて入れてつくります。

［材料・8人分］ 全粒粉150g、ライ麦粉50g、ベーキングパウダー小さじ2、豆乳（またはココナツクリーム）1カップ、リンゴ1個、ハチミツ大さじ2、レーズン・クルミ各30g、干しアンズ・干しイチジク・プルーン各5個、ココナツパウダー20g、シナモン少々

［つくり方］ ①リンゴは薄くいちょう切りにし、レーズン、クルミ、干しアンズ、干しイチジク、プルーンは小さく刻む。このとき表面に飾る分のレーズン、クルミ、干しアンズ、干しイチジク、プルーンそれぞれを薄い輪切りにして取り分けておく。

②全粒粉、ライ麦粉、ベーキングパウダー、ココナツパウダー、シナモンは2回ふるう。豆乳にハチミツを混ぜ、よく溶かしておいたものを（必要なら温めて溶かす）、粉の中に入れて切るように混ぜ、①を加え混ぜる。

③型に入れ、蒸気のあがっている蒸し器で30～40分蒸す。

果物のシャーベット

暑い日には何といっても、氷、こんなシャーベットがご馳走です。子供のいる家庭はもちろんですが、寝たきりの母も大喜びしたことを思い出します。桑の実のほか、リンゴや桃、メロン、スイカ、イチゴ、ブルーベリーなど、いろいろな果物でできます。

[材料・4人分] 桑の実300g、リンゴジュース大さじ3、ハチミツ大さじ2、レモン汁大さじ1

[つくり方] ①桑の実をよく洗い、水けをきる。桑の実にリンゴジュースを入れ、弱火で20～30分煮る。

②火を止めてハチミツとレモン汁を加え、よく混ぜる。冷めたら冷凍庫で凍らせる。途中で二度ほど取り出してフォークでかき混ぜる。

和風のおやつ

ヤマイモの茶巾

サツマイモ、サトイモでもできますが、胸につかえないしっとりした優しさは、ヤマイモならではです。

[材料・4人分] ヤマイモ・紫イモ各300g、ハチミツ大さじ3、プルーン50g、干し柿2個

[つくり方] ①ヤマイモ、紫イモは蒸して皮をむき、つぶす。なめらかに仕上げたいときは、熱いうちにそれぞれ別々に木じゃくしで裏ごしする。それぞれ10個に丸める。

②鍋に入れ、ハチミツを加えて弱火で練り上げる。プルーンと干し柿は1㎝角に切る。布巾にヤマイモ、紫イモをのせ、真ん中にプルーンや干し柿を入れる。包んで上部をしぼり、皿にのせる。

豆腐ともち粉のだんご

豆腐を入れると口当たりがやわらかく、食べやすくなります。きな粉やゴマなどいろいろな味を楽しんで。

[材料・4人分] 豆腐120g、もち粉100g、しょうゆだれ（片栗粉小さじ1、黒砂糖大さじ1、無塩しょうゆ大さじ1、水大さじ3）、きな粉（きな粉と黒砂糖を混ぜる）・ゴマだれ（黒ゴマと黒砂糖をからめる）各適宜

[つくり方] ①ボウルに豆腐ともち粉を入れ、よく混ぜ、耳たぶくらいのかたさにする。10円玉くらいの大きさのだんごに丸め、熱湯でゆでる。

②浮いてきたらざるにとり、たれをからめる。しょうゆだれは材料を鍋に入れ、とろみがつくまでかき混ぜる。ゴマだれ、きな粉などを好みでそれぞれまぶす。

第3章

難病、がんと闘う食事
～甲田式食事療法～

①

甲田式食事療法とは
～基本的な考え方～

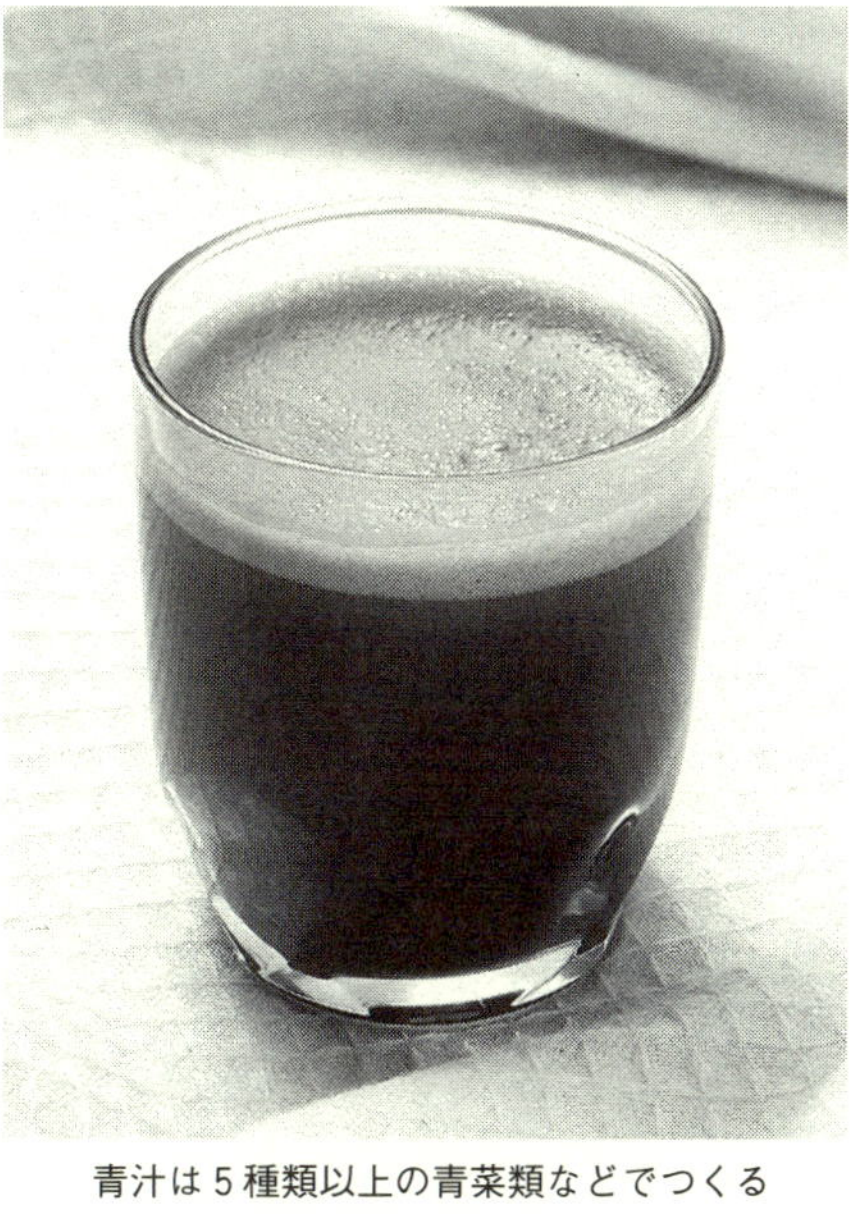

青汁は5種類以上の青菜類などでつくる

現代の医学では治すことのできない病気

手が腫れてドアのノブも回せない

山を下りてきたところで、白いビロードのようなミツマタのつぼみを見つけました。小雪まざりの風の中、裸の木々や枯れた雑草などの寒々とした冬景色の中で、小さなツヤツヤとした芽吹きに励まされました。凍えるほどの風の中も、

「なんだ、こんなこと。負けないぞ」

と歩きます。毎日の犬の散歩も、

「できるだけ石ころだらけの道を歩くのがよい」

と指圧師に言われてからは、デコボコの山道を歩くようになりました。もう二月も終わります。今年はことのほか、花が咲き乱れる暖かい季節が待ち遠しく感じられます。膠原病という難病になったおかげで、ほんの小さな生命へのいとおしさや、自然の美しさに心が向かいます。膠原病と診断されたときのことは、もう大昔のように思えて、誰にも会いたくないと思ったことがウソのように体から力が湧いてきています。まだ、発病から三か月……。いったい私に何が起きたのでしょうか。

一九九四年、一二月の初め、夜中じゅう手が痛くて眠れず、朝起きたら一〇本の指と手のひらが赤くなり、プックリとふくれ上がっていました。握れない、指でつまめないので靴下をはくのがやっと、ボタンをとめるのに時間がかかる、ズボンをはくのは手が痛くてつらい。なにしろ手がこわばっているので、ド

アのノブも回せません。仕方なく知人の内科医に診てもらいました。

「リューマチの症状によく似ている。絶対安静よ」

言われるまでもなく、靴下もやっとはくありさまです。茶碗も持てないのですから、家事など何もできません。その後、尿と血液の検査結果がわかったからと連絡があったので、出かけていくと
「専門医を紹介するから、すぐ診てもらって」

というわけで、福島県立医科大学の教授を紹介されました。教授は丁寧に診てくださり、手を酷使してきたことも伝えたのですが、首を傾《かし》げています。

「酷使をしたといっても、こうまでひどくはならないでしょう」

とつぶやき、言いづらそうに、

「全部の指がふくれているから、リューマチじゃありません。むしろ、膠原病でしょうな」

と言うのです。一週間後、血液・尿検査、レントゲン、腹部のエコー検査などの結果、膠原病の中でも混合性結合組織炎と診断されました。

混合性結合組織炎は、全身性自己免疫疾患とも言われます。つまり自己のものを異物とみなしてアレルギー反応を起こしてしまう病気なのです。自己抗体の一種である抗RNP抗体（リポ核タンパクに対する抗体）が血清中で高い値になることが特徴で、厚生労働省の特定研究対象の難病です。患者数は全国で約三二〇〇人、年間三五〇人程度の発症があります。患者は女性に多く、その九六%を占め、発病年齢のピークは三〇歳代です。いまだ原因は不明で、したがって確実な治療法も確立されていません。

「症状を抑えるには副腎皮質ホルモンの薬を使うしかありませんが……。これで治るということではありません」

と教授から言われました。

「ほかに効果のある薬はないんですよ」

とも言われました。私は薬を服《の》む気になりませんでした。効果があっても副作用もある薬を、安易に使いたくありませんでした。薬に頼らないで治すあてもありました。それに、そんなにたいへんな病気じゃない、疲労を取るようにすれば治ると楽観もしていました。

「まだ手だけですから、さらに広がるようであれば考えますから、様子を見ることではダメですか」

と粘りました。

「では、漢方薬にしましょうか。ただ、漢方薬はあまり効果がないんですよ」

との言葉に、

「じゃあ、漢方薬でお願いします」

と歩み寄りました。

漢方薬も服む気にならなかったのですが、教授が親切に診てくださったことへの感謝と敬意を私なりに伝えたかったのです。それに、今後さらに病状が悪化し、どうにもならなくなったときにはお世話になるに違いない教授との関係を良好に保ちたい気持ちもありました。

漢方薬を二週間分もらい、検査や診察など、医大でかかった費用は一万円弱でした。ただし厚生省の特定研究対象の難病ということで、医療費はタダになると言われ、払った費用は二月の中旬に返されました。

健康には自信があったのに

考えてみれば、去年は春の引っ越し以降、たいへんでした。暮らしている古民家の修復の作業に加え、本も出版しました。また一一月はことのほか忙しく、かなり無理をしてきました。通常の仕事のほかに、萱《かや》屋根を修理するための萱刈りに集まってくれた総勢五〇人を超える人たちの、お茶、昼食、夕食、夜の宴会の支度と片付けもの、古民家の上棟式の食事の支度と片付けなども、かなりの大仕事でした。テレビの料理番組の場合も、一週間分を一日で撮ってもらうためにわが家で準備し撮影しました。毎日の職人さんたちへの一〇時、一二時、三時のお茶の支度もありました。しかも仮住まいの台所なので流しやレンジが使いづらく、無理な姿勢を続けました。

九月の末頃から朝起きると手がシビレだしました。そのシビレが一日中シビレるようになり、夜中もシビレで起きるようになってきました。いまから思い返してみると、生理も夏以降ありませんでした。尿が近くなって、夜中に起きるようにもなっていました。などと数えあげれば結構、異常はあったのですが、健康だけは大丈夫と変な自信があり、忙しさに追われてそのままにしてきたのです。病院や薬が嫌いなせいもありましたが、更年期なのだからいろいろあるだろうと勝手に解釈していました。

友人たちの助言

難病になったと聞いて、友人たちからいろんな治療法のすすめがありました。たとえば、

「『気』の強い人に診てもらったらどうか」

「漢方薬の名医を紹介する」

「すごい健康食品がある」などなど……。

実は、私の母は当時七六歳で運動は大嫌い、本を読むのと寿司、てんぷらなどおいしいものが大好きの人生を歩んできて、どうなったかが一目瞭然、すごく太っています。ちょっと歩いただけでも転びやすく、転ぶと起き上がれません。和式のトイレにしゃがむと、立ち上がれません。おしっこを日に何度も漏らし

てしまいます。何をするにも気力までなくなって、あれほど行きたがっていた旅行も、車で誰かが連れていかないと行けません。買い物はもちろん、掃除も台所仕事もおっくうがって、ほとんど何もしなくなっているのです。私は母と似ていると言われて育ったせいか、将来は母のように太り、旅行も何もしたくなくなるのではないかと思えてなりません。

一方、夫の母は同い年ですが、野菜が大好きで何でも食べ、毎朝六時半のラジオ体操に出かけ、できるだけ歩き、書道、詩吟を習い、友だちと連れ立っては旅行に行きます。私はそうした対照的な二人の母を見ているので、健康は自分でつくるもの、人まかせではなく自分で病と闘わねばと思う気持ちが強くありました。

それで以前から本を何冊も読んで共感していた大阪府八尾市の甲田光雄医師に診てもらうことにしたのです。関西の友人から強くすすめられてもいましたし、氏の唱える断食という究極の食体験にも興味がありました。また長い間、ともに有機農業を広げる運動を続けてきた大阪の小林美喜子さんから、医・食・農の全国ネットワークづくりをしようと誘われ、第一回の準備会の講師は甲田氏にお願いすることに決め、一一月にお会いしたばかりでした。

当時、高槻市の(株)サンスターの健康道場で産業医をしていた、知人の福原医師から駄目押しの電話がありました。

「本当に真剣に甲田先生の療法をやるんでしょうね。厳しいですよ」

「ハイ、一生懸命やります」

というわけで、一二月二六日に甲田医院で診てもらえることになりました。

さっそく自宅で、野菜ジュース（青汁）と一日二回の玄米と豆腐の食事、西式の体操を実行し始めました。一日の総摂取カロリーは一二〇〇㎉ときわめて少なく、お腹はすくし、食い意地がはっているので好物の煮ものなどにはつい手が出てしまいます。家庭でこうした食事療法を実行するのは、とても強い意志が必要だと実感しました。

意志の弱いのを棚にあげ、早く入院したいと、そればかり考えていました。西式の体操は以前、福原医師がわが家に泊まったときに一通り教えてもらっていました。推奨されている板の寝床や木枕もそのときに買い求め、持っていたのですが、熱しやすく冷めやすい性格で、一年もしないでやらなくなり、部屋の隅でほこりをかぶっていました。そういうことがちゃんとわかっていて、福原医師は、

「本当に真剣にやるのでしょうね」

と念を押したのです。どこも悪いところがなければできない療法でも、なにしろいまの医学では治すことができない難病になったのだから、やるしかないと決意を新たにしました。

甲田医院を訪ねた日

甲田医院は近鉄線の八尾駅からは歩いて五分、鉄筋コンクリートの三階建てのこぢんまりした病院で、三〇畳ほどの体操教室を兼ねた集会所と一一の病室があります。午後三時からの予約に集まった人は、アトピー性皮膚炎の赤ちゃん、糖尿病のおじいさんなど一〇人くらいでした。一人ひとり、甲田先生の診察を受け、処方を書いてもらいます。私は飛び入りだったので最後でした。福原医師や小林さんが病室まで同行してくれました。甲田先生はお腹を押さえて、

「たいへんな病気になりましたな。宿便がたまっていますよ。これが出ると、一気によくなりますよ」

と言います。

「先生、これを機会に断食させてください」

と頼み込むと、

「断食をやってみますか」

「お願いします。どうしてもやってみたいんです」

「まったく不思議な縁ですなあ。入院は、全国ネットワーク準備会の日程に合わせて一月に設定しましょう。この断食で人生観がガラッと変わりますよ。楽しみですなあ」

と甲田先生。

小林さんも、

「うれしいわ。縁だわねえ。もう神頼みしかないと思っていた夫の病気も甲田先生に治してもらったし、あなたも大丈夫、きっとよくなる」

と太鼓判を押してくれました。

甲田療法の基本は「少食」

腹八分ではなく腹六分がよい

甲田光雄氏は七七歳、大阪府八尾市で甲田医院を開業し、長い間、がん、胃腸病、痛風、腸の癒着、肝臓病、頭痛、喘息、腰痛など多種類の病を、断食や食事療法と西式の運動を基本にして治療し、多くの実績を上げてきました。その甲田式食事療法の基礎は、少食。昔から「腹八分に医者いらず」と言われてき

ましたが、甲田氏は、

「腹八分ではなく腹六分がよい」

と言います。少食であれば、すべての病から解放され長生きができるというのです。甲田式食事療法は、基礎代謝を下回るカロリー、動物性タンパク質をとらないなど、今日の栄養学から考えると、いかがなものかと思う人もいると思いますが、動物実験でも低栄養で飼われたネズミのほうが長生きしたことが証明されています（ｐ135）。実際に、現代医学から見放されたがん、膠原病、進行性筋萎縮症、ベーチェット病、多発性硬化症、白ナマズ、ブドウ膜炎などのさまざまな病気が癒され、また肌がきれいになる、朝の目覚めがさわやかになるなどの変化を実感している人も多いのです。

しかし少食といっても、毎日の食生活を変えること、特に腹八分ならぬ六分にすることが、実はいちばん難しいのではないでしょうか。もちろん、私もそのひとりなのです。難病になり、甲田氏の指導ですっかり回復して元気いっぱいになり、食べすぎの恐ろしさを身をもって知った後でも、目の前においしいものが並ぶと、ついつい手が出てしまう。そうした食への妄執《もうしゅう》といかにつきあっていくのか、これが難題です。

「食は命。天からいただく命によって私たちは生かされている。この命をできるだけ殺生しないという少食が、愛と慈悲の具体的表現なのだ」

と甲田氏は言い、少食はその人の命を助け、また、世界から飢えをなくすことにもなる共生の食事療法なのだと説くのです。この飽食の時代だからこそ、食べるもの、食べ方を見なおす必要があるのだと説き続けています。

甲田氏は医者でありながら若いときから大病を繰り返し、なんとかして健康になりたいとさまざまな健康法を試みてきました。ニンニク健康法、菜食健康法、アロエ、紅茶キノコなど、ありとあらゆる健康法を納得のいくまで試してきました。その結果たどり着いた健康法が、今日の甲田療法です。そのベースに西式健康法があります。

甲田療法は、食、心、運動が三本の柱です。後で詳しく述べるように、断食・玄米おかゆの食事・生菜食などの食事療法、運動は西式、心的なサポートには甲田医院の患者会や全国組織の「八尾健康会館友の会」があって（p219）、病気ごとの学習会や合宿、ハイキングなどの多彩な取り組みがなされています。甲田療法は、一人ひとりの症状、体格、体力などに応じて甲田氏が処方しています。

栄養不足にならないのかという疑問

「少食」が基本というものの、たとえば生命を維持するために最低必要な基礎代謝量をとらなければ、病気が治るとしても栄養のほうは大丈夫なのだろうかと、誰でもが考えると思います。多くの方からよく質問をされるのは、

「栄養不足で骨がもろくなることはないのか」

といったことです。

これについては、大阪市立大学生活科学部の奥田豊子氏が、興味深いデータで答えてくれます。奥田氏は、一日に青汁一杯だけで生活しているMさんを四年間追跡調査し、筋肉などの活性組織、体重、骨塩量などを測定しました。こうした食事では、とうてい生きることもできないと、今日の栄養学は教えているわけですが、体重、筋肉、骨塩量などは、まったく減っていなかったというのです。

つまり、後で詳しくご紹介する生菜食は、ビタミン、ミネラルの含有量が高く（普通の人以上）、エネルギーとタンパク質のみが少ない食事で、通常の飢餓状態の低栄養とはまるで違うことが指摘されていま

す。また、骨塩密度を五回にわたって測定した結果、平均値をかなり上回っていました。これは、カルシウムの摂取が少なくても、出ていかないから出納が維持できているのではないかというのです。これは古来から仏教などのさまざまな宗派で修行のひとつとして断食が行われてきましたが、こうした修行を積んだ高僧がことのほか長生きしていることからも実証されているのではないでしょうか。

また、少食は昔から「腹八分」などと言われ、健康に必須のものとして考えられてきました。その正しさはいまにいたっても変わらず、生活習慣病の克服に「腹八分」をあげる医者たちが多いのもまた周知のとおりです。

さらに、動物実験による興味深いデータがあります。一日食事を与えたらその次の日は絶食したラット（ネズミ）は、毎日食べさせたラットより長生きをしました。マウス（ネズミの一種）による実験でも、お腹いっぱい食べたグループと、食事を制限したグループでは、制限したほうが寿命が延びているのです。さらに、ネズミのラット、ハムスター、マウスを使って、生存率が食事を制限する時期によってどのように変化するかを実験したところ、食事制限しないでお腹いっぱい食べたグループが一番早死にで、二番目は一生食事を制限したグループ、次は最初に寿命の三分の一年間は自由に食べ、その後制限したグループ、もっとも長生きだったグループは、最初に寿命の三分の一年間は食事を制限し、その後自由に食べたグループで、この結果はラット、ハムスター、マウスに共通でした。

つまり、いずれにしても、お腹いっぱい食べるよりも、いずれかの時期に食事は制限したほうが寿命は延びるという結果なのです。

武庫川女子大学の清水毅教授等による、こんなデータもあります。甲田医院の患者七八人と淡路島在住の一般市民七七二人の血液中の動脈硬化因子の測定結果を比較したとき、患者たちのリスクファクター（危険要因）が有意《ゆうい》に低く、動脈硬化になりにくかったというのです。

いずれにしても、好きなものを腹いっぱい食べる飽食の時代がもたらしている健康被害については、年々増え続ける医療費や、がんなどの生活習慣病による死亡の多さや、子供にまでその被害が広がっていることを考えるならば、理解されることでしょう。そうした大きな壁に、この甲田療法がきわめて有効であることは、私を含めた多くの患者たちが実証しているところです。

甲田療法の食事では朝食を抜くとしていることについても、現代の栄養学では朝昼夜と一日三食が正しい食生活とされ、とりわけ朝食を抜くと、体に力が入らない、頭が働かないなどと言われていますから、

「朝食をしっかり食べたほうがよいのでは」

といぶかしく思われる方もあるでしょう。

三食を食べ、三食とも食べる量を減らす。これもひとつの方法です。しかし不思議なもので、人間は食べる量を増やすことは簡単ですが、減らすことはかなり難しいのではないでしょうか。少し食べて、お腹がいっぱいにならないのに箸を置く、これが実に難しいのです。食べすぎることによる弊害が生活習慣病として私たちを襲っているいま、楽にできる少食法が朝食抜きなのです。

しかし、朝食を抜いたからといって夜に多食をしたのでは何にもなりません。一日二食主義は、夜食はしないのはもちろん、従来の食事量よりも増やさない、いえ、それどころか控えめにするための方法だと心してください。

甲田療法の特徴

甲田式食事療法の特徴は、次のようにまとめることができると思います。

①少食主義。野菜ジュース（青汁）と玄米や豆腐の食事
②宿便をとる。食べることより排泄することを第一に考える
③断食（重湯断食、すまし汁断食、本断食など）
④柿茶と水を一日一〜二ℓ飲む
⑤皮膚の鍛練。裸療法と温冷浴
⑥金魚運動、毛管運動、合掌合蹠、背腹運動などの西式健康法の体操
⑦板の上に寝て木枕をする

●少食

元来、人間は飢えの経験を繰り返してきたので、飢えに強く、飽食に弱いことが多くの学者たちから指摘されています。がん、脳梗塞、動脈硬化、糖尿病、通風などの病は、食べすぎ、栄養過多が引き起こす病です。現代の私たちは一般にあまりにも多く食べすぎ、それによってかえって病気を引き起こしていることが少なくありません。甲田式食事療法では少食、朝食を抜き、基本的には昼と夜の一日二食主義。玄米と豆腐の食事を基本に、五種類以上の野菜の青汁、昆布粉末やゴマ、柿茶と生水を回数多く飲みます（p169〜）。

●宿便と断食

甲田療法では、「食べることよりも便を出すこと」をまず第一に考えます。「腸の清きものは命長し」

「朝食を廃止し、故障のあるときはまず断食を実行して生理的な真空をつくる」と西式健康法にもあります。体内にあってはならない糞便が十分に排泄されないため、胃腸や脳の血管、四肢の神経中枢を冒しているとし、いわゆるたまっている宿便をとり、血液循環を活発にして皮膚からも酵素を排泄させる運動を行えば病を治し、予防できるというものです。宿便をとる方法のひとつが断食なのです。

●裸療法

裸療法は、フランスのローブリーが考案した方法で、裸になって全身を空気にさらし、規定の時間がくれば毛布などで温まり、再び空気浴をして、さらにまた毛布で温まりを繰り返します。裸の時間は最初二〇秒、次は三〇秒、次は……と一二〇秒まで増やしていき、約三〇分続けます。

日の出前と日の入り後が効果的で皮膚の機能をよくし、体内に発生した一酸化炭素を解消するのに効果があります。したがって風邪をひかなくなり、冬の寒さに強くなります。また喘息、がんなどの治療や予防にとりわけ効果があるとされています。

●温冷浴

温冷浴は、水→湯→水→湯……と一分ずつ繰り返します。水から入って水で上がり、水五回、湯四回が基本ですが、「最初は湯から入ってもいい」と言われたので、私は湯→水→湯と一〇回繰り返し、水で上がります。家庭では水をシャワーで浴びてください。この入浴法で免疫力が高まります。また、アカが出ない、皮膚がかゆくならない、風邪をひきにくくする、皮膚がきれいになるなどの効用があります。

●金魚運動

金魚運動は背骨を矯正し、全身の神経機能を整える効果があります。仕事や生活で生じる左右の神経の違和を平等にし、生理的にも左右の平衡が保てるようにする働きがあります。また腸管の内容を均衡にし、腸の捻転《ねんてん》や閉塞を予防し、腸本来の機能を促進します。この運動をするとガスが出ることから、腸によいことがわかります。

●毛管運動

毛管運動は、人体の毛細管の大部分が分布している四肢を微動することで、静脈血の還流を促し、リンパ液の移動を起こし、新陳代謝を高めます。西医学では血液循環の原動力は心臓にあるのではなく、動脈と静脈を結ぶ毛細血管にありとします。動脈血が身体の各器官に吸引されていくので全身の血液循環が活発に行われるようになり、鬱血《うっけつ》が取り除かれ、循環系統の病気を治療し、予防できるのです。糖尿病や心臓病なども結局は血管の病です。血管を強くするこの毛管運動が、「治らない病」に効果があるのもうなずけます。

●合掌合蹠運動

合掌合蹠は特に骨盤の矯正、安産法として効果があります。また、高齢の女性に多く見られる尿の失禁も予防します。実は私も大笑いしたり、クシャミをしたりしたときに、失禁するというショックなことが何回かありましたが、おかげさまですっかり治ってしまいました。

●背腹運動

背腹運動は腸の血液循環を適正にし、ヘソの左斜め上一寸のところにある迷走神経の中心を刺激し、興奮させます。したがって便秘を防ぎ、腸内に停滞している宿便を排除することができます。この運動で腸の機能が完全に動きだすと、栄養の吸収も十分に機能するようになります。

●板の上に寝ることと木枕　板の上に寝ると、皮膚と肝臓、腎臓の機能を活発にし、昼間の活動で生じた老廃物を容易に処理することができます。木枕は頸椎骨の脱臼や肩のこわばりを治し、耳鼻咽喉、歯の異常を治療したり予防します。ただ寝るだけで治っていくのですから、ありがたいものです。ただし、冬は寒いですから、さらに厚めのボアシーツを敷いています。

図2
西式健康体操

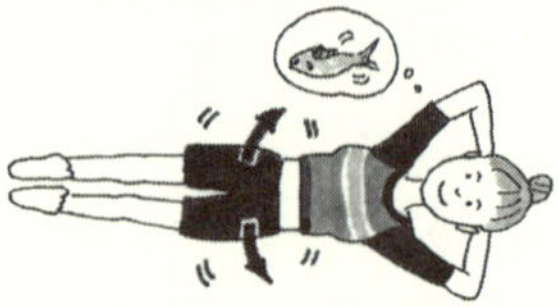

1　金魚運動

仰臥《ぎょうが》し、両手を頚《くび》の後ろでかたく組み両肘をはって開き、腰を細かく振ってすばやく金魚の泳ぐような左右に振れる運動をする。アキレス腱と膝の裏を十分に伸ばす（背骨の矯正）。次に膝を立て、かかとをお尻に十分近づけて左右に足だけを倒す。

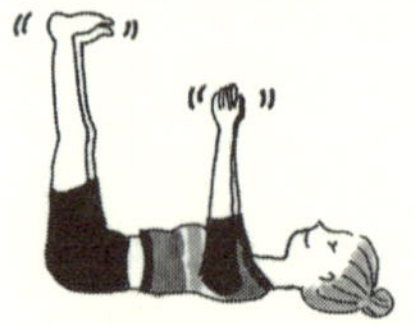

2　毛管運動

硬枕をして仰臥し、四肢をできるだけまっすぐ上に伸ばし、微振動をする運動。一～二分。背柱を床に密着するよう心がけ、そのため両脚が多少傾斜する人もあるが、さしつかえない。

3　合掌合蹠運動

各指を開いたまま左右の前腕が一直線になるようにし、左右の指頭を合わせ両側から数回力を入れて押しつけ、力を入れたまま先を回転させる。次に五本の指と手のひらを密着させ、足は蹠《あしうら》を密着させ、腕、脚の屈伸を同時に行う。その際、蹠は常に全面が密着しているところまで伸ばす。

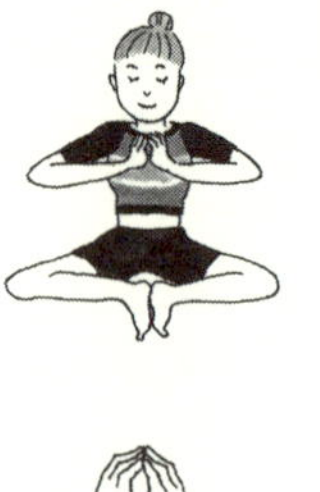

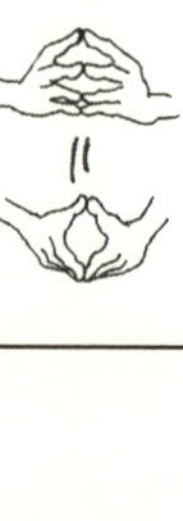

4　背腹運動〈準備運動〉

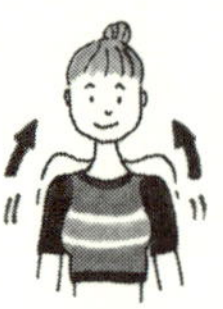

①両肩を同時に上下すること一〇回

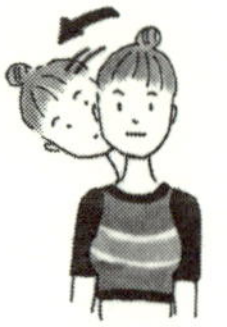

②右に頭を曲げること一〇回

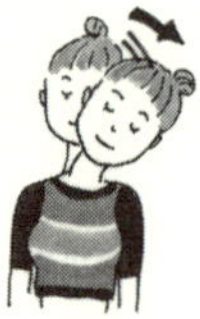

③左に頭を曲げること一〇回

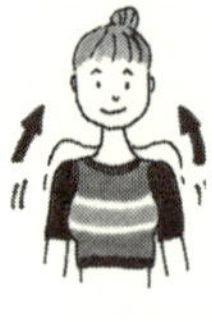

④前方へ頭を曲げること一〇回

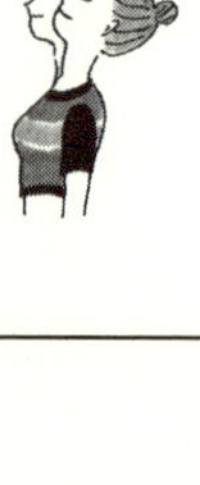

⑤後方に頭を曲げること一〇回

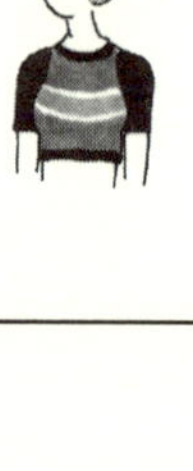

⑥右後ろに頭を回すこと一〇回

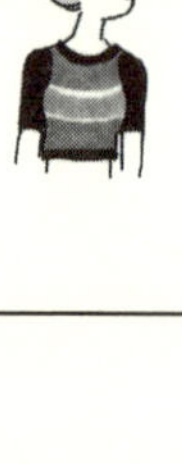

⑦左後ろに頭を回すこと一〇回

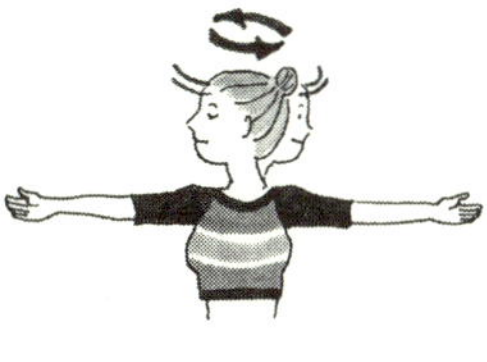

⑧両腕を左右に水平に伸ばし、頭を右と左に一回ずつ回す。手のひらは前方に向ける。

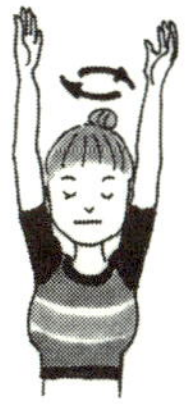

⑨両腕を垂直に上方にあげ、頭を右と左に一回ずつ回す。

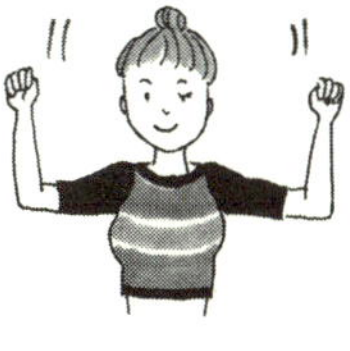

⑩両腕を上にあげたまま、親指を内側にいれて手のひらをかたく握り、そのまま腕を直角に曲げて肘を水平におとす。

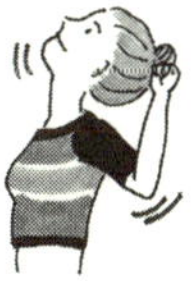

⑪前腕を垂直にし、上肘を水平にしたまま、両腕を後ろに引けるだけ引いて腕をはり、同時に頭を後方にそらし、顎を上へ突きあげる。

以上をだいたい一分間で終わり、力を抜いて手のひらを開き、両手を静かに膝の上にのせて、次の本運動に入る。

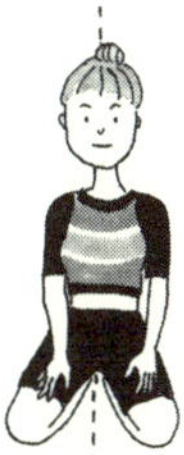

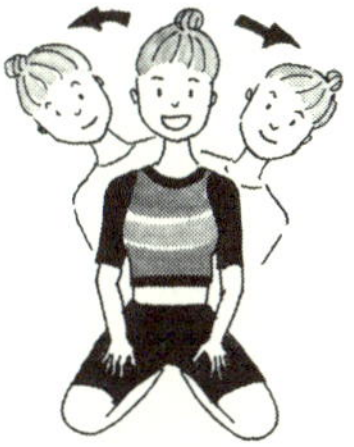

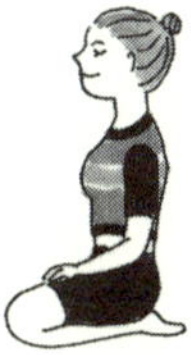

〈本運動〉

正座または椅子に腰かけて実行する。背柱の尾《び》骶《てい》を中心として、上体を左右に振ると同時に、下腹部を前方に軽く押し出す運動。

その速さは、脊柱運動（左右揺振）一往復を一回と数え、一分間に五〇回から五五回。下腹部の運動は、脊柱が傾いてきたときに、軽く力を入れて下腹部を押し出す気持ちで行い、中心部にきたとき、その力を抜く。したがって、背部の一往復を一回とすれば、腹部は二回。

毎日、朝夕一〇分間、すなわち五〇〇回行う。最初は二〇〇回でも三〇〇回でもできるだけ行って、漸次五〇〇回に及ぶように努力していく。

5　平床寝台

かたい寝床で眠り、背骨を伸ばす。ベニヤ板や圧搾コルク板の上を敷布で被い、その上に身体を一直線にして仰臥する。マットレスややわらかい寝床では背骨は曲がったままになる。

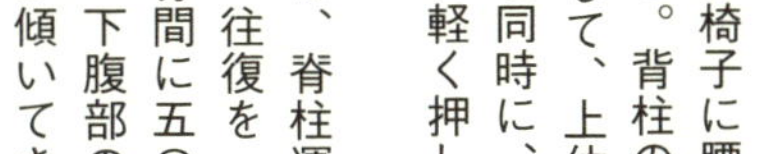

6　硬枕利用

木枕の山の部分に頸部をあてる。木枕の大きさは、用いる人の薬指を半径とした丸太の二つ割で、長さは半径の四倍のものを使用する。

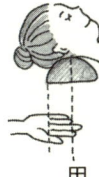

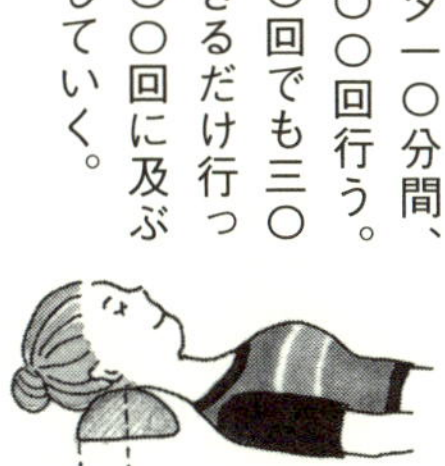

すまし汁断食と生菜食療法を体験

病は悪いクセの積み重ねで生じる

さて、初めて甲田医院で診察を受けた後、一階の集会（体操）室で事務長さんから、処方に書かれたことの説明がありました。体操の仕方や食事の細かい注意点、また、必要なものは道路向かいの山田健康センターで購入するように言われました。甲田医院に支払った初診料その他、代金は二〇〇〇円ちょっと。さらにスイマグという緩下剤《かんげざい》（医薬品）を一本六〇〇円で購入しました。スイマグは毎朝晩、すきっ腹のときに水で薄めて飲みます。胃の荒れを治し、制酸剤にもなり、また腸のガスを消すなどがん予防にもなるというもので、甲田氏はこれを使って便を調節するようにすすめています。

自宅に帰ってさっそく、基本の「玄米食養生法」（p170）に取り組みました。あれほどふくれあがって何一つできなかった手が徐々に回復し、発病から一か月、一月には日常的な掃除や料理の仕事は、何でもできるようになりました。生理も始まりました。それでも冷たい水でゴシゴシと洗濯板を使って洗濯すると手がこわばり、またいつも手のひらに石のようにかたいものがゴロゴロと何個もあるのが不気味でした。

そしていよいよ一月、入院の日を迎えました。期間はおおよそ三〇日間です。その日は阪神・淡路大震災の翌日で、被災地の肉親へ食料やガスボンベを運ぶ人たちに混ざって大阪へ向かいました。新幹線は京都止まりで、名古屋で近鉄線に乗り換え、八尾まで二時間あまりかかって着きました。周りの人たちが心配してくれたことがウソのように、病院も何一つ被害がなく平常でした。

甲田医院は投薬や手術をする現代の病院とはまったく違います。一人ひとりの自然治癒力を高めることで健康に導く総合的な手法を自ら身につける場所、道場とでもいったほうがふさわしいでしょうか。「病気は悪いクセの積み重なりからなる」とし、いままでの生活を振り返り、なぜ病気になったか、どのようにして治すのかを自分の体を通して学んでいく場なのです。

朝の検温、脈、体重や握力を測定し、記録するのも自分です。また病院の掃除も各部屋ごとに順番で回ってきます。もちろん動けない人は免除されます。毎朝八時から朝礼があり、日、木曜日は甲田先生の話、他の曜日は患者間の病状の発表、ビデオ上映、甲田療法で病と闘ってきた先人の話などがあります。この後、甲田先生の診察があり、九時に野菜ジュース、一〇時に最初のごはん、晩ごはんは四時。その間に風呂の順番が回ってきます。風呂には、同じ部屋の人と一緒に入るのですが、水風呂一分、湯の風呂一分を繰り返す温冷浴を実行します。また夕方から夜にかけて、もう一回甲田先生の診察があります。あとの時間は何をどうしていても自由、外出も自由です。

私は慣れないせいもあり、最初は自由時間中に運動の処方をこなすのに四苦八苦でした。慣れるにしたがい裸療法のときに運動をするなど工夫して、処方以上に一回でも多くやることを心がけました。特に毛管運動と裸療法は手の回復によいと言われたので、一生懸命やりました。入院後しばらくの間は、眠くて眠くて一日中ベッドで寝ていたこともありました。

私の発病の原因は、やはりひとつは過労と食べすぎ、飲みすぎだったのではないかと考えさせられました。

一週間の断食を経験

私は体力があるからと、一週間の断食をしてみることになりました。断食前は五分がゆと豆腐の食事

（「五分がゆ養生法」ｐ172）を三日間、さらに続けて二日間は三分がゆと豆腐の食事（「三分がゆ養生法」ｐ172）の後で断食に入ります。断食後の復食も、三分がゆ養生法を二日、五分がゆ養生法を三日で普通の食事に戻していきました。このときに私が行った断食は「すまし汁断食」（ｐ178）で、断食といっても昆布とシイタケのもどした汁に、しょうゆで調味した「すまし汁」と低血糖を防ぐための黒砂糖が出ます。何も食べず、水だけ飲んで過ごす「本断食」と違い、はるかに体は楽のようです。しかも、効果は抜群だといいます。

さて、すまし汁断食は、驚いたことにあまりお腹がすきませんでした。一日五時間の睡眠くらいで、寝不足感はまったくなし。日帰りの旅行もしましたし、講演会にも出席し、医・食・農全国ネットワーク準備会の進行係もつとめました。体の元気は一〇〇％です。たとえば、旅行をした日は病院へ戻ったのが夜九時過ぎ、医院のお風呂がもう終わっていたので、病院の自転車を借りて七分ほど行ったところにある銭湯へ行き、温冷浴をし、病院へ帰って運動療法をし、一二時過ぎに寝て、翌朝は五時から裸療法をしました。こんなふうでちっとも疲れないのですから、いままでの生活からすると不思議で仕方がありません。

それどころか、お腹に何もないというのは、すっきりとしてこんなにも軽いのかと感心するほどです。ペッチャンコの腹の気持ちいいこと。ただし、ひそかに楽しみにしていた断食によるダイエット効果は、入院中に四kg減って喜んだのも束の間、家へ帰って二kg増えました。でもいつのまにか、手のひらにあった石のようにかたいシコリが全部消えていました。

退院直後は若干のシビレが両手の先に残っていた程度です。ちょうど前年の九月頃、初期症状が出始めたときの状態に戻った感じです。生理も規則的にあります。また夜中に必ず起きていたトイレも起きなくなりました。それに、なによりも体力が出てきました。入院費用は、貸し布団代の二〇〇〇円と大阪までの交通費だけでした。

生菜食は甲田療法の集大成

最初の入院後、甲田医師の指示に従い、一週間を水だけで過ごす本断食を自宅で合計一六回実行してきました。一年に二回ほど実行してきたことになるのでしょうか。膠原病は毎年の血液検査の結果からも異常がなく、症状も特別に意識することはありません。しかし、寒くなると指先が真っ白になるレイノー症状が出ることや、疲れると手がこわばることがあるので、病の根っこはあると自覚し、自重するようにはしてきました。

その間、甲田氏が生菜食療法（「通常の生菜食」と「厳しい生菜食」p174～）を考案し、それがきわめて劇的な効果があると知り、なんとかそれを試してみたいと思っていました。膠原病になってから五年が経過し、食生活も崩れがちでしたから、もう一度体のお掃除をするいいチャンスと思い、再び一か月入院して生菜食を体験しました。

最初の五年前の入院は一月でしたが、今回は九月（一九九九年）、夏真っ盛りの大阪で一か月を過ごしました。生菜食療法も、入院すればすぐに食べさせてもらえると思っていたのですが、その前に断食し、体を整える必要があるとの診断でした。入院後、玄米五分がゆと豆腐の食事（「五分がゆ養生法」p172）が五日間、玄米三分がゆと豆腐の食事（「三分がゆ養生法」）が一日、その後「すまし汁断食」（p178）が一日、そして「本断食」（p180）が六日間、その後おもゆ（「玄米クリーム」p181）一日、「三分がゆ養生法」二日、「五分がゆ養生法」二日、そしてようやく生菜食を食べ始めました。

「厳しい生菜食」（p174～）の食事は、朝は食べず、昼は青汁・ニンジンジュースをコップに一杯ずつ。夜は玄米粉一〇〇g、豆腐二〇〇g、青汁・ニンジンジュースをコップに一杯ずつです。一日一食しか食べられないこと、また、ごはんではなく、玄米を粉にして食べるのが、際立った特徴です。金魚運動、毛管運動、合掌合蹠、背腹運動や、そのほか、温冷浴と裸療法、板の上に寝て木枕をするなどは、すべて同じです。

「粉を食べるなんて。玄米の粉がおいしいの？」

とよく聞かれますが、不思議なことに「おいしい」のです。これも不思議なのですが、あれこれほかのものを食べているときには、おいしく感じません。これしか食べないと、この世にこんなにおいしいものがあったのかと思うほど、おいしいのです。

この食事で、体がどう変わったかといえば、これはまず、便通がどーっと、お腹がいっぺんにへこむほど出ます。痛快とはこういうことだと思います。また、下がる一方だった視力が、グンとよくなりました。肌のつやがよくなってきました。体重は、三か月で六～八kgほど減って四二kgにまで激減しました。

自宅や仕事先でどう続ければよいのか

一か月の入院が終わったものの、ここで終わったとならないのが食事療法です。甲田医師からは

「この生菜食は三か月、いや一年は続けなさい」

とアドバイスされたのですが、この一日一食、しかも生の玄米粉を食べる生菜食を自宅で続けることができるのか、実は半信半疑でした。しかし、せっかく入院して一か月実行してきたのですから、せめて三か月は実行し、体がどう変わるかを確かめたいとも考えました。そこで自宅で二か月間実行してみることにしました。

家族の食事は普通につくり、それを自分は食べない、味見もしないという苦しさが加わります。昼間はさほどお腹がすくという感じはないのですが、夜に食事を食べ始めるとお腹がすいてきて、指示どおりの食事では物足りないというか、もっと食べたくなって困りました。玄米や豆腐の量を少し増やしたり（豆腐を五〇g、玄米を二〇g）、タマネギのスライス（p182）四分の一個に酢をかけて食べたり、レモンと

ハチミツ大さじ一に湯を注いで飲みました。レモン汁は、昼外出するときには夜、家にいるときには昼間飲みました。これが、甘くておいしいのです。生き返ります。お腹がすくのですが、歯磨きをしたり、入浴したりすると空腹感はなくなるので、ただの物足りなさだけなのかもしれません。

体重は四三〜四四kgで、増えも減りもしません。一〇月一三日から一七日まで上京し、一日だけ食べる時間がなく、ジュースだけで過ごしたのですが、体重は減らず元気でした（上京中は豆腐を食べることができなかったので、玄米一二〇gとジュース二杯にしていました）。

この元気というのが、また不思議です。毎朝四時には起き、一とおり体操をし、仕事をし、夜九時頃寝る生活ですが、入院前は昼寝をしないと夜までもたないふうだったのですが、昼寝の必要を感じません。ただ、体重は減らないのに、身体から肉がとれてきたように思います。肩や胸、足の肉がないので、痩せたという感じが強いです。一週間に二〜三日は畑や庭で草むしり、木を切るなどの作業をしていますが、汗ばむほど作業をしても、休む必要を感じません。ただ、やはりお腹がすきます。

便はだいたい一日に一〜二回、朝にバーッと出ます。スイマグは一日二回、二杯ずつ飲み続けています。大阪から戻った当初は、自宅のある福島の寒さに慣れないせいなのか、尿が夜中に出て困りました。寝る前に済ませて寝ても、夜中に三回も起き、結局夜中の二時や三時から起きて体操をし、仕事を始めるようなことが続きました。冬用の布団に変えたり、アンカを入れたりしてみたところ、現在は起きても一回程度になりました。やはり大阪と福島は気温がまるで違い、夏から急に冬になったような状態で、またとりわけ一〇月初めは福島としても気温が低かったようです。私にも、寒さへの備えが不十分という油断があったせいでしょうか。退院後すぐの一〇月二日、三日頃には夜中に急に手がシビレ、眼が覚めることがありました。反応だったのでしょうか。現在はそのようなことがありません。

仕事が料理教室の講師をはじめ、雑誌の料理、テレビの料理など料理をつくることも多く、これも困りました。また講演先で食事を用意されており、それを断るのにも困って、悩みました。

「食事療法の人体実験中なので、申し訳ありませんが……」と断りました。上京中に大学時代の友人たちと三〇年ぶりに再会したときも、同じように言い訳をし、お茶と水とオレンジジュースで一日過ごし、呆れられました。玄米の粉を食べたら、さらに呆れられたと思うので、その日は結局、食事抜きで過ごすことになってしまいました。

家族の食事をつくるのに味見ができないことや、夫が打った自慢の手打ちソバなども食べたい気持ちが強いのですが食べられず、また夫もがっかりしますから、こんなことも困ったことのひとつです。体調にはよくても、「いっさい他のものを食べない療法」である厳しい生菜食は、なかなか長続きできそうもありません。

考えながら食べていく身体に

さて、こうしてなんとか無事に三か月の厳しい生菜食体験が終わり、その後は生菜食に野菜などを加えた食事を続けています。もちろん朝夕に、青汁とニンジンジュースを飲んでいます。外出先では、出されたメニューも食べています。

最初の頃はいろいろと失敗もしました。まず柿を食べて、一晩中胸が焼けるというか、詰まるような感じで眠れないことがありました。舌に甘く感じる柿でも、シブがあって、体が反応しているようです。リンゴやミカンではそうしたことはありませんでした。また、仕事先の人と会食し、スパゲティを食べたときも、一晩苦しい思いをしました。イタリア料理というのは、とても油を使うものだと再認識しました。家で少しだけ油抜きでスパゲティを食べてみましたが、何ともありません。油がこたえたようです。さらに、これも仕事で行った雑穀料理の勉強会で試食をしたときも、胃痛に悩まされました。雑穀であるヒエのコロッケの油がよくなかったのではないかと思います。一晩苦しい思いをしました。自然食、健康料理といっても、私の体に合う合わないがあるのだと思いました。

そんな痛みがあるときに、塩水を飲むと、胃腸が楽になり、すっきりしました。不思議です。野菜や豆、イモ、海藻を食べても、異常はありません。うれしくて、ついつくりすぎ、食べすぎる傾向が出てきましたので、自重しなければと思っています。

大好きな野菜料理なのですが、これにも変化がありました。煮たものより、生の野菜や豆に酢をかけて食べるほうがおいしく感じます。やはり、生菜食療法の影響でしょうか。朝三～四時に起きて仕事をし、夜八時には眠くなる暮らしなので、食事は昼間二～三時にしています。これも仕事の関係でキッチリとはいきませんが、こんなふうに食べるのがいちばん調子がいいようです。これだけの食事で元気で働けますこと、本当に感謝しています。

甲田療法で病から生還した人たちの記録

私が入院したときにご一緒だった方々の体験を、ここにご紹介します。

＊年齢は入院当時（以下同じ）

●手術をすれば声帯を失う

喉頭がん（愛知県　Ｍさん・五一歳）

愛知県のMさん・五一歳は画家です。美術教室を開き、子供たちに絵を教えています。父親を直腸がんで、母親を骨のがんで亡くしています。そのうえ姉が一〇年ほど前に胃がんで亡くなり、自分もがんに冒されやすい体質を受け継いでいるのではと不安に感じていました。しかし、大病の経験もなく健康と信じていたので、特に注意はしていませんでした。大食でしたし、肉やアルコールが好きで、毎日食べて飲んでいましたから、中背で七〇kgを超える肥満体でした。糖尿病や高血圧などの兆候があり、医者から注意を受けていました。

数年前から声の異常に気づいていました。風邪でもないのに、声がかすれるのです。あまり気にしなかったのですが、だんだんとひどくなり、朝起きて声が出せないときもありました。専門医の診察を受けたところ「ポリープ」と言われ、名古屋の日赤病院で手術をしました。

しかし、手術の際に、ポリープの近くから摘出した腫瘍が、がん細胞とわかり、翌日から放射線治療が始まりました。一七日間続けましたが効果がなく、手術以外に方法はないと宣告されました。手術をすれば声帯を失い、自分の声がなくなるのですから、他の方法を必死で探しました。

「あまり迷っていると生命が危ない」

と言われました。悩みながらも次の週に手術と決めざるを得ませんでした。

しかし、そのとき、姉が甲田光雄氏の『現代医学の盲点をつく』を持ってきてくれたのです。病院のベッドで一気に読み、深く感銘を受け、翌日に病院を退院し、甲田医院で診察を受けました。

「手術は簡単ですが、療法は厳しくてたいへんですよ」

と何回も念を押されて言われましたが、どんなに厳しい療法でも徹底的に実行してみようと決意しました。

食事は「通常の生菜食」で昼夜二食です。一食は、青汁二五〇cc、ダイコン一〇〇g・ニンジン一二〇g・ヤマイモ三〇gの各すりおろし、塩五g、玄米粉八〇gでした。

最初は、青汁は半分も飲めず、玄米粉も喉を通りませんでした。歯を食いしばって頑張っているうちに、一週間もするとしだいにおいしくなってきたのです。そのほかに、金魚運動、合掌合蹠運動、毛管運動、脚絆療法、温冷浴、イモ湿布などをしましたが、とりわけ裸療法は、一一回するようにと言われ、たいへんでした。朝五時に起きてすぐに裸療法を始めるのですが、一日中脱いだり着たりの繰り返しで、全部やり終わるともう夜の八時です。これはたいへんだと日程表をつくり、チェックしながら取り組みました。

一週間たつと、皮膚の色に変化が出てきました。石けんを使わないのにツルツルになってきました。体重も一か月後に五二kgになり、軽くなってさわやかで疲れることもなく、睡眠時間も短くても平気で寝汗も出なくなり、体質がよくなっていることが実感できました。

三か月後に、精密検査を受け「がん細胞はない」と診断されました。わずか三か月でがんが消失し、体がすっきりとし、喉もすっかりよくなって、かすれた声も完全に昔に戻りました。

●油断して再発。また実行

一年後、これだけ頑張ったのだからと普通食にしたのですが、やはり油断でした。制作した絵が展覧会で入賞したこともあり、お酒とご馳走の会食が続きました。裸療法も回数は減っていました。しばらくして喉に異常を感じるようになり、精密検査の結果、がんの再発だとわかりました。

「進行性のものだから、ただちに手術を」

と言われました。呼吸困難になってくるのは時間の問題だというのです。しかし、それを断って再び生菜食と裸療法を実行しました。やはり、効果はてきめんでした。もう一年三か月になりますが、体調はベストで、声の調子も回復しました。

この生菜食を淡々と続けていく心境です。がんには生菜食療法がよく効くと声を大にして伝えていきたいと思います。

乳がん（大阪府　Iさん・五〇歳）

●言葉では言い表せないほど迷って決断

大阪のIさん・五〇歳は右胸の上部に足のくるぶし大のシコリを見つけ、病院で乳がんと診断されました。医師から、

「いま手術すれば治癒率一〇〇％ですが、一週間先では遅い。二週間先では手遅れです。がんが転移して手遅れになるから、自然療法などもってのほかです。このままだと二年後には死にますよ」

と告げられました。言葉では言い表せないほど迷ったのですが、甲田医師に、

「まあ、一か月この療法をやってみたらどうですか」

と言われ、食事療法を実行してみました。

通常の生菜食で昼夜の二食です。一食は、青汁二〇〇g、ダイコン・ニンジン・ヤマイモの各すりおろしを合わせて二〇〇g、玄米粉七〇gでした。最初はなかなか食べられず、休み休み食べました。運動は、金魚運動、合掌合蹠運動、毛管運動、脚絆《きゃはん》療法、温冷浴、イモ湿布などですが、とりわけ裸療法（一回約三〇分かかる、中三〇分ほど休んで続けていく）は一二回もしなければならず、たいへんでした。イモ湿布はしだいに皮膚が荒れ、かぶれだして赤紫に腫れあがりました。大小の噴火口のように無数の口が開き、トロトロと粘った水のようなものが出るようになりました。ウミのような悪臭も感じられました。二〇日後が闘いのピークだったようです。ただれた肌への湿布は痛く、微熱も続き、肘、太もも、腕の下に筋の走るような痛みを感じ、歯も磨けないほどでした。

一か月後にはシコリがなくなり、大阪府立成人病センターでの検診も、血液にがんの反応はありません

でした。勤めていた職場の上司や友人、ご近所の方々も、こんな療法で大丈夫かと危ぶんでおられたようですが、いまでは声援を送ってくれます。今後も断食などで体質改善をはかっていきたいと考えています。

白血病（東京都　F子さん・四九歳）

●副作用のない療法を試したい

東京のF子さん（四九歳・主婦）は東京女子医大で白血病と診断されました。自覚症状はあまりなかったのですが、インターフェロンの注射による治療の副作用で歩けない状態になりました。頭も常時ボーッとし白血球の数値も下がりませんでした。

薬の副作用のない療法を試してみたいと、二年前から自宅で甲田式食事療法を始めたところ、一か月で白血病の数値が下がったというのです。F子さんは一日に裸療法を八回から一〇回ほど実行し、ジョギングもしています。

「いまでは前以上に元気で、スポーツでも何でもできます。でも、白血病は一生ついて回る病気なので、これからも気をつけなければ。一度断食をしてみたいと思って甲田医院に入院しました」

と話してくれました。

筋無力症（大阪府　Yさん・七〇歳）

●目の玉もまぶたも動かない

大阪のYさん（七〇歳）は、四八歳のとき重症の筋無力症になりました。戦争を生き延びて帰り、事業をやって余裕が出てきて太り始めたときでした。目の玉もまぶたも動かない、いろいろな筋肉がまったくいうことをきかない状態で、ついには医者から見放されました。

発病から二年ほどして甲田療法に出合い、本を読んで食事療法を実行しました。三か月で体が楽になったので、実際に入院して八日間の断食をしました。主症状がとれるのには丸一年かかったそうですが、とにかく療法を忠実に実行したといいます。

「病気の根はまだもっていると思うが、大きくなってこない。このまま長生きしたいと思っている」

と語ってくれました。

リューマチ（大阪府　M子さん・七四歳）

●外食の次の日は五分がゆに

大阪のM子さん（七四歳）はリューマチです。手首がかなり腫れていますが、

「痛みはないので、何ともない」

と言います。二年前から甲田医院に三回入院し、四日、五日の断食をして体重が六七kgから四六kgまで減ったそうです。とても体が軽くなり、以前は買い物へ行くのもおっくうだったが、ダンスをしたり卓球をしたりして楽しんでいます。

会席料理を食べに行ったりと外食もしますが、次の日は五分がゆを食べ、体の調子を整えているといいます。まったく元気いっぱいの様子です。

「私が長生きしても息子たちが早く死んでしまったら切ないから」

と家族全員で食事療法に取り組んでいます。

アトピー性皮膚炎（大阪府　Iさん・三一歳）

●お弁当は玄米ごはんのおにぎりと豆腐

大阪のIさん（三一歳・会社員）は重症のアトピー性皮膚炎で入院しました。黄色いウミが出て、体中がかゆく、かきむしると痛くて、一晩中眠れない日が続きました。会社でもだるくて気力が出ないし、どこの病院にかかっても治りませんでした。藁《わら》にもすがる気持ちで甲田療法に取り組んだと言います。

「まだ肩のところが少しカサカサする」

というものの、言われなければアトピーとはわからないほどきれいな顔になって退院していきました。

会社に行くのに、昼の弁当はどうするのか聞いてみましたら、明快な答えが返ってきました。

「玄米ごはんのおにぎりと豆腐を持っていくんですよ。簡単ですよ」

慢性肝炎、脂肪肝（奈良県　Oさん・四六歳）

●海外でも玄米と豆腐を入手

奈良県のOさん（四六歳・画商）は、貧血の症状が出た後、慢性肝炎、脂肪肝と診断されました。頭痛、吐き気、手足のシビレがあり、医師の指示どおり、薬と高タンパク、高カロリーの食事で四年間治療をしましたが、まったくよくなりませんでした。民間療法もいろいろやってみたし、別のところで断食もしましたが、高い栄養剤を買わされたり、医師ではない指導者に、狭心症の発作があっても大丈夫と言われ、かえって不安になりました。また断食後に体調が元に戻らないので、ずいぶんと苦労したそうです。

そこで共鳴した甲田療法に取り組むことにしました。甲田療法とのつきあいはもう一〇年以上になるとか。今回は一二月に入院し、仕事をしながら一〇日間の断食を実行し、一月には二週間の断食をしました。「断食をしても体調はまったく変わらないし、こんな楽でいいのかと思うほどです。仕事で海外に出ることが多いのですが、いまやたいてい玄米と豆腐は手に入るので、できるだけこの食事を守っています」「私は断食を一人でやるのはダメで、孤独感からつい食べもののことを考えてしまう。みんなで励まし合ってやると実行できるんですが」と話してくれました。

暮らしの中で、どう実践するのか

このほか、高知県のY子さん（六五歳・会社員）は大腸ポリープでした。ポリープを切除した後、体質改善のため入院しました。静岡県の慢性疲労症候群のTさん、同じ病気の埼玉県のO子さん、香川県の胃下垂のA子さん、和歌山県の胃潰瘍のK子さん、東京のアトピー性皮膚炎のH子さん、など全国各地からさまざまな病気の人たちが集まりました。私のように短期間の入院の人はむしろ少なく、皆二～三か月の長期間にわたって断食を繰り返すなどして、少食や正しい生活の仕方を身につけていきます。

本断食はその特効薬のようですが、半面、安易に実行するのは危険だとも思います。

「二年も断食させてもらえない」と通院している人もいましたし、一日の断食がやっとという人もいます。また症状によって玄米クリーム食、寒天断食、生菜食などの人もいます。

無理をしないで、自分に合った方法で長続きさせることがこの療法の真髄です。私が実際に行った療法とその献立、体調や目的、一日の過ごし方などの実際を次項の「甲田式食事療法のレシピ」で具体的にご紹介していますので、ぜひ参考にしていただければと思います。

第3章

難病、がんと闘う食事
〜甲田式食事療法〜

②

甲田式食事療法のレシピ

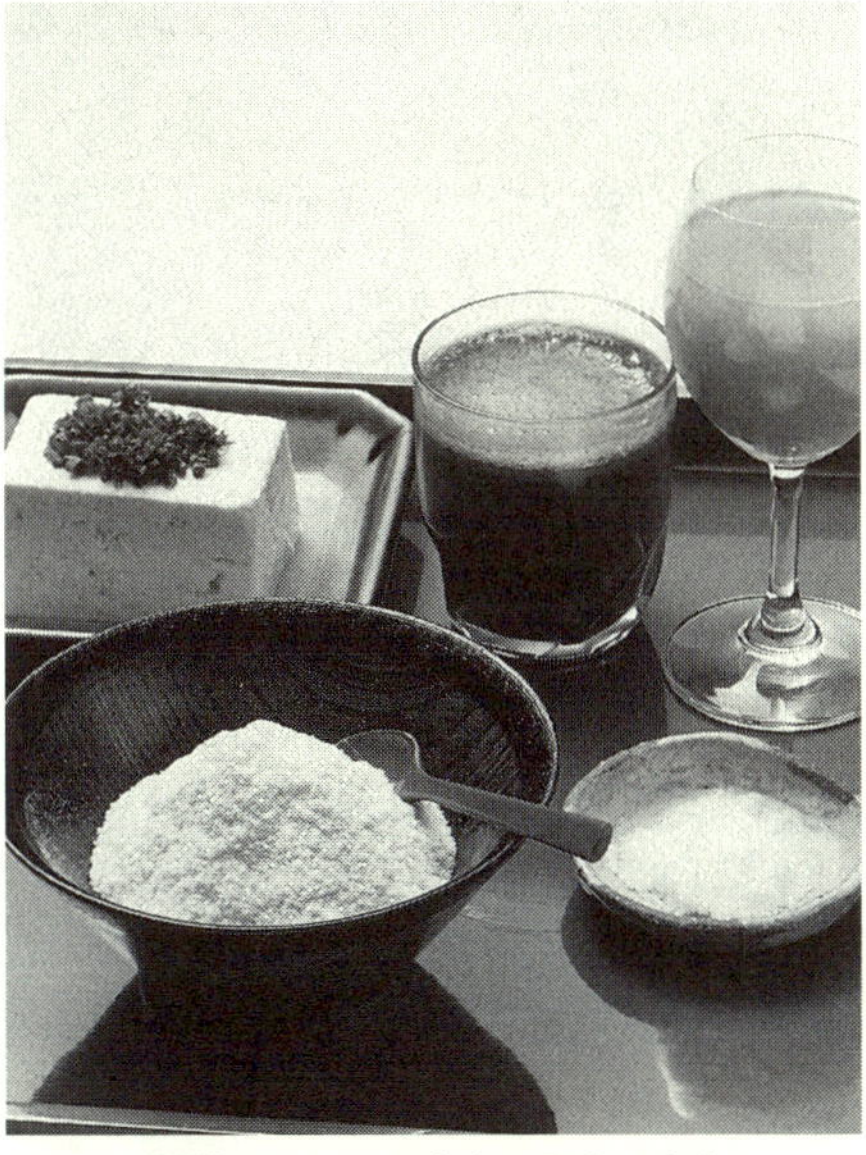

野菜ジュースと玄米や豆腐の食事

甲田療法の基本のレシピ

青泥と濾した青汁

青汁は野菜をミキサーでくだいたジュースです。緑黄色野菜を5種類以上入れてつくります。ジュースといっても野菜をすりつぶしたようなもので、泥状なので青泥ともいいます。

胃腸の弱い人は、青泥ではもたれることがありますので、これを布袋で濾《こ》して汁状にした青汁を飲むとよいでしょう。また、水の量を倍にして薄めて飲んだり、塩の分量を増やして飲むのもよいでしょう。

本文中では一般に青泥と濾した青汁を総称して「青汁」と記していますが、特に飲み分けたほうがよい場合は青汁（青泥）、青汁（濾した青汁）と付記しています。

飲むというよりは、むしろゆっくりゆっくりゆっくり噛むようにとってください。つくったらできるだけ早くに、遅くても30分以内に飲みます。塩少々を加えて飲んでください。

特に青泥は慣れないと飲みづらいと思いますが、リンゴを入れると初心者でもだいぶ飲みやすくなります。わが家では夫や子供に飲ませるときには水の代わりにリンゴジュースを入れています。

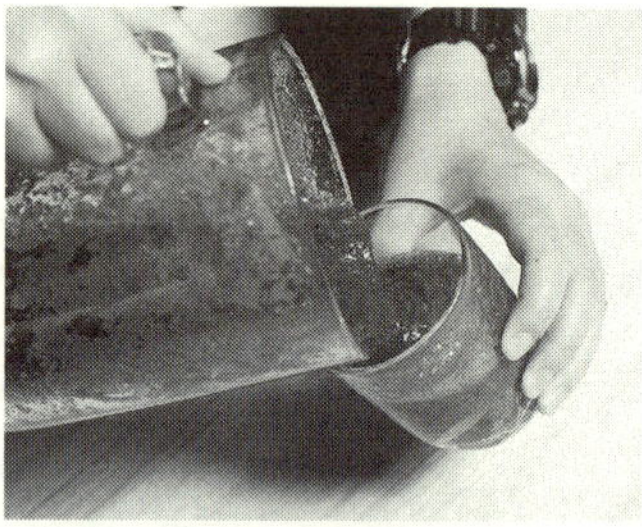
野菜をミキサーでジュースに

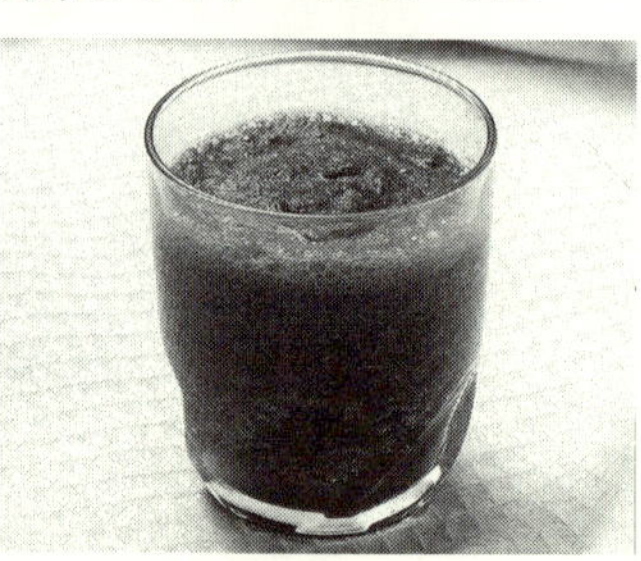
青菜類など5種類以上を入れて

●青汁のつくり方

緑黄色野菜を5種類以上入れてつくることを心がけてください。

【材料・一回分】 青菜類などの野菜（コマツナ、カブの葉、ハクサイ、キャベツ、ケール、フダンソウ、モロヘイヤ、青ジソ、赤ジソ、パセリ、カイワレ菜、ホウレンソウ、芽キャベツ、ツルムラサキ、コンフリーなど）約100～150g、好みでリンゴやレモン適宜、水100～130cc

【つくり方】 ミキサーに水を入れ、スイッチを入れて、材料を少しずつ入れていく。

［メモ］いっぺんにたくさん入れても攪拌できないので、少量ずつ入れていくのがポイント。

●青汁に向く材料、向かない材料と注意点

においやアクの強い野菜は青汁の材料には向きません。特にネギはにおいが強すぎてジュースには向きません。また、エンドウ豆、サヤインゲンほか生の豆類はサポニンを含み、大量にとりすぎると下痢を起こすため避けます。

キュウリにはビタミンCを酸化する酵素が含まれているので、他の野菜と混ぜてジュースにするのは損なので向きません。また、ニンジンを入れるとアスコルビナーゼという酵素により他の青菜のビタミンCが壊されます。ニンジンは加えないか、入れる場合はレモンや酢を数滴落とすとよいでしょう。

野草はアクやにおいが強く、基本的に青汁には向きません。野草で青汁に向くものは、ハコベ、ツユクサ、クローバー、柿の若葉、アカザ、アシタバ、セリ、スギナ、ユキノシタなどですが、ただし少量を使うようにしてください。

柿の葉茶

柿の葉茶は柿茶ともいい、甲田療法ではビタミンCを補給するために一日に1～2ℓ飲むように推奨されています。柿の葉にはビタミンCがミカンの30倍含まれていて、毎日飲むことで免疫力を高め、風邪をひきにくくするなどの効果があります。また血圧を正常にし、皮膚を強くきれいにし、動脈硬化を予防します。

市販品もありますが、柿の葉が手に入る場合は6～9月の柿の青葉を摘んで蒸して陰干しし、保存しておいてもよいでしょう。

私の場合ふだんに水やお茶を飲む習慣がなかったので、一日に2ℓものお茶や水をどうしたらとれるか、これが問題でした。まず、喉が乾いたら水分をとると思っていたことを改めました。一日中、水やお茶を持ち歩き、喉が乾かなくても暇さえあればいつでも飲めるような体勢をつくりました。とりわけ朝起きてから昼食までの時間に一生懸命飲みます。飲む習慣がついてくると、あまり苦労せずに飲めるようになります。

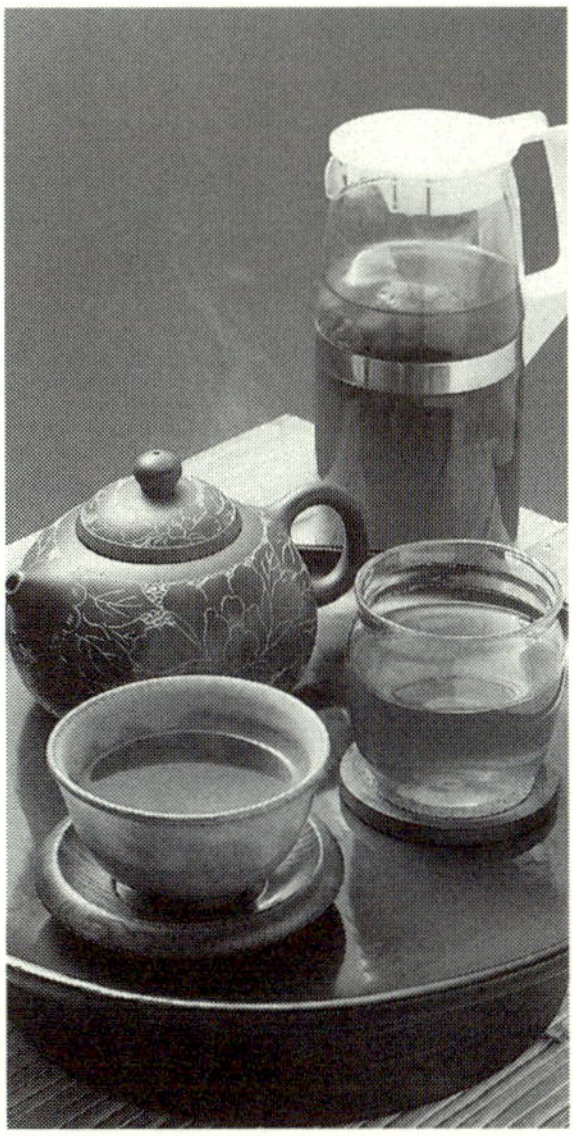

柿の葉茶を一日に1～2ℓ飲む

●柿の葉茶のつくり方

[材料] 柿の葉適宜

[つくり方] ①柿の葉を取り（午前11時から午後1時までの間がよい）、2～3日陰干しし、横3㎜幅に細く刻む。

②これを蒸気のあがった蒸し器で蒸す。1分半蒸したらフタを取り、30秒間うちわであおいで葉にたまった水滴を蒸発させ（ビタミンCが水滴に溶けて落ちないようにするため）、またフタをして1分半蒸す。

③手早くざるに広げ、日陰で干す。完全に乾燥したら缶に密閉して保存する。

[メモ] 100cc当たり600～800㎎のビタミンCを含むが、家庭でつくると400㎎程度と考えたほうがよい。

●柿の葉茶のいれ方

急須は陶器、ガラスなど、金属性ではないものを使用してください。

[いれ方] 急須にひとつかみの柿の葉茶を入れ、これに熱湯を注ぐ。10分から15分おいて飲む。二度目から三度目のほうが、もっとも濃く出てくる。

[メモ] 柿の葉茶は一晩おいてもまったく問題なく飲めるので、多めにつくっておいてもよい。

●ティーバッグの柿の葉茶のいれ方

ティーバッグをポットジャーに入れてただ熱湯を注いでおくだけでできあがりますから、簡単便利です。麦茶をつくる要領で、やかんに水とティーバッグを入れて煮出してつくってもかまいません。ただし、沸騰時間は短くしないとビタミンCが破壊されますので注意してください。一日分ずつつくっておけば、いつでも飲めて重宝します。

冬は熱いまま、夏にはクールポットに入れて冷蔵庫で冷やして飲むのもいいでしょう。

●飲み方の注意点

柿の葉茶は酸性なので、飲んで30分以内にアルカリ性の強い番茶などは飲まないほうがよいでしょう。せっかくとったビタミンCが無効になります。

柿の葉茶や水などの水分は食事中はできるだけ飲まないようにし、食後も2～3時間は避けます。胃液を薄めることにより、消化吸収に悪影響をおよぼします。とりわけ、胃腸が弱い人は要注意です。

市販の柿の葉茶、ティーバッグになっているようなものを利用するときは、ビタミンCの含量、火力による機械乾燥なのか陰干しか、輸入品の場合はポストハーベスト農薬などに注意して購入します。

玄米ごはん

p171を参照。

玄米食養生法の献立

どこか体に不調を感じたときなどに、とりたい食事。胃腸を休ませ、血液をサラサラにします（詳細はｐ１７０）

青汁（青泥がよい）
玄米ごはん　豆腐（冷や奴）
煮野菜（根菜、カボチャなど）
粉末昆布、黒ゴマペースト、塩

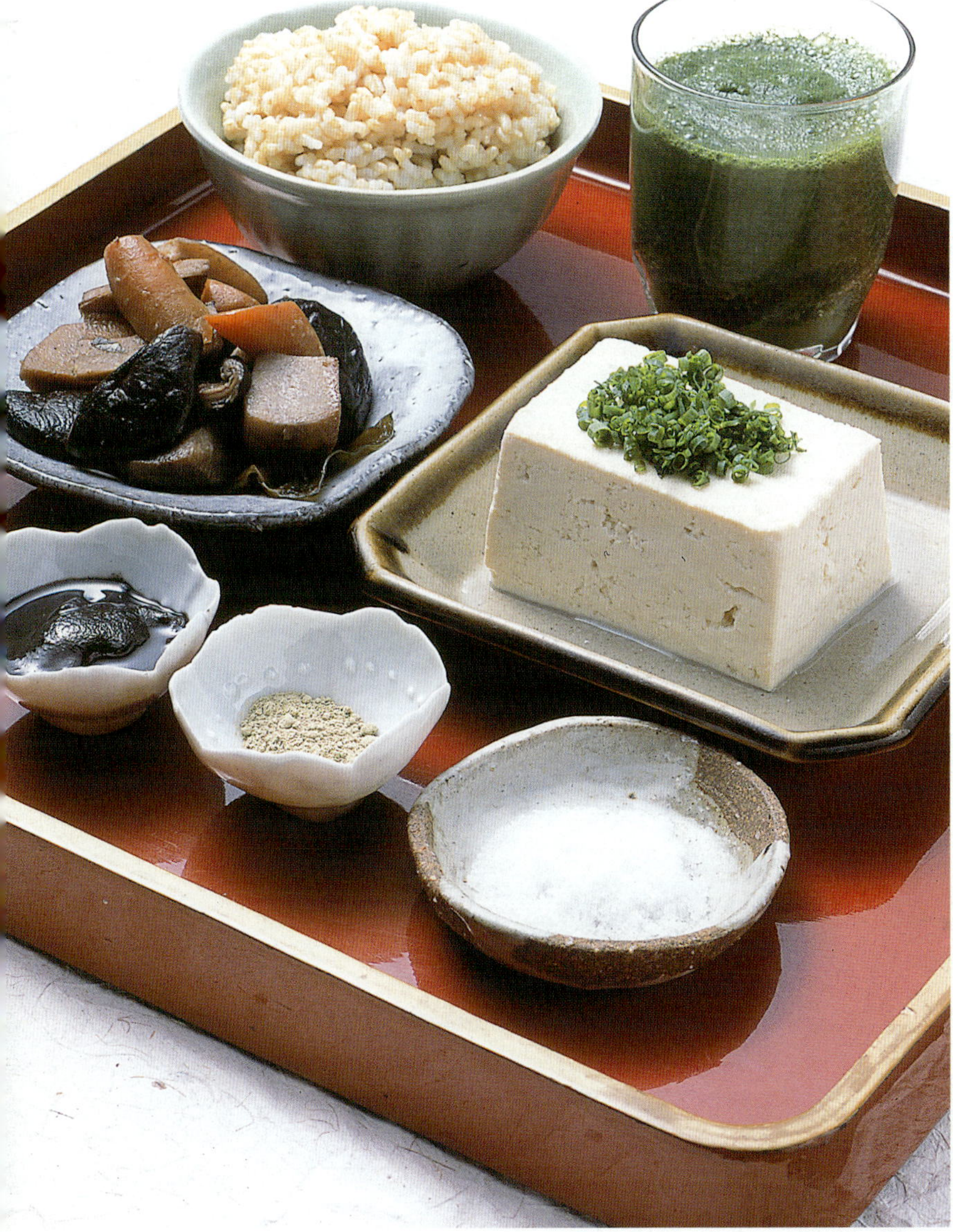

「青汁」は青泥と濾した青汁

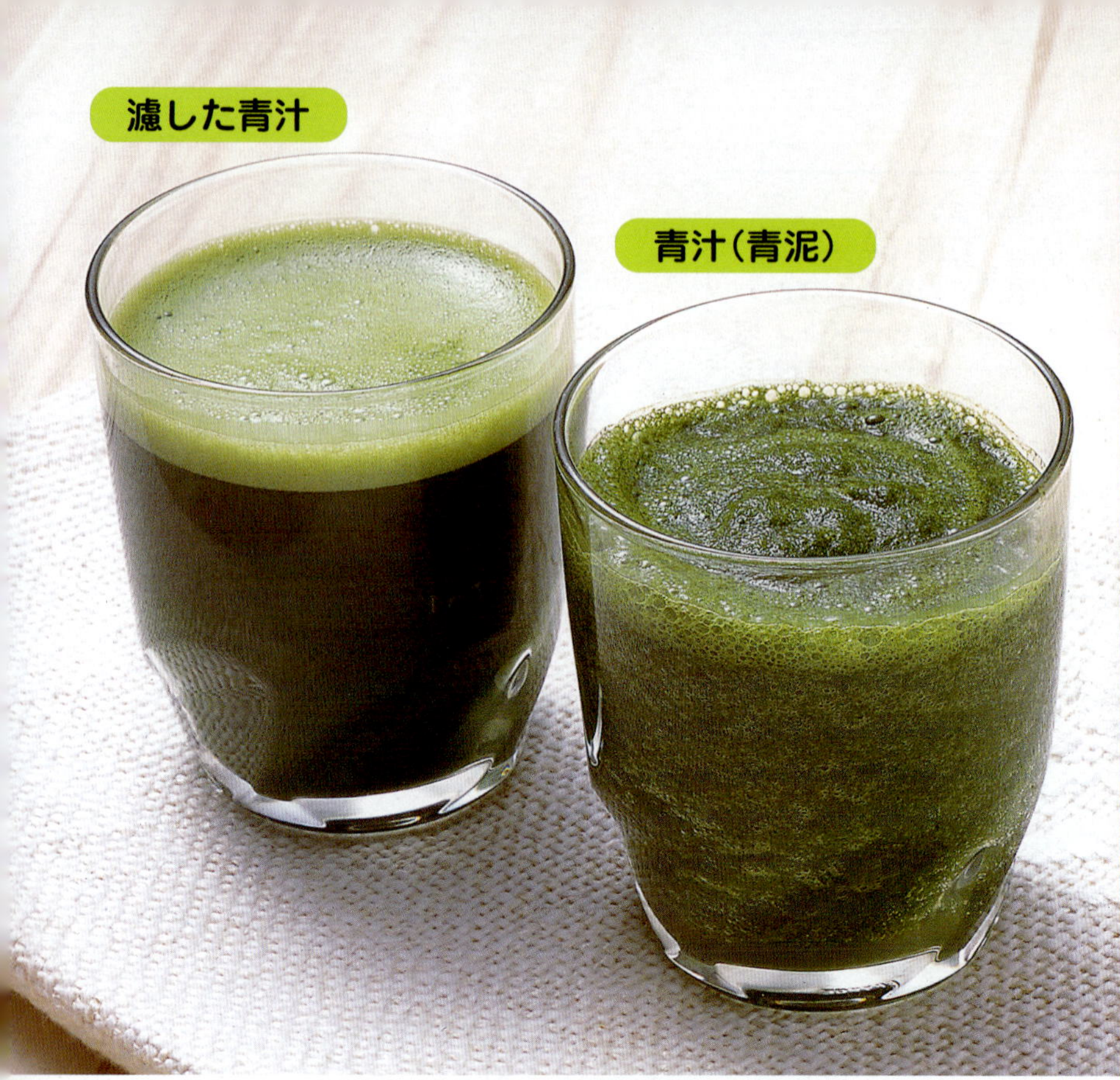

青菜類などをすりつぶした青汁は、ドロドロしているので青泥ともいいます。布袋で濾して汁状にすると飲みやすくなり、胃腸の弱い方などにおすすめ（詳細はｐ１５８）

ミキサーに水を入れ、攪拌しながら材料を少しずつ入れていく。青泥のできあがり

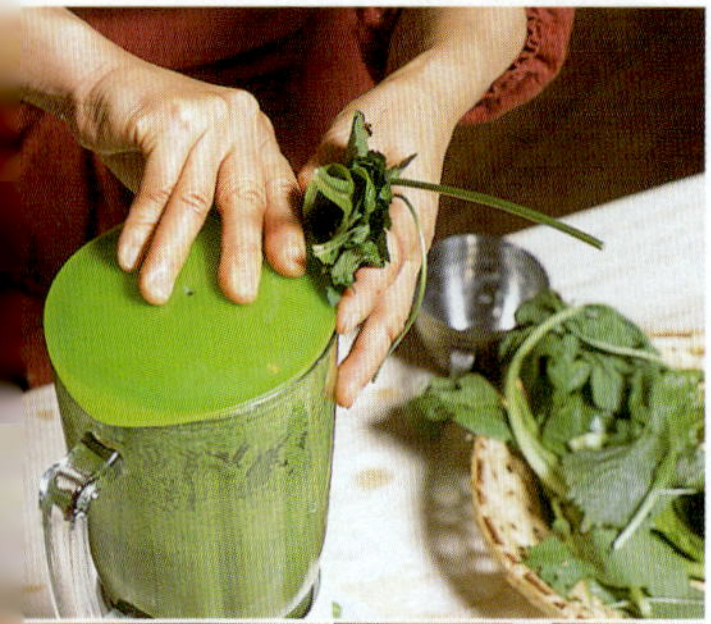

新鮮な生の野菜を汁にしてたっぷりとる

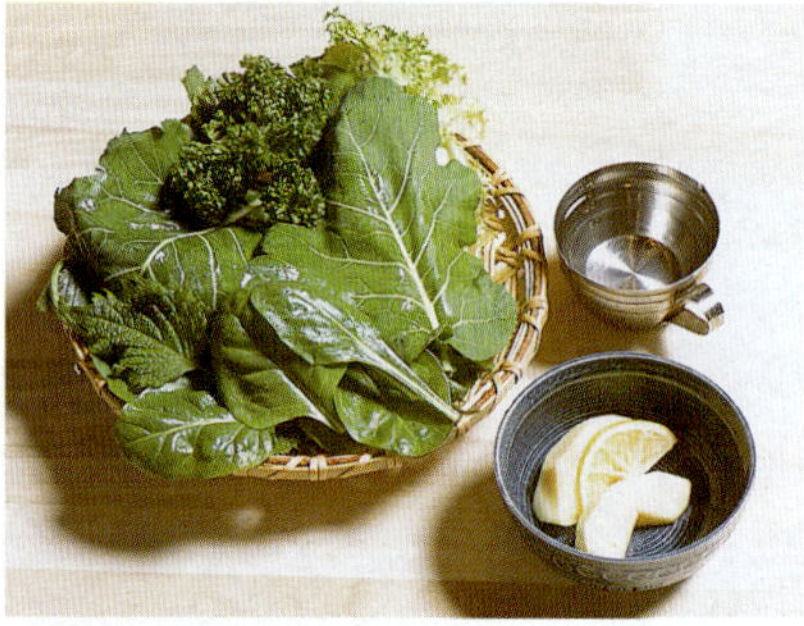

材料とポイント

［材料・１回分］青菜類などの野菜100〜150ｇ、好みでリンゴやレモン適宜、水100〜130cc

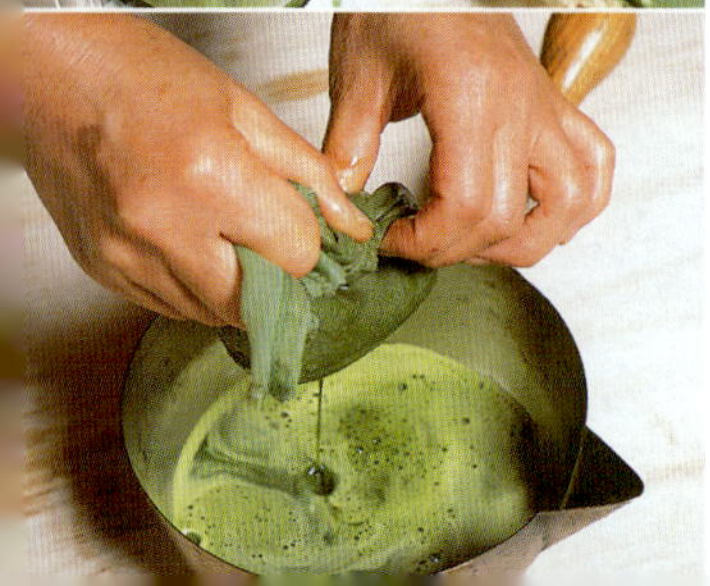

布袋で濾した場合

温冷自在の柿の葉茶

柿の葉茶をたくさん飲んで
ビタミンCを補給します。
夏は麦茶のように冷やしても（詳細はp159）

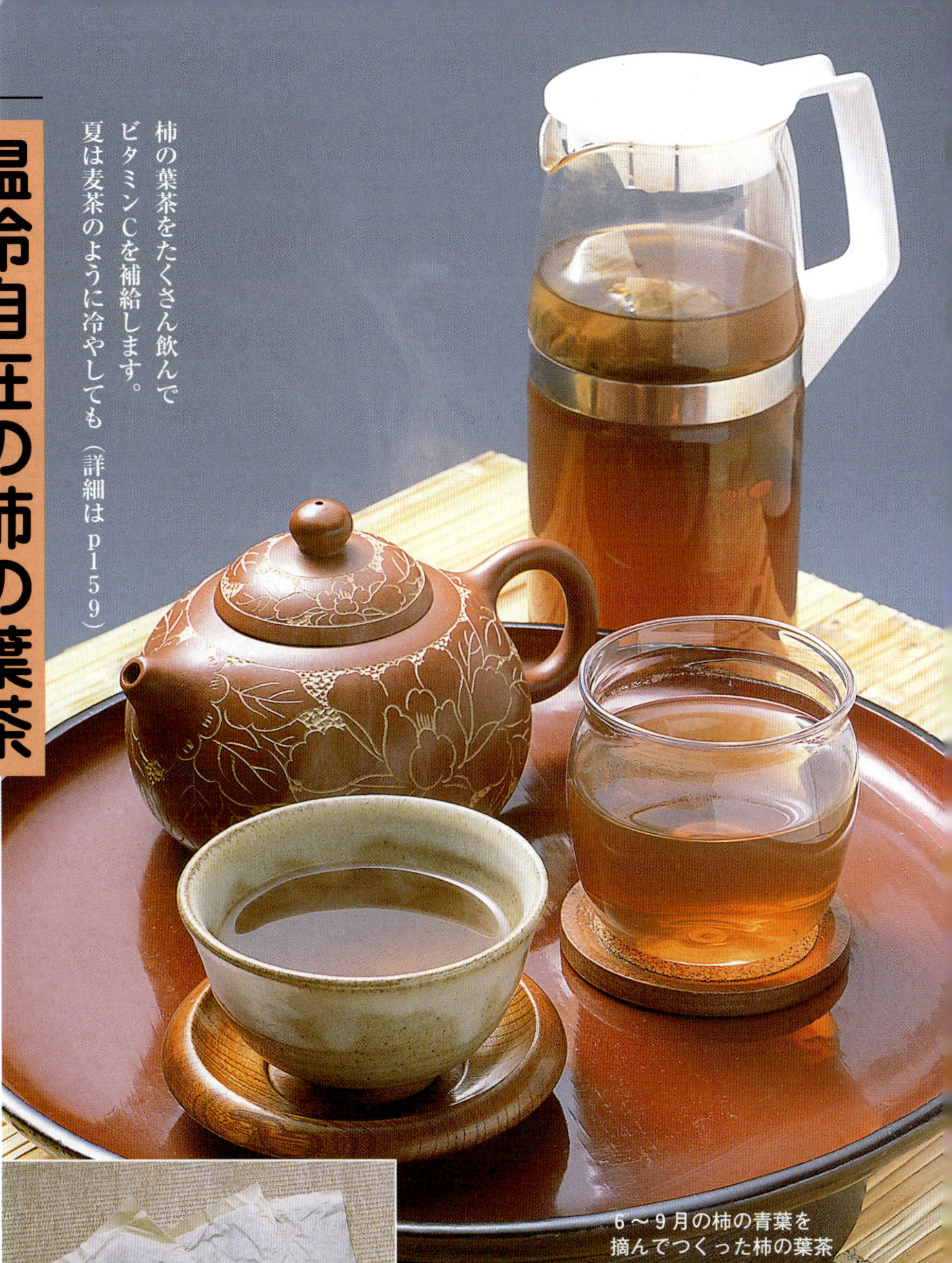

6～9月の柿の青葉を
摘んでつくった柿の葉茶

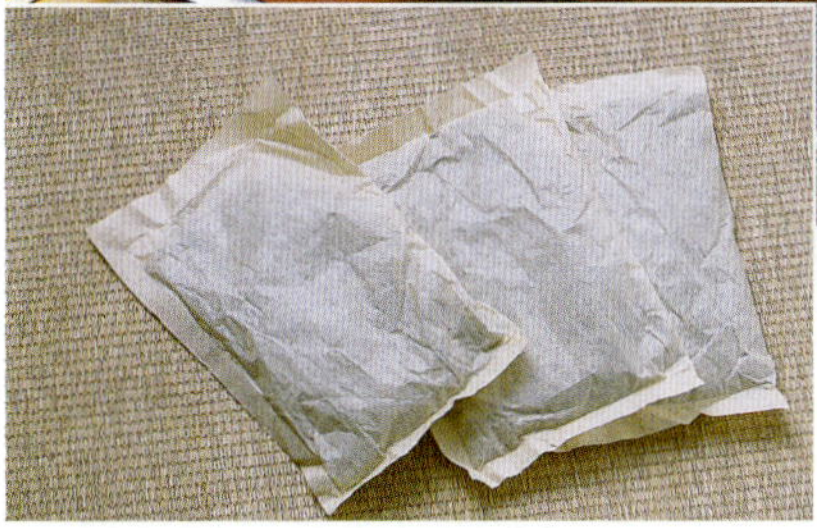

ティーバッグ
も市販されて
いる

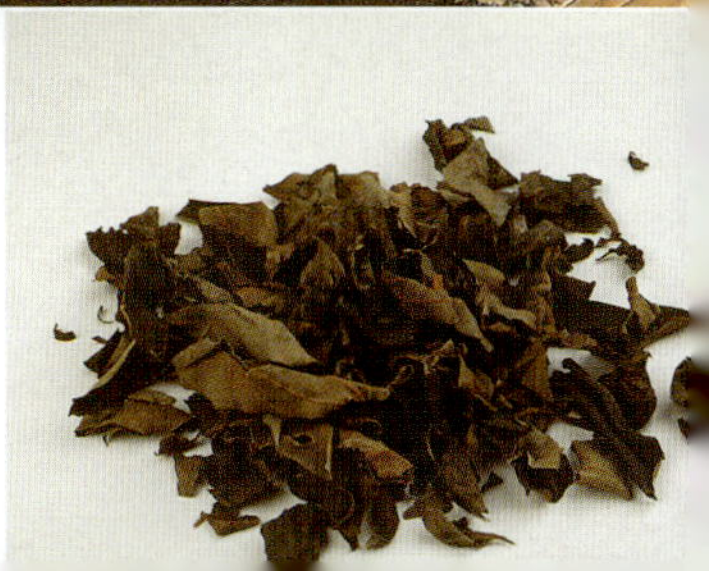

五分がゆ養生法の献立

青汁（青泥がよい）
玄米五分がゆ　豆腐（冷や奴）
粉末昆布、黒ゴマペースト、塩

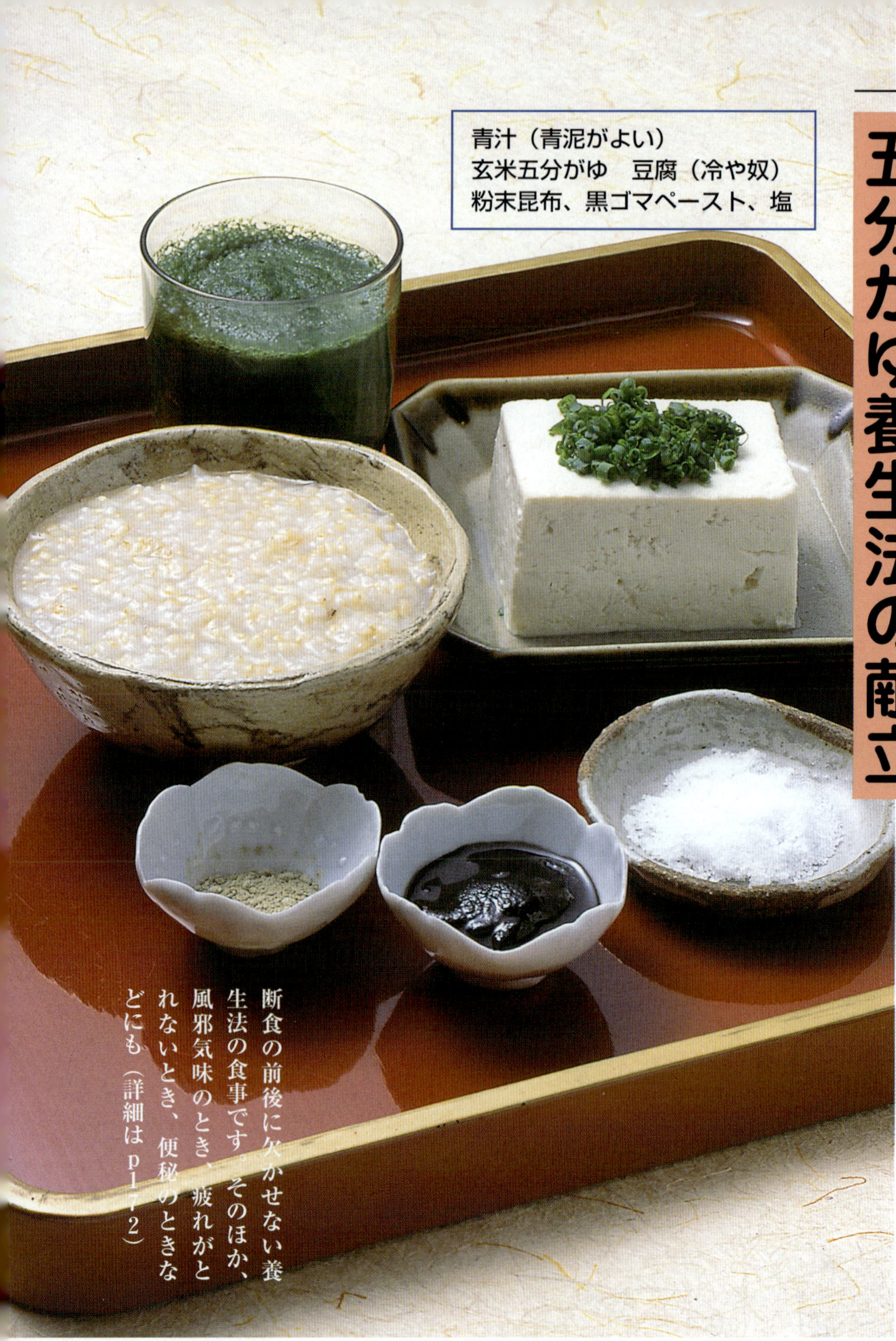

断食の前後に欠かせない養生法の食事です。そのほか、風邪気味のとき、疲れがとれないとき、便秘のときなどにも（詳細はp172）

厳しい生菜食の献立

玄米をひいた生の玄米粉を食べるというまさに厳しい療法ですが、難病など重篤な病を治したいと固い決意のある人に支持されています（詳細はp174）

青汁（濾した青汁）
ニンジンジュース
玄米粉
豆腐（冷や奴）

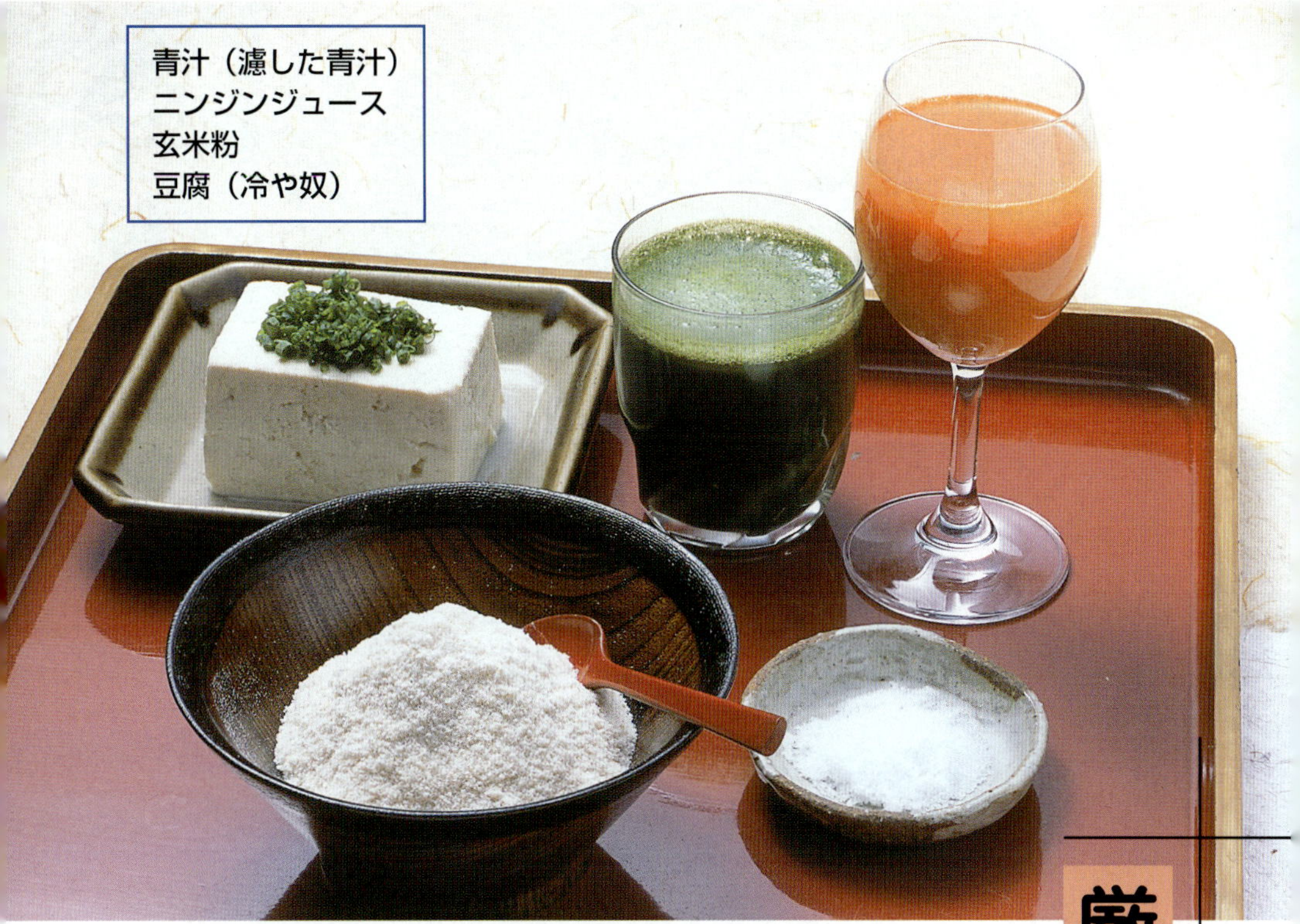

玄米粉のつくり方

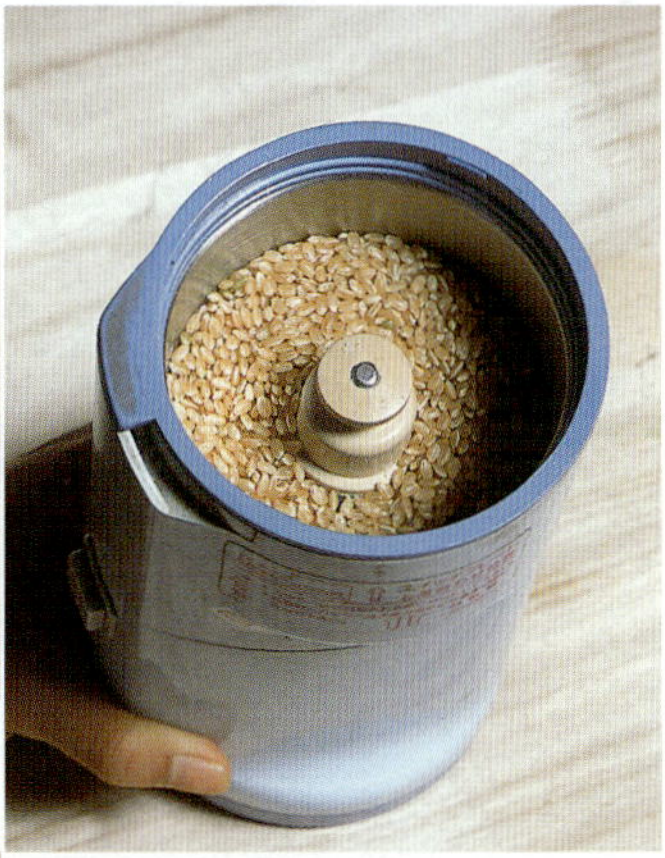

1　玄米を粉ひき器（ゴマすり器やコーヒーミル）に入れる

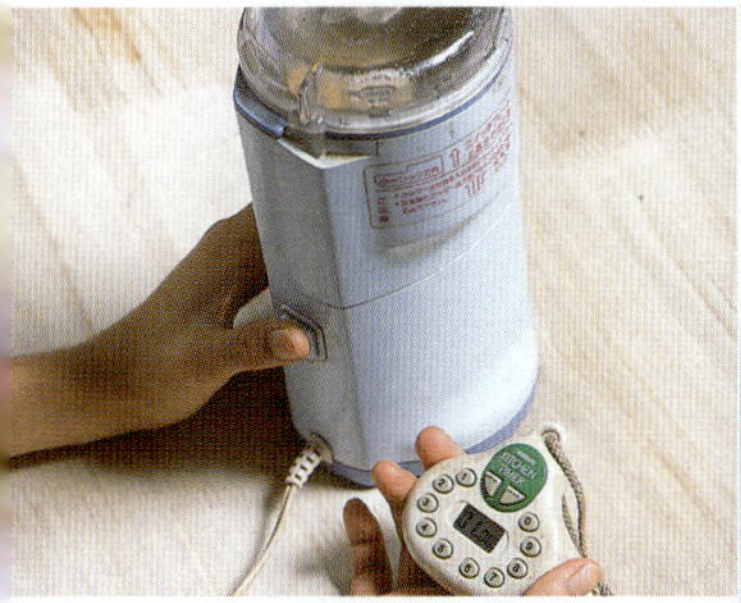

2　60秒ほどかけて、微粉末にする

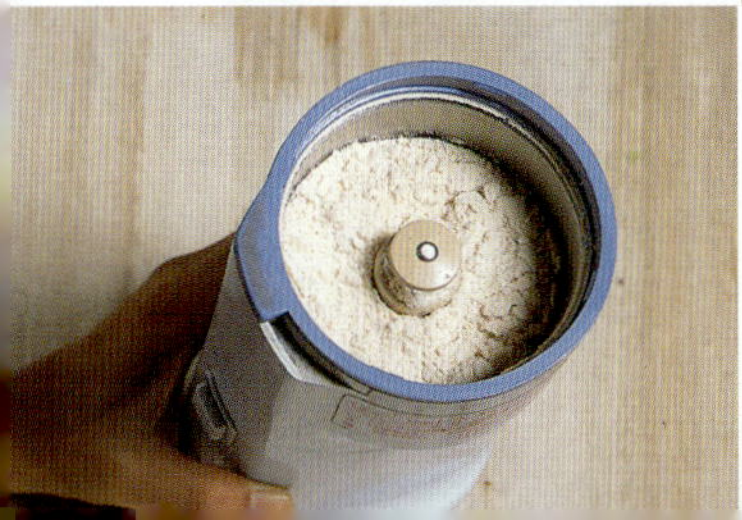

3　できあがり。つくりおきは避けたい

寒天断食の献立

お腹がすきにくいので、初めての人でも取り組みやすい寒天だけを食べる断食です。宿便を排泄する効果などが期待できます

（詳細はP177）

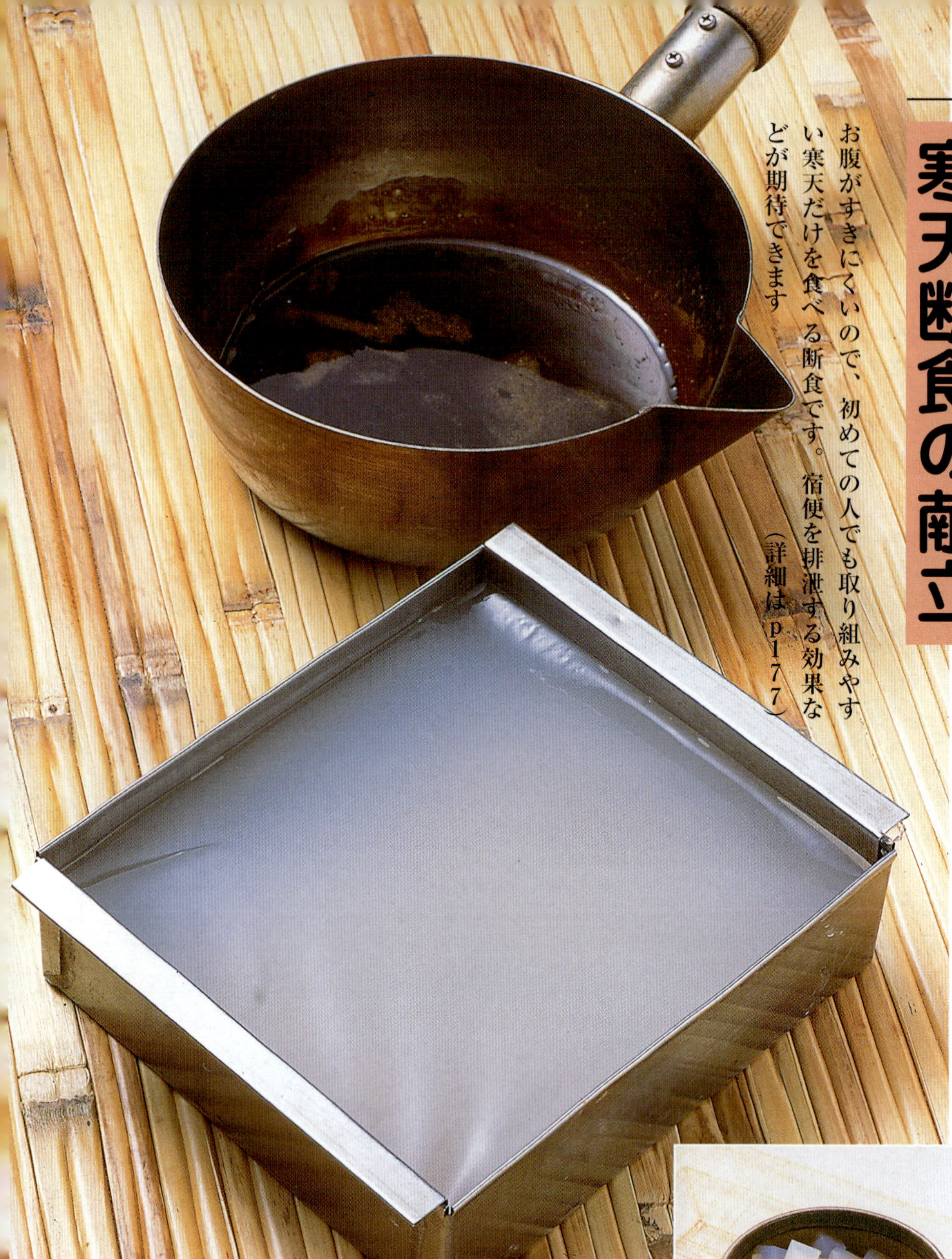

冷やし寒天
蜜（黒砂糖またはハチミツ）

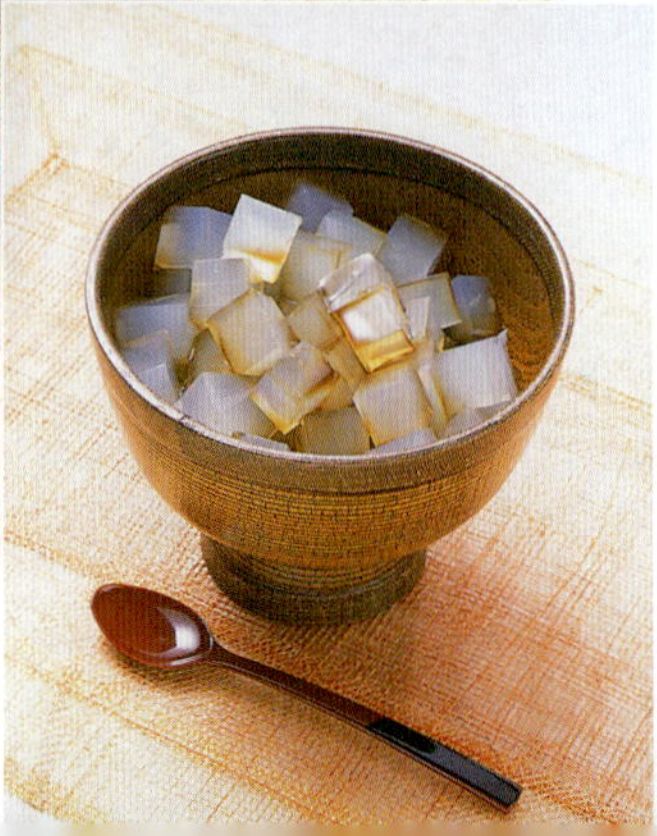

寒天は切り分け、蜜をかけていただく

すまし汁断食の献立

断食のなかで取り組みやすく危険性も少ないとされている、すまし汁断食ですが、一か月に一回、一日程度ずつが無難です（詳細はp178）

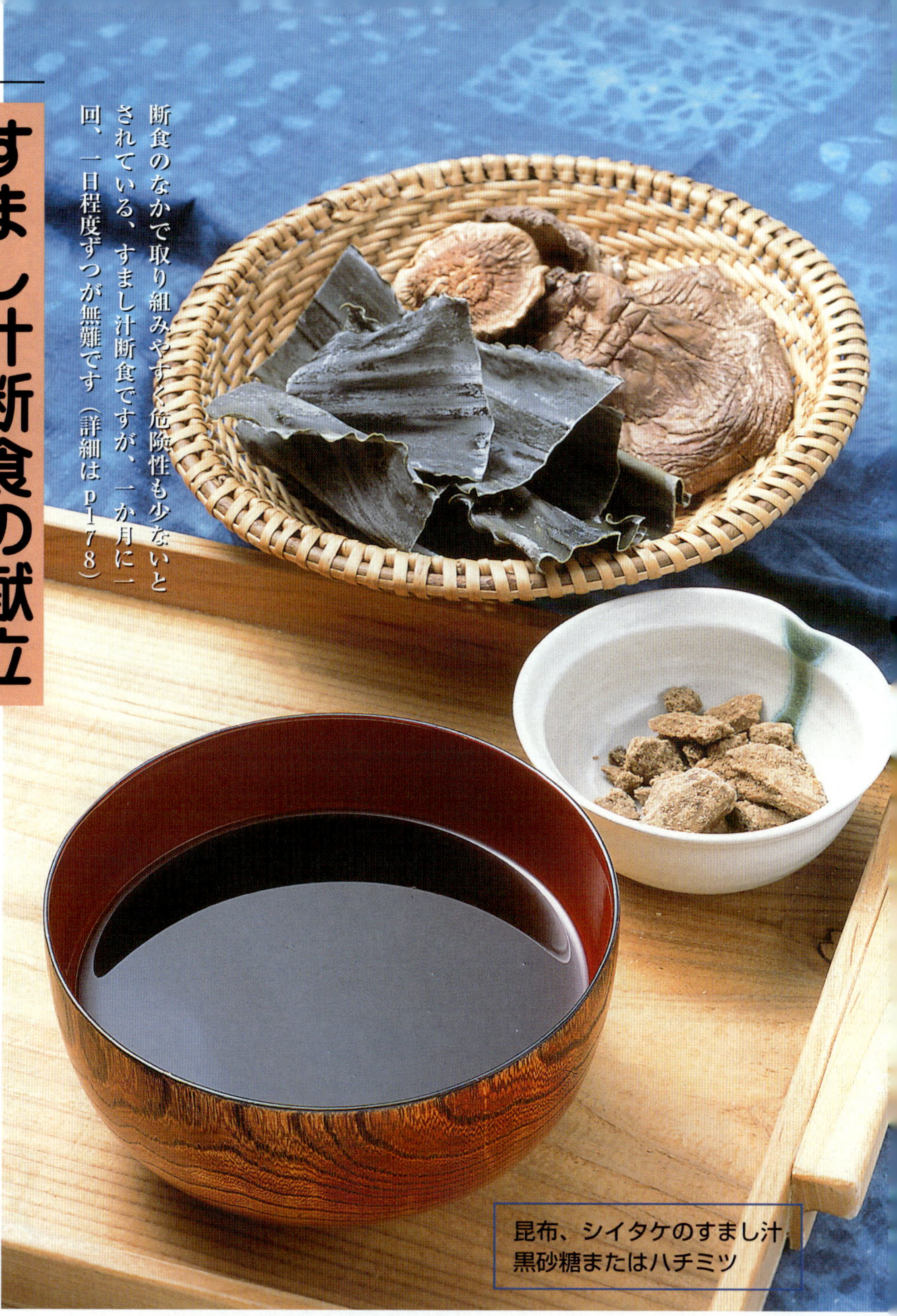

昆布、シイタケのすまし汁
黒砂糖またはハチミツ

断食後の玄米クリーム

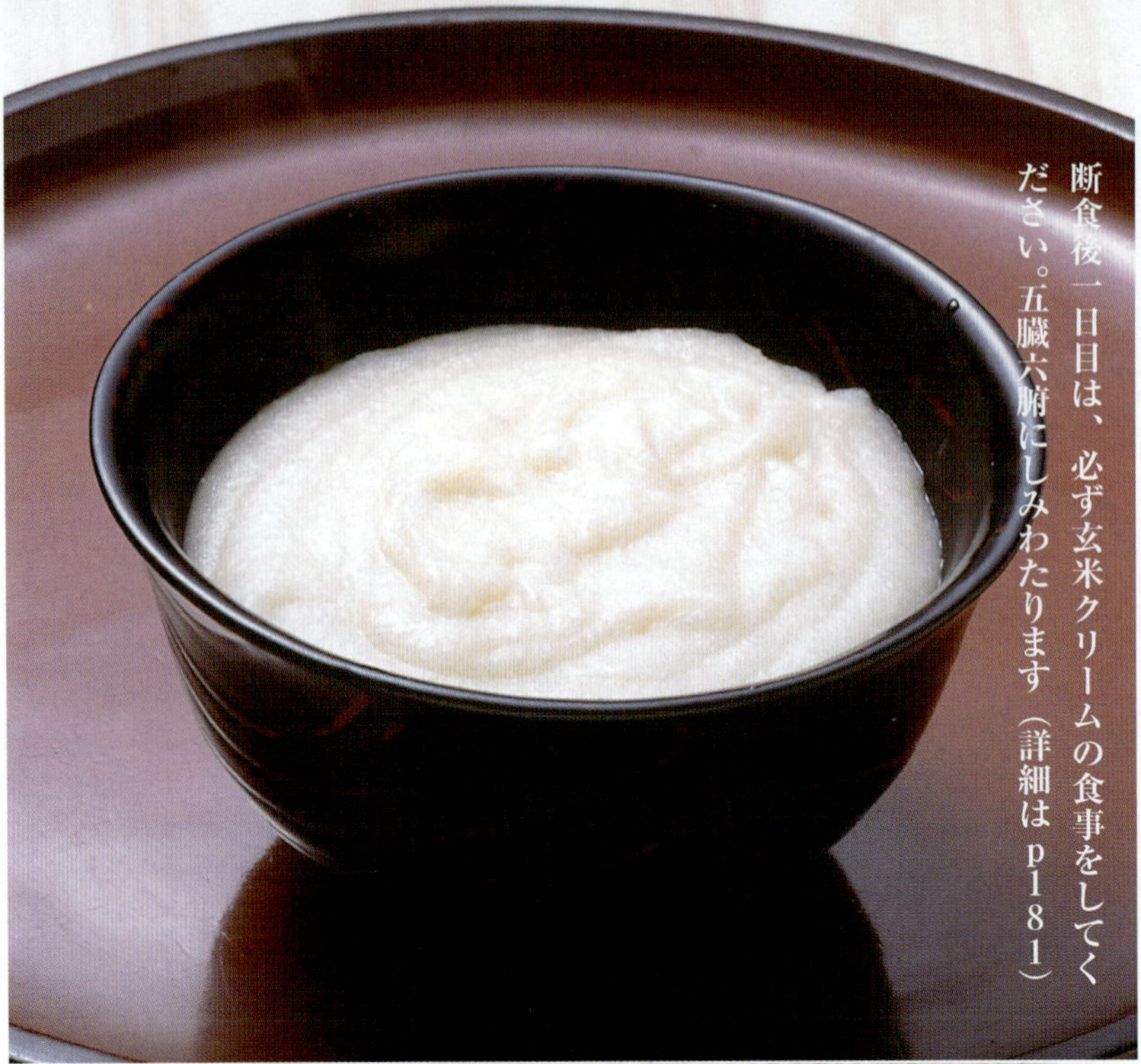

断食後一日目は、必ず玄米クリームの食事をしてください。五臓六腑にしみわたります（詳細はp181）

アレンジの玄米粉だんご

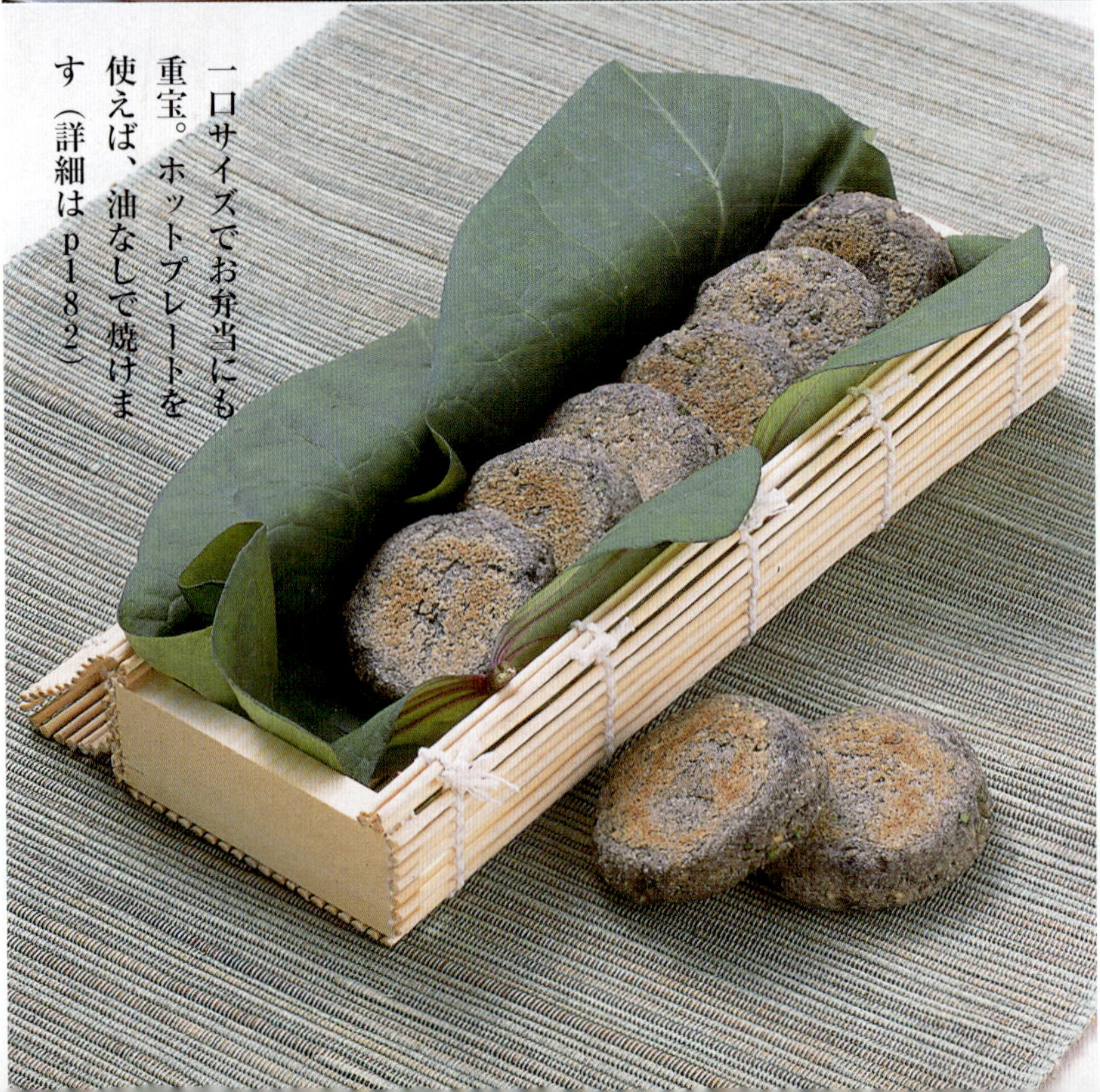

一口サイズでお弁当にも重宝。ホットプレートを使えば、油なしで焼けます（詳細はp182）

病気を予防し体調を整える「毎日の養生法」

●まず、青汁を飲むことから

この養生法は、初心者に向いています。一人で、家庭で、無理なく取り組める方法です。先ず、青汁を飲むことから始めてみたらどうでしょうか。朝ごはんは食べずに、その代わりに青汁を飲む。これなら誰でも無理なくできます。それだけでも、夕方から次の日の昼ごはんまで、半日以上の断食を実行できたわけです。

食欲がない朝は、無理して食べずに青汁を飲む、ごはんを玄米にして腹八分、この方法で始めてみませんか。

●一日の過ごし方

・柿の葉茶と水を合計で1～2ℓ飲む。食前30分、食後2時間は胃液を薄め、消化によくないので飲まない。食事を食べない朝の時間に、一生懸命飲む。

・毎日、温冷浴や裸療法、毛管、金魚、合掌合蹠、背腹運動なども行う（私の場合、運動は、朝と晩に布団の上ですることにしています。朝起きたら運動、夜寝る前に運動、この規則的な繰り返しで、なんとか三日坊主にならないですんでいます）。

・スイマグ（緩下剤）をフタに2杯、1合の水で飲む。

・できれば板の上に寝て木枕を使用すること。

・間食、夜食はいっさいしない。

【毎日の養生法の献立】

青汁（p158）コップ1杯
玄米ごはん（p171）茶碗1杯
白身魚（焼くか煮たもの）1切れ
煮野菜（カボチャ、根菜、ナスなど）1皿
または
豆腐などの大豆製品 1皿（豆腐なら半丁）

＊朝は青汁のみを飲む。基本的に一日に昼と夜の2食、同じメニューで献立どおりの食事をとる。

＊青汁、玄米飯、おかず2品で約1600kcal。

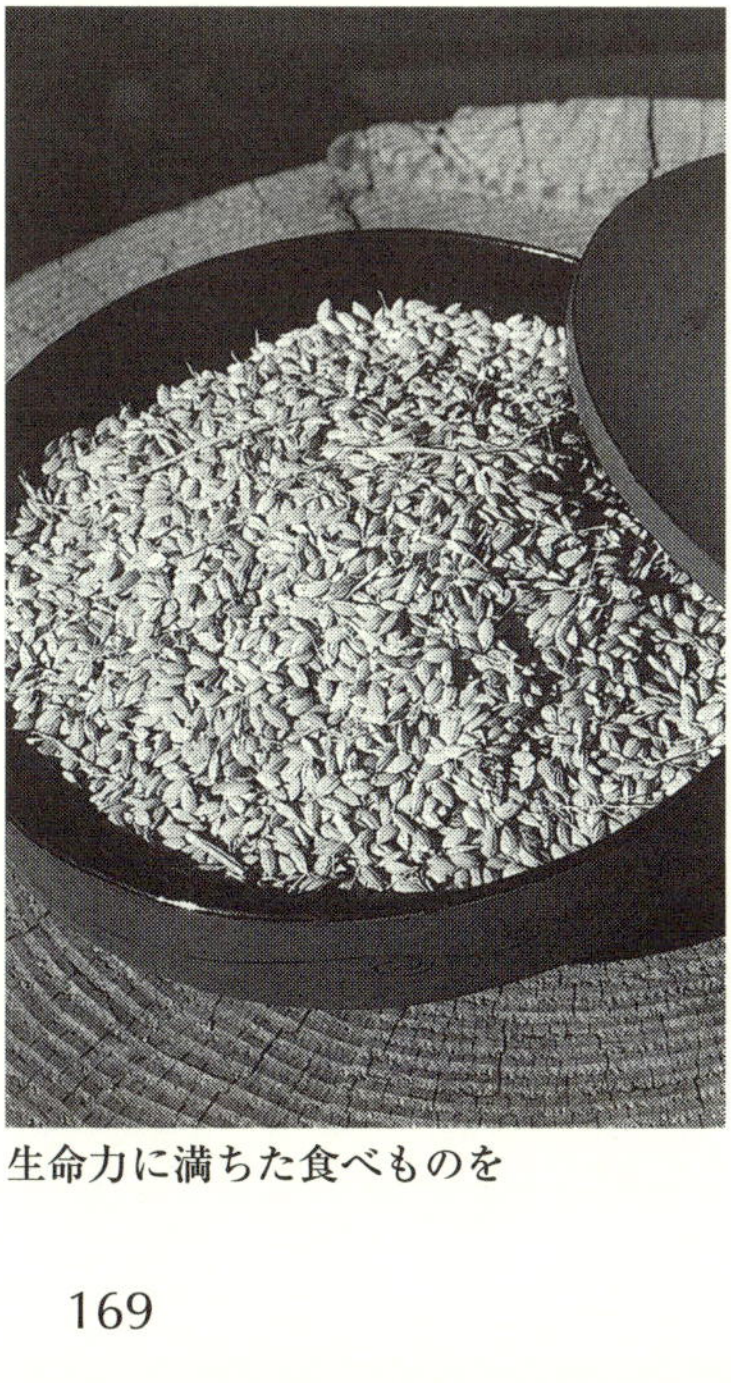

生命力に満ちた食べものを

病を癒す基本の「玄米食養生法」

●血液をサラサラにする

どこか体に不調を感じたとき、あるいは健康診断の結果が思わしくないとか、医者から食事に気をつけるようにと告げられたら、この食事療法を実践してみてください。できるだけ節食するほうが、病気にはいいと実感できると思います。間食や夜食は、もちろん厳禁です。

ただ単に食べている米を玄米に変えるのではなく、できるだけおかずは食べないで胃腸を休ませるようにして、血液をサラサラに浄化させ、体をお掃除するのが目的です。

クリーム食（おもゆ）や生菜食と違って普通の食事に近い分、仕事や暮らしも普通と同じにできて取り組みやすいと思います。

この食事療法が自宅でできる人は、甲田療法を取り組むのに向いています。甲田療法は、節食することで、かえって食欲を暴発させてしまう危険性もあります。そうした節食ができない人は、無理をせずに、むしろ、通常の食を腹八分にするといった方法がよいでしょう。

私は、恥ずかしながら食べるのがいちばんの楽しみ

【玄米食養生法の献立】

青汁（青泥がよい、p158）コップ1杯
玄米ごはん（p171）茶碗1杯
豆腐（冷や奴。薬味はネギ、青シソなど）半丁
煮野菜（カボチャ、根菜、ナスなど）1皿
粉末昆布 少々
黒ゴマペースト 少々
塩 少々

＊朝は青汁のみを飲む。基本的に一日に昼と夜の2食、同じメニューで献立どおりの食事をとる。青汁、玄米ごはん、豆腐、煮野菜で約1200kcal。
＊粉末昆布少々をごはんにかけて食べる。
＊黒ゴマペーストは小さじ1程度を豆腐にかけたり、そのまま食べる。
＊塩少々は豆腐にかけて食べてもよい。「しょうゆより塩のほうが、腹がはらない」と言う人が多い。ただ私は、豆腐にひとたれのしょうゆが好ましく、たまに塩にするが、基本的にしょうゆで食べている。
＊胃の弱い人、悪い人は、黒ゴマペースト、粉末昆布、薬味の量を減らす

という食欲の固まりのような人間で、本来はこの療法には向いていなかったのかもしれません。ただ、難病をなんとか治したいという危機感でできたと思えます。ですから、誰でも生死をかけてやればできるということでもあります。そして、効果があったので、いまなお続いています。

●一日の過ごし方

・柿の葉茶と水を合わせて一日に1〜2ℓ飲む。

・毎日、温冷浴や裸療法、毛管、金魚、合掌合蹠、背腹運動なども行う。

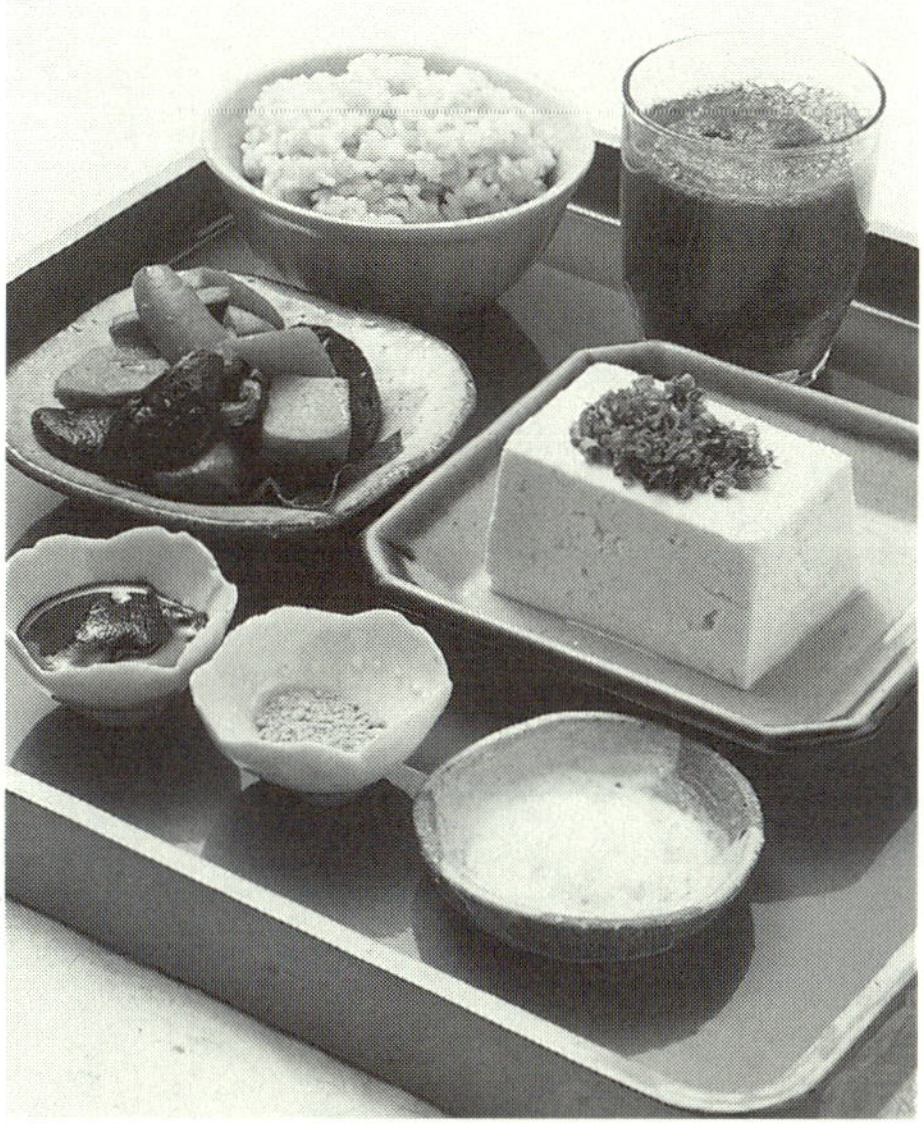

玄米食養生法の献立

玄米ごはん

玄米ごはんは一般に圧力鍋で炊きますが、近年は電気炊飯器でもおいしく炊けるものがあります。玄米ごはんはお弁当用におにぎりにしたり、少し多めに炊いて冷凍して保存してもよいでしょう。

胃腸が弱っていたり、子供や噛む力が弱くなっている高齢者の場合は、消化吸収のよい、おかゆ（p172）にすることをおすすめします。玄米ごはんはボソボソしていて食べづらいという方にも好評のようです。

玄米を胚芽米と勘違いしている人もいるようですが、玄米は稲を脱穀しただけのもので黒く、胚芽米は玄米の精米過程で胚芽部分を残したもので白色です。食物繊維や栄養面からも、格段に玄米のほうがすぐれています。

【材料】玄米適宜（1回分の分量は100gを目安に）

【つくり方】①玄米は洗い、玄米1に対して水1・5の水加減をする。

②一晩水につけた後、圧力鍋に入れて火にかける。ノズルが強く動いてきたら弱火にし、25〜30分炊く。その後火を消し15〜20分蒸らす。

断食前後の「五分がゆ養生法」と「三分がゆ養生法」

●血液をサラサラにする玄米がゆの養生法

この養生法は断食の前後に欠かせません。それだけではなく、風邪気味のとき、体調がよくないとき、疲れがとれないとき、便秘、あるいは検診で「コレステロールが高い」「高血圧」「血糖値が高い」などの異常が見つかったときなどにおすすめです。おかゆは胃腸が弱ったときにも最適です。

私の場合、「すまし汁断食」を7日間行ったときは、断食前の食事は「五分がゆ養生法」を4日間、その後「三分がゆ養生法」を2日間。断食後は「三分がゆ養生法」を2日間続け、その後「五分がゆ養生法」は3日間でした。

断食の期間や断食の種類、あるいは胃腸が弱い体質であるか否かなど、症状によっても期間や養法は違ってきますが、基本的に断食の前後は厳しい節食が大切ということです。とりわけ、断食後に多食をしたり、節食せずに「さあ食べるぞ」とばかりに鰻重や寿司を食べたりするのは、「危険」だと思ってください。

家庭で、1日あるいは、2～3日だけの断食をする場合も、翌日は玄米三分がゆや五分がゆを食べるなど、節食を心がけたいものです。

●一日の過ごし方

・柿の葉茶と水を合わせて1～2ℓ飲む。

・毎日、温冷浴や裸療法、毛管、金魚、合掌合蹠、背腹運動なども行う。

・食前30分、食後3時間は水、お茶などの水分をとらない。水分をとると、胃液を薄め、消化が悪くなり、胃を悪くする。

玄米五分がゆ

[材料・昼夜の2食分] 玄米90g、水は5～6倍量

[つくり方] ①玄米は洗って2時間以上水につける。②圧力鍋に玄米と水3カップを入れ、強火にかける。おもりが強く動き始めたら弱火にし、25～30分炊く。火を消して30分蒸らす。

[メモ] 一回に半分食べる。

玄米三分がゆ

[材料・昼夕の2食分] 玄米70g、水は7～7・5倍量

【つくり方】①玄米は洗って2時間以上水につける。
②圧力鍋に玄米と水2カップ半を入れ、強火にかけ、おもりが強く動き始めたら弱火にし、25〜30分炊く。火を消して30分蒸らす。

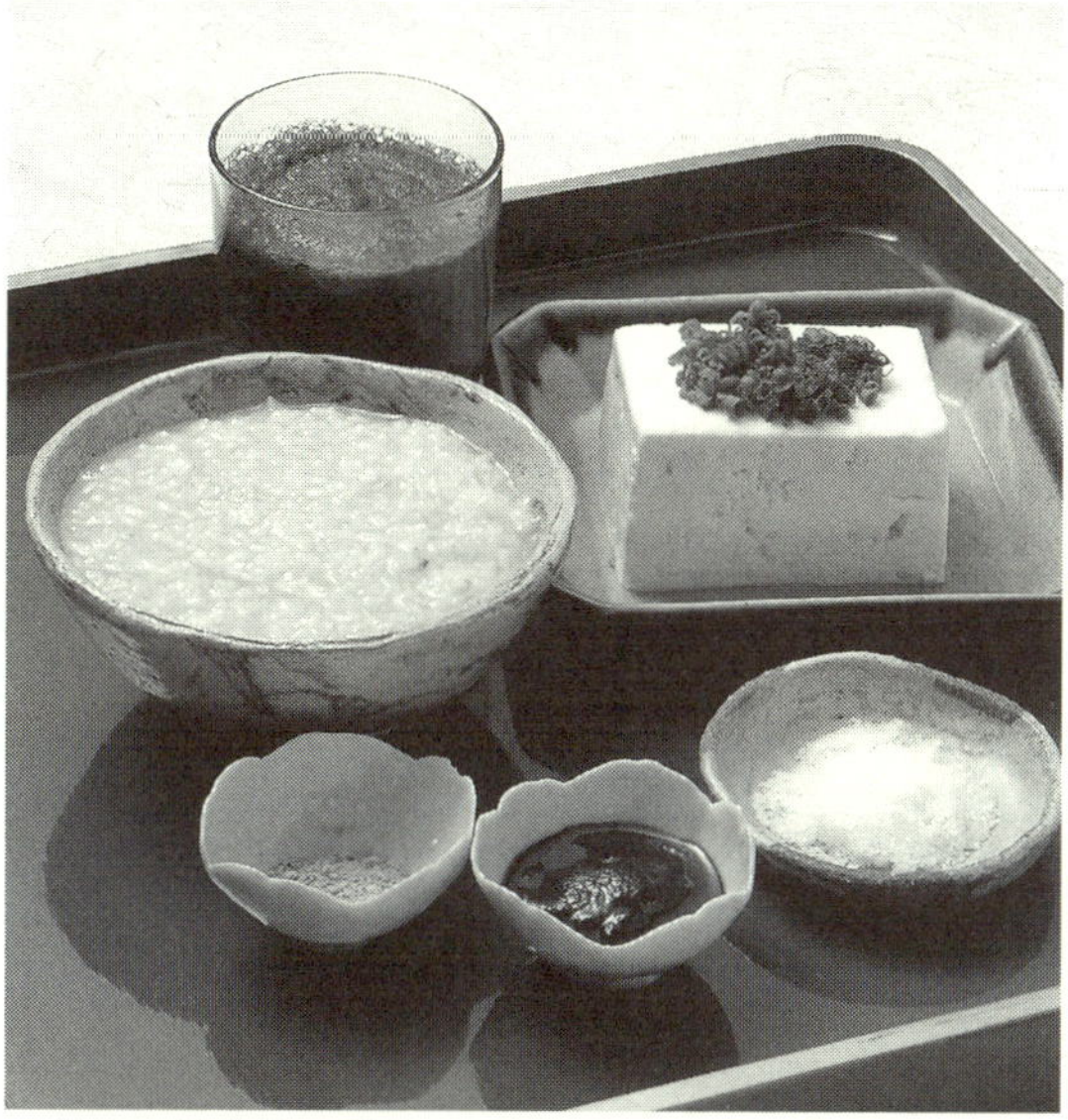

五分がゆ養生法の献立

【五分がゆ養生法の献立】
青汁（青泥がよい、p158）コップ1杯
玄米五分がゆ（p172）茶碗1杯
豆腐（冷や奴。薬味はネギなど）半丁
粉末昆布 少々
黒ゴマペースト 少々
塩 少々
＊朝は青汁のみを飲む。基本的に一日に昼と夜の2食、同じメニューで献立どおりの食事をとる。
＊おかゆは流し込まずに、よく噛んで食べる。
＊黒ゴマペースト、塩、粉末昆布は豆腐やかゆにかけたり、そのまま食べてもよい。
＊胃の弱い人、悪い人は、黒ゴマペースト、粉末昆布、薬味の量を減らす。

【三分がゆ養生法の献立】
玄米三分がゆ（p172）茶碗1杯
豆腐（冷や奴。薬味はなし）1/4丁
塩 少々
＊朝は青汁のみを飲む。基本的に一日に昼と夜の2食、同じメニューで献立どおりの食事をとるが、三分がゆ養生法の場合は、昼と夜は青汁を飲まない。
＊また豆腐の分量も半分で、薬味は入れない。粉末昆布や黒ゴマペーストもとらない。

がんや難病の特効薬「通常の生菜食」と「厳しい生菜食」

甲田医師が、長年にわたって蓄積した健康法の集大成として取り組んでいるのが、「生菜食」です。がんや、筋無力症、膠原病、重症のアトピー性皮膚炎などの難病の特効薬として、多くの人に喜ばれ支持されています。私も2年前に、この療法を体感すべく、甲田医院に1か月入院して、「厳しい生菜食」を体験しました。

たしかに、玄米ごはんや玄米がゆよりも、生の玄米粉を食べるほうが、便の出が格段に違います。しかも、おならのようなガスは、いっさい出ません。細胞が活性化され、肌がきれいになります。また、脳梗塞による半身不随の方が、みるみる癒されていく様も目撃しました。

ただ献立を見ていただけばわかるとおり、玄米の粉を食べるという厳しい療法ですから、私の場合、この食事療法はあまり長期間は続けることができませんでした。家族のためにつくる料理の味見ができない、出先での会食など社会的な活動ができないなどのためです。現在は、家では生菜食を続け、外では普通の食事もとるというように使い分けて続けています。

重篤な病を治したいと固い決意のある人や、食べるものの欲がなくなり、また、おつきあいなどに振り回されることが少なく社会的にも食べないわがままが通る年齢の人なら、長期間続けて優れた効果を上げられると思います。

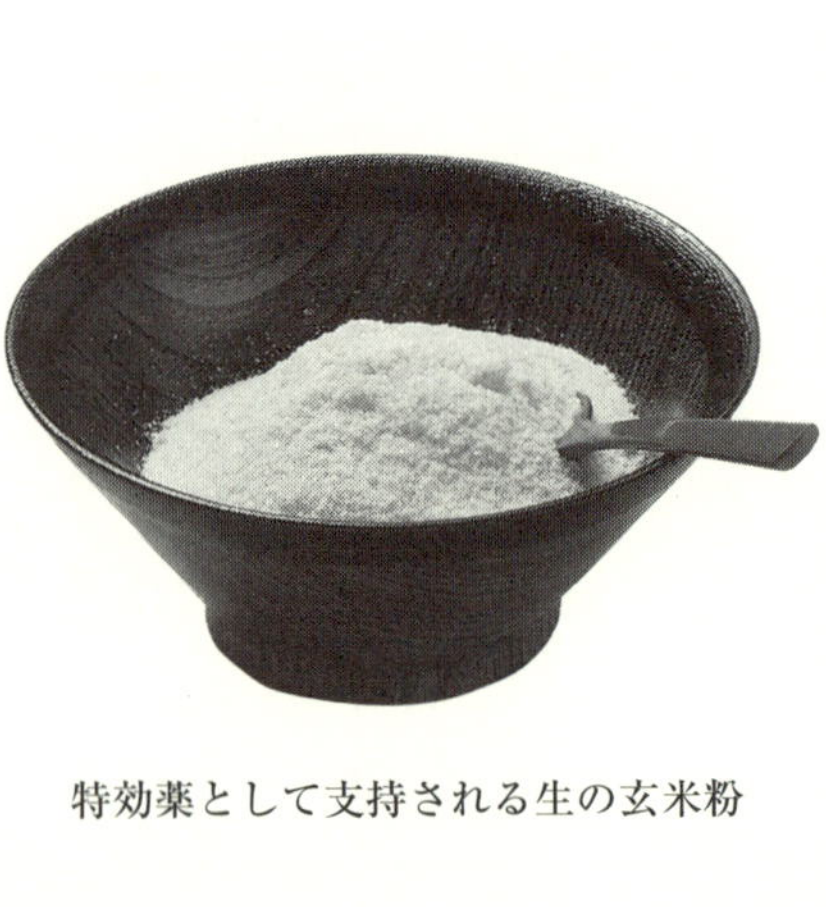

特効薬として支持される生の玄米粉

●通常の生菜食と厳しい生菜食

また、生菜食には二通りあります。「通常の生菜食」と「厳しい生菜食」です。厳しい生菜食は一日1食ですから、ある程度身体ができあがっていないと難しいし続きません。まず、通常の生菜食を実行して身体を慣らし、また自分に合うかどうか推し量ってから厳しい生菜食を実行するのがよいでしょう。

●一日の過ごし方

・間食、夜食はいっさい禁止。
・水と柿の葉茶を合わせて一日1～2ℓ飲む。
・毎日、温冷浴や裸療法、毛管、金魚、合掌合蹠、背腹運動なども行う。

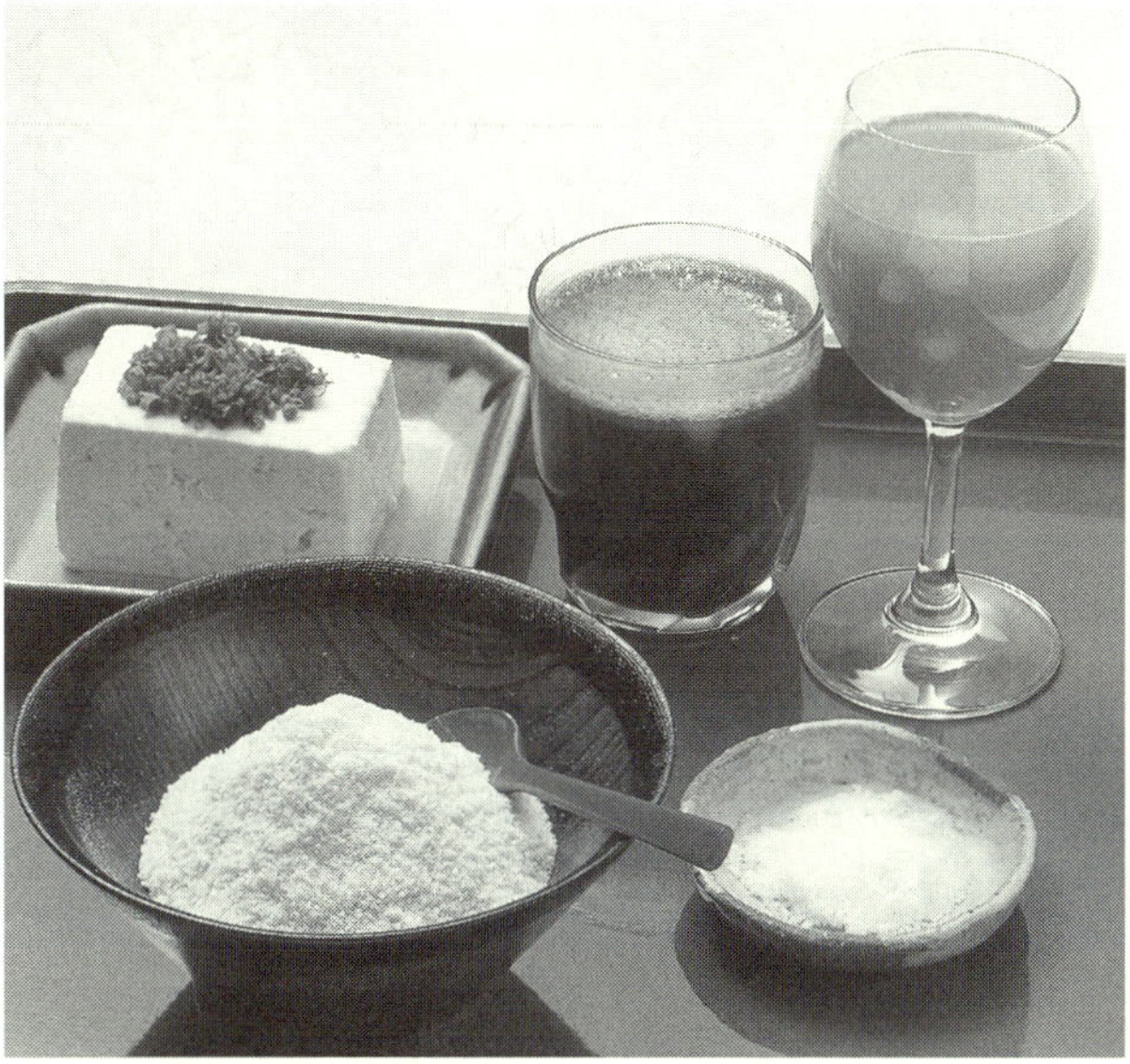

厳しい生菜食の献立

【通常の生菜食の献立】

青汁（青泥がよい、p158）1合250g
玄米粉（p176）70g
ダイコンおろし100g
ニンジンおろし120g
ヤマイモおろし30g

＊朝は青汁のみ（1合250g）を飲む。基本的に一日に昼と夜の2食、同じメニューで献立どおりの食事をとる。青泥、玄米粉一日2食で約900kcal。
＊ダイコン、ニンジン、ヤマイモのすりおろしは塩としょうゆ少々で食べる。
＊人によっては、さらに豆腐200g（約半丁）を食べてもよいなど異なるメニューとなることもある。

【厳しい生菜食の献立】

青汁（濾した青汁、p158）1合200g
ニンジンジュース（p176）1合200g
玄米粉（p176）100g
豆腐（冷や奴）200g（約半丁）

＊この献立メニューは夕食のみ。朝は青汁とニンジンジュースを1合ずつ飲む。昼はなにも食べず、青汁も飲まない。基本的に一日1食、夕方に献立どおりのメニューをとる。約750kcalになる。
＊豆腐は塩やしょうゆをかけて食べるとよい。ネギなどの薬味を添えてもかまわない。

玄米粉

最近の玄米は汚れや不純物の心配はほとんどないので、洗わなくても大丈夫だと思います。

心配な人は、洗って乾かしてから粉にしてもかまいません。

酸化して味やにおいが悪くなるので使うごとにつくるようにしてください。多くつくったときは、他のにおいを吸収しやすいし、虫もわきやすいので、冷蔵庫に入れます。

旅行の際に持って歩いて食べていたときのことですが、いろいろなにおいを吸収して、変な味になってしまいました。しっかりと二重、三重にビニール袋入れて、持ち運ぶほうがいいでしょう。

また米は、できるだけ有機米、農薬や化学肥料を使わずにつくられた米を手に入れてほしいものです。なにしろ量が限られていて食べるのですから、質が大事なのです。

【材料】 玄米（70gや100gなど指定の分量）

【つくり方】 玄米は、洗わないで、コーヒーミル（ゴマすり器など）で微粉末にする。電動式の場合は、60秒ほど目安にして粉にするとよい。

ニンジンジュース

ジューサーでつくります。ニンジンだけでは飲みづらいという方は、レモン汁やリンゴを少々加えてみてください（p88）。

【材料・1回分】 ニンジン3～4本（約450g）

【つくり方】 ①ニンジンは皮をむかないで、ジューサーに入る大きさに切る。

②ジューサーに入れて搾る。

③できたものは、できるだけすぐに飲む。

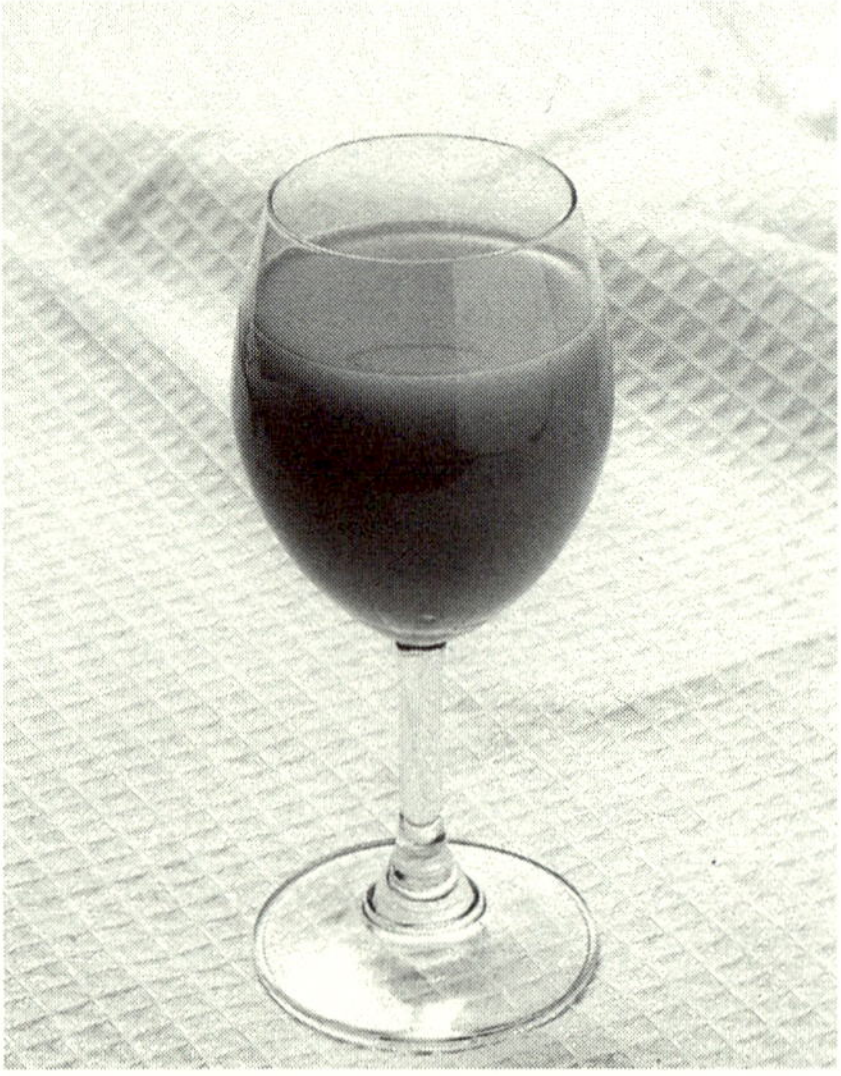

「厳しい生菜食」では、青汁のほかニンジンジュースも飲む

宿便を排し若返りを生む「寒天断食」

寒天断食は、宿便を排泄し万病を癒す効果がありま
す。また、何回も繰り返していると完全な健康体にな
り、若返ります。

家庭では、「すまし汁断食」と同じように、一日だ
けの断食を1か月に1回ずつしていく方法が取り組み
やすいでしょう。私は、海外旅行から戻ったときの食
事療法として、この寒天断食を甲田医師からすすめら
れました。

●お腹がすきにくく取り組みやすい

お腹がすきにくいので、初めての人でも取り組める
利点があり、また、人によっては、排泄がよりスムー
ズにいきます。

●一日の過ごし方

・断食中は毎日、生水、柿の葉茶を一日2ℓは飲む、
とりわけ朝は一生懸命飲む。
・毎日、温冷浴や裸療法、毛管、金魚、合掌合蹠、背
腹運動なども行う。

●特に注意すること

・断食の前後は1～2日はかゆ食(三分がゆ)にする。
・断食後の過食に気をつける。
・食べられない人は無理をせず、普通食に戻る。また、
腹痛、悪心、吐き気が起きたときは中止して普通食に
戻す。
・事前にレントゲン検査などで、胃腸に潰瘍がないこ
とを確認する。

【寒天断食の献立】
冷やし寒天　一日分の半量
蜜（黒砂糖またはハチミツ）30g
＊一日2回、朝晩に分けて固めた寒天を食べる。黒砂糖
の蜜はつくり方を参照。寒天にかけて食べるとよい。

冷やし寒天

［材料・一日分］ 寒天一日3～4本(1本約10g)、塩
8～10g、黒砂糖またはハチミツ60g

［つくり方］ 寒天に水6合を加え、少しひたしたのち
煮る。塩を加え、冷やして固まらせる。

［メモ］ 朝晩2回に分けて食べる。黒砂糖は水を加え
て溶かし、火にかけて煮詰めて蜜にし、固めた寒天に
かけて食べるとよい。また、固まらないドロドロのま
ま食べてもかまわない。

初心者でも取り組みやすい「すまし汁断食」

●家庭での断食は1か月1回、1日が無難

断食は効果がある一方で、危険性もある治療法であると多くの人から指摘されています。初心者が勝手な判断で取り組むべきではないと思いますが、甲田医師の長年にわたる多数の人々への指導蓄積による「すまし汁断食」は、取り組みやすく、その副作用ともいえる危険性がきわめて少ないとされています。したがって、家庭でも取り組めます。ただし、断食は1日にし、1か月に1回ずつ取り組むような方法が、望ましいでしょう。

●一日の過ごし方

・柿の葉茶と水を合わせて1～2ℓ飲む。
・毎日、温冷浴や裸療法、毛管、金魚、合掌合蹠、背腹運動なども行う。

●特に注意すること

・1日もしくは2日間くらいなら自宅で行ってもよいが、それ以上の期間行うときは、適当な施設で、指導者のもとで行うこと。
・断食中に腹痛、悪心、嘔吐などの症状が出たら、すぐに断食は中止し、おもゆ（玄米クリーム）か三分がゆを食べる。
・断食に入る前に、胃や十二指腸に潰瘍があるかどうかを胃の透視、胃カメラなどの検査で確認しておく。潰瘍があるときは、断食はやらないこと。
・断食中は、散歩のような軽い運動はよいが、ジョギングやマラソンのような過激な運動はやらないこと。
・断食療法により、月経が途絶えることがある。

【すまし汁断食の献立】
すまし汁 一日分の半量
黒砂糖（またはハチミツ）少々
＊一日2回、昼と夕方に献立どおりのメニューをとる。その他はいっさい食べないこと。
＊黒砂糖は、すまし汁に加えなかった場合には汁と別にとるようにする。

昆布、シイタケのすまし汁

黒砂糖は、すまし汁に入れないで、別に食べてもかまいません。しょうゆと黒砂糖を入れることで、空腹感や脱力感が出てこないなど体への負担が減り、断食がスムーズにできます。その結果、断食後の飢餓感も少なく、断食の失敗が減ります。

【材料・一日分】 昆布20g、干しシイタケ20g、水6カップ、しょうゆ30g、黒砂糖（またはハチミツ）30g

【つくり方】 水に昆布と干しシイタケを入れ、約4時間おく。ついで加熱し、沸騰したら弱火にし昆布を取出し、しばらく煮出してから火を止めシイタケを取り出す。ここにしょうゆと黒砂糖を入れる。

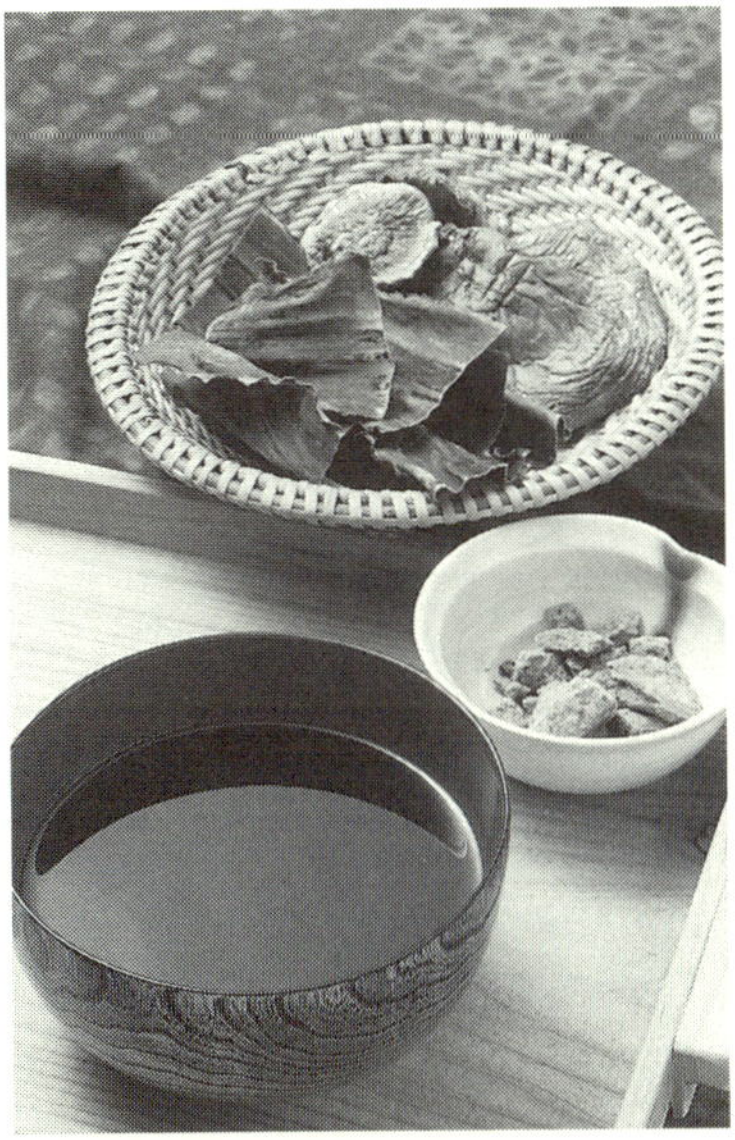
すまし汁と黒砂糖

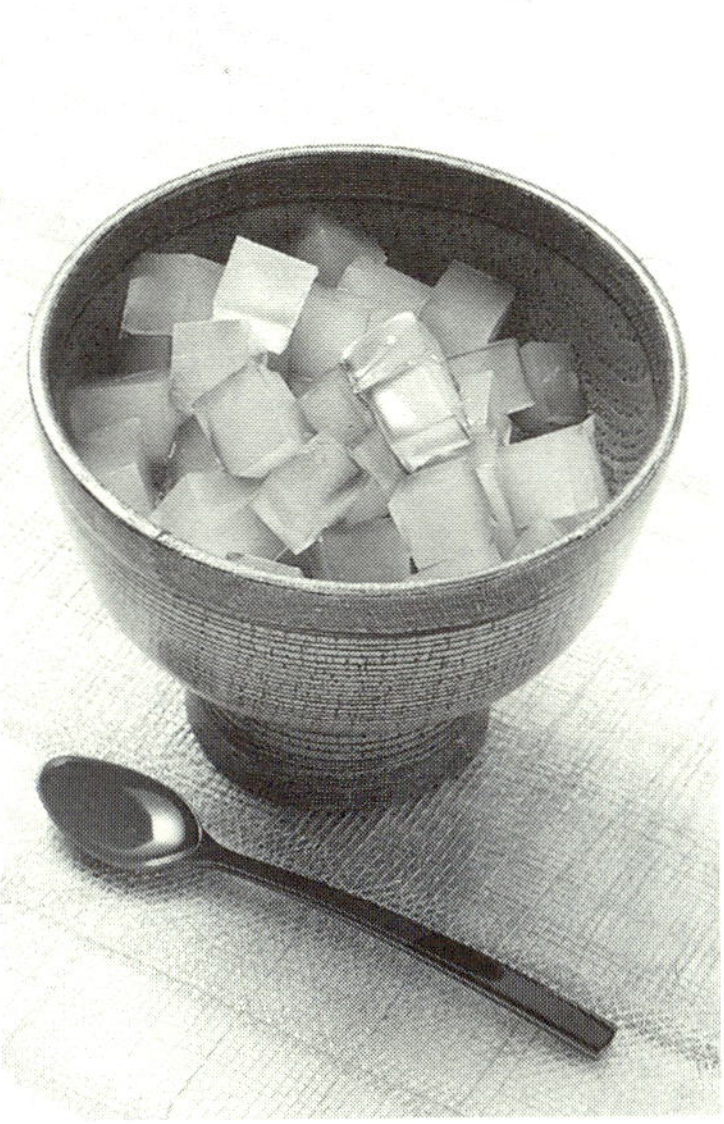
蜜をかけた冷やし寒天

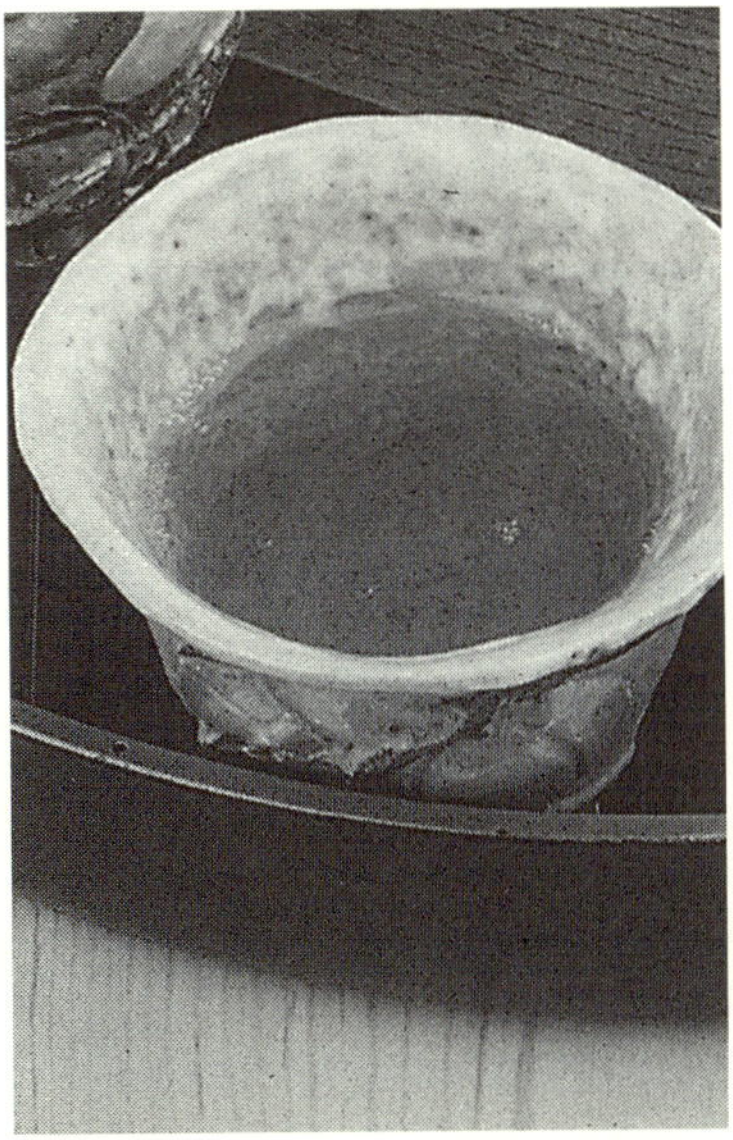
柿の葉茶

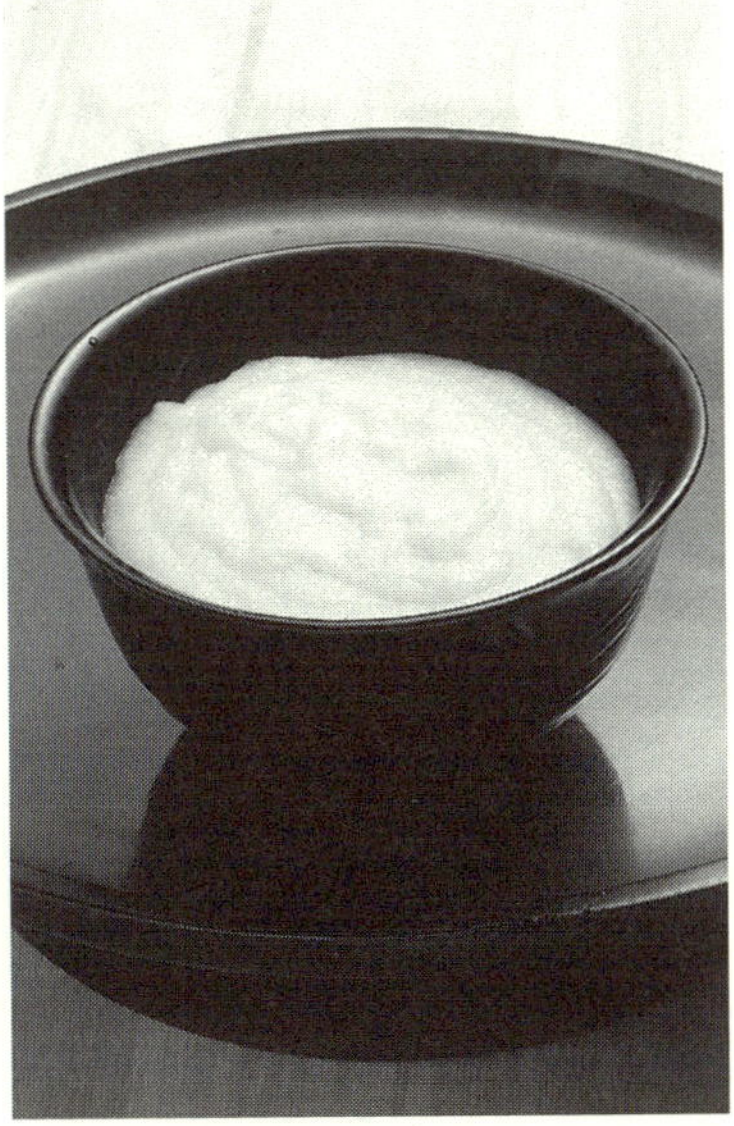
玄米クリーム（おもゆ）

水分以外はとらない本断食

●お腹がへこみ身体が軽くなる

何も食べないで水だけで過ごすなんてと思われるかもしれませんが、きついのは反応と言われる症状が出ることの多い3日目や、4日目で、その山を越えると、体が軽くなり、自由に動ける感じがし、お腹はぺっちゃんこでむしろ気持ちがいいくらいなのです。

私はこの水断食（本断食）を7年間で16回続けてきましたが、その3日目や、4日目の反応は、それぞれ違っていました。あるときは、熱が出ました。またある時は寒くて、布団をかぶっても寒くて、ストーブをガンガンたいて、お風呂に入って、温まりました。足がフラフラしたときもありました。甲田医師には、「症状即療法」と言われました。出た症状に合わせて対処していけばいいわけです。寒ければ温める、熱ければ冷ますでいいのです。

むしろ、断食で恐いのは終了後です。ある日、餓鬼のようにガツガツと貪り食べているわが身に出会い唖然としました。断食の後は、くれぐれも暴飲暴食を避け、節食してください。

断食は私にとって貴重な体験でした。何も食べなくても水さえあれば1週間は生きられるという実感は、

【本断食前後の食事例】
【本断食前】2日間・三分がゆ養生法（p172）
【本断食】7日間
【本断食後】1日目・玄米クリーム（p181）
2〜3日目・三分がゆ養生法
4〜6日目・五分がゆ養生法（p172）
＊筆者の本断食7日間の体験に基づくものである。

これからの人生に前向きに立ち向かう強さになっているように思います。

●一日の過ごし方

・水以外は、いっさい飲まない食べない。柿の葉茶と水を合わせて一日に2ℓ以上飲む。食べものからとる水分量がゼロなので、できるだけ水分をとるようにする。
・毎日、温冷浴や裸療法、毛管、金魚、合掌合蹠、背腹運動なども行う。

●特に注意すること

・医者の診察なしではやらないこと。断食の前と後の食事に要注意。とりわけ、断食後の食事は、クリーム食にし、十分に回復してから通常の食事にすること。
・その他、すまし汁断食の場合と同じく注意する。

本断食終了後に欠かせない「玄米クリーム」

本断食の前後は、食事を控えめにすることが必要です。玄米クリームとは、おもゆのこと。特に断食後1日目は、必ず玄米クリームの食事をしてください。

玄米クリームをつくる玄米粉の分量は1回分25gを基本としますが、断食の期間や体調などによって分量が違ってくることがあります。

私の体験では、最初の本断食後に食べた玄米クリームの玄米粉分量は25g、7回目の本断食をした後はかなり増えて80gでした。また、12回目のときは本断食終了後の初日は30g、2日目は40g、3日目は50gと増えていき、4日目に三分がゆを食べました。

本断食を体験するときには、前後、特に断食後の食事についても指導を仰ぐようにするとよいでしょう。

●一日の過ごし方

・柿の葉茶と水を合わせて1〜2ℓ飲む。
・毎日、温冷浴や裸療法、毛管、金魚、合掌合蹠、背腹運動なども行う。

玄米クリーム（おもゆ）

[材料・1食分] 玄米粉25g、水は1カップ半（およそ粉の10倍）、塩少々、梅干し1個

[つくり方] ①玄米粉に水を入れ、ダマにならないようにかき混ぜる。火にかけ、沸騰してくるまで木じゃくしでかき混ぜる。8〜10分でボコッボコッとなり、表面につやが出てきたら炊き上がり。そこへ塩少々を入れてかき混ぜる。

②梅干しを添えて食べる。

[メモ] 断食前後ではなく、体力が弱っているとき、あるいは病のときに食べる玄米クリームは、玄米粉70gに水カップ2杯を加えて同様につくるとよいでしょう。

さらに消化をよくするためのつくり方のポイントは

①玄米粉と水を混ぜ、1〜2時間ひたし、火にかける。

②中火で4〜5分かき混ぜながら煮てから火を止め、30分ほど蒸らす。

③弱火でかき混ぜ、つやが出てきたらできあがり。

【玄米クリームの献立】
玄米クリーム 茶碗1杯（1食分）
(梅干し1個)
＊朝は何も食べない。玄米クリームは基本的に一日2回、昼と夜の2食。青汁はとらない。

甲田療法のアレンジごはんとおかず

甲田療法を家庭で、職場で実行する場合、弁当が必要な人も多いと思います。その場合、玄米のおにぎりや、玄米粉だんごなどが役に立ちます。

また、空腹感が消えずにどうにも口寂しいときに、タマネギスライスやニンジン、ダイコン、ヤマイモサラダを食べて救われた気持ちになったこともありました。

タマネギスライス

酢をかけて食べます。刻みネギ、ショウガ、青ジソ、ダイコンおろしなどをかけてもよいでしょう。

酢はできるだけ品質のよいものを使ってください。上質なバルサミコ酢も合います。

【材料】タマネギ半個、酢少々、塩少々

【つくり方】タマネギを薄切りし、好みで水にさらす。

ニンジン、ダイコン、ヤマイモサラダ

【材料】ニンジン・ダイコン・ヤマイモ・酢・塩各少々

【つくり方】それぞれ千切りにし、酢をかけて食べる。

玄米粉だんご

お弁当に便利です。特に弁当用にする場合、豆腐は車麩で代用してもかまいません。

【材料】玄米粉70g、豆腐半丁（200g）、絹ごしゴマ小さじ1、粉末昆布小さじ1、刻みネギ少々、青ジソ少々、塩適宜

【つくり方】①ボウルに材料を入れ、よく混ぜる。小判形など、適当な大きさに丸める。

②ホットプレートでこんがりと焼く。ホットプレートがない場合は、よく熱したフライパンにゴマ油を薄くひき、弱火で時間をかけて焼く。

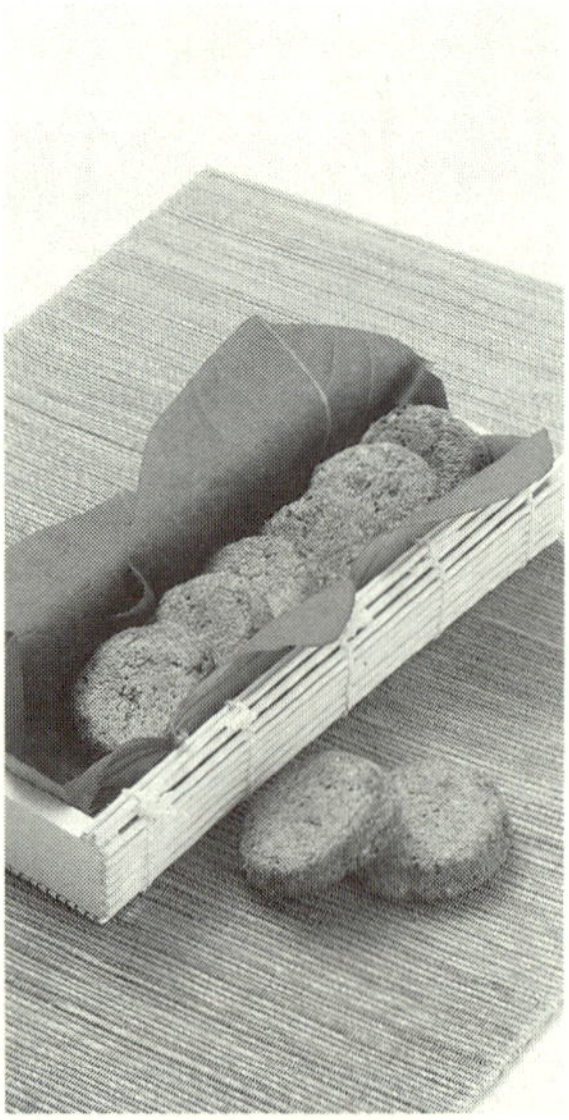

香ばしい玄米粉だんご

第4章

生活習慣病、肥満と闘う食事
～穀菜食～

---

①

穀菜食とは何か
～基本的な考え方～

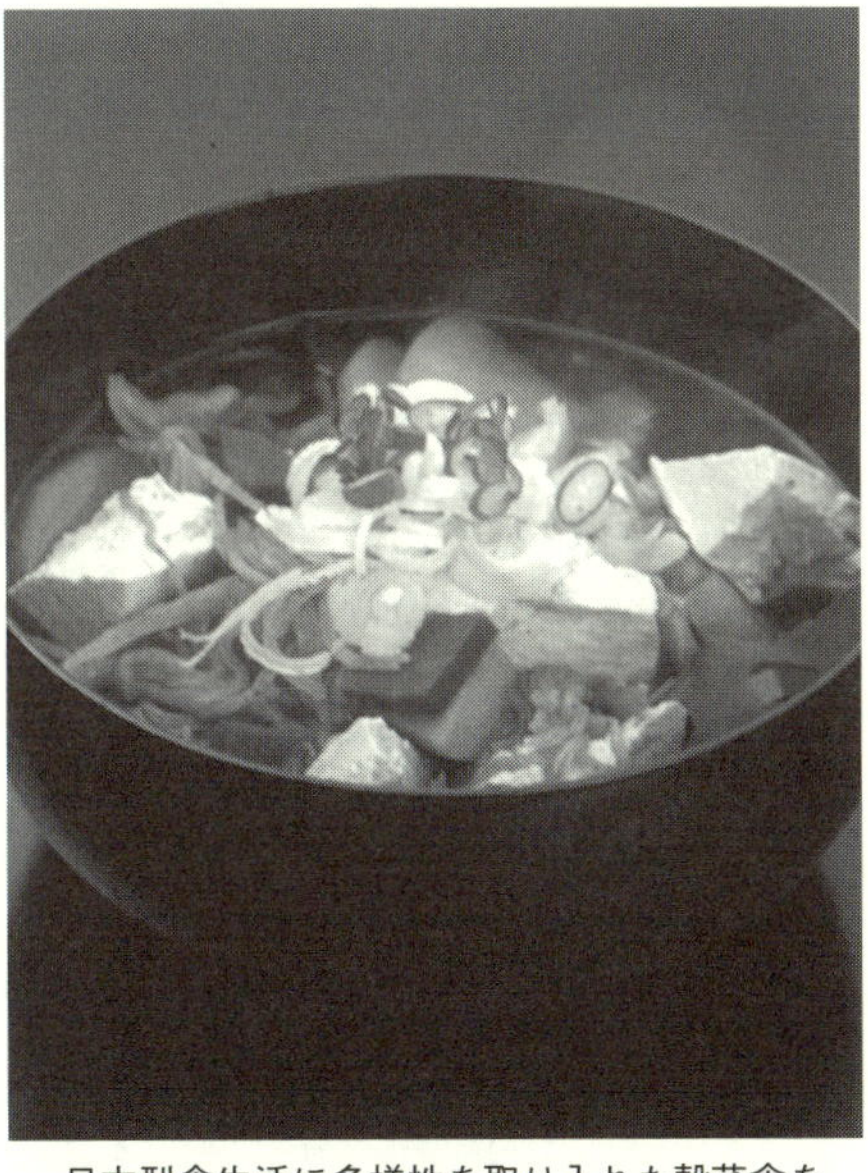

日本型食生活に多様性を取り入れた穀菜食を

穀菜食六つの基本

日本は、世界の中でも長寿国として知られるようになりました。平均寿命が男女とも世界一です。これには高度の医療水準による乳児死亡率の低下や、治療率の高さがあると思いますが、高齢者たちの食生活も大きく関係しています。穀物を主食とし、野菜や海藻、また大豆などの植物性タンパク質を上手に組み入れ、果物、堅果類などの季節の幸も加わって栄養バランスがきわめてよいことがわかっています。日本型食生活と呼ばれるこの食が、実は近年は危機的状況にあります。食の欧米化がすすみ、肉の摂取が増え、脂肪摂取量が増え続けています。それにともない、子供の生活習慣病や肥満が増えています。

このままの状態が続くなら、「長寿国」の将来は危ないと言わねばなりません。動物性食品の摂取を抑え、主食と野菜を主とした日本型食生活に多様性を取り入れた穀菜食に切り替えることで、生活習慣病や肥満とは縁が切れるのです。穀菜食の基本的な考え方をまとめてみました。

［穀菜食の基本的な考え方］
①穀類（未精白）を主食とする
②野菜、果物、海藻、キノコ、堅果類と植物性タンパク食品を副食とする
③卵や乳製品、小魚はバランスよく食べる
④肉などの動物性の食品は、極力食べない
⑤塩分の摂取量を抑える

⑥糖分、油分の摂取量を抑える

穀菜食のすぐれた効用

生活習慣病を防ぐ

生活習慣病は、食の面から考えると、タンパク質のとりすぎ、脂肪のとりすぎ、また食物繊維が少なすぎる食事がもたらすものです。心臓病や、動脈硬化などは肉をたくさん食べることに、その大きな要因があることが指摘されています。また高血圧症は、脳卒中など、脳血管障害の大きな要因と言われていますが、塩分（ナトリウム）を控えることが一般にすすめられています。しかし、野菜にはナトリウムを身体の外へ出す働きをするカリウムが多く含まれています。ですから野菜を多く食べることで血圧を低く保つことができ、血圧をコントロールすることができます。

一九四〇年以降、アメリカでは動脈硬化性心臓病の死亡者は増え続けてきました。しかし、一九六〇年をピークにその後、減少し続けています。政府や、医師会、諸学会が力を合わせて食生活の改善に取り組んできたのです。ミルク・クリームを二四％減少させる。バターは三三％減少、卵は一二％減少、動物性脂肪は三九％減少させる一方で、植物性脂肪は五八％増加、魚も二三％増加させ、過去二〇年間にアメリカは動脈硬化性心臓病の死亡者を三五％減少させました。

日本では、若い人たちを中心に食事の洋風化がすすみ、肉食偏重の傾向が強く見られます。そのせいでしょうか、都市や農山村にかかわらず、肥満、子供の血清コレステロール値が高いことなどが見られます。このままいけば、欧米人並みに心臓病の多発に悩むことになります。アメリカで取り組んだように、植物性の脂肪を中心とした穀菜食にすることで、健康な体を取り戻せるのです。

がんを予防する

がんの発生の要因は三五％が喫煙、三五％が食生活、その他ウイルス、ストレス、紫外線、カビ毒などがあげられています。食に関しては、塩分、動物性脂肪、アルコールなどがあげられています。

米国がん研究財団のレポート「食物・栄養がん予防―その全世界的視野」によれば、がん予防の最善の策として「肉類・動物性脂肪を避け、バラエティーに富んだ植物性の食物を多く食べ、過度の運動を控えることと禁煙を合わせると、がんリスクの六～七割は減らせる」と書かれています。がんの中でも、特に脂肪のとりすぎと関係が深いとみなされているがんは、腸のがん、膵臓がん、胆嚢がん、女性の場合の乳がん、子宮体がんなどです。つまり、肉類や動物性の脂肪をできるだけとらずに、植物性の食物をたくさん食べる穀菜食が、がんの予防に最適なのです。

アレルギーを予防する

強いアレルギーを起こす食物は、卵と牛乳など、動物性のタンパク質です。妊娠中から栄養をとらなければと、高タンパク、高脂肪の食物や、とりわけ卵や牛乳をせっせととり、胎内感作《かんさ》で赤ちゃんをアレルギーにしてしまうケースも多いようです。これら高タンパク、高脂肪の食物を、高炭水化物に変えるだけでアレルギーを予防し、アレルギーの症状を緩和することができます。

家族にアレルギーの人がいる場合や自身がアレルギーをもっている場合は、とりわけ妊娠中から、三大アレルゲンと指摘されている鶏のもの（肉、卵）・牛のもの（乳、肉）・大豆製品を控えめにすることがおすすめです。また、授乳中も、タンパク質や脂肪を控えて、炭水化物中心の食事にしたいものです。

寝たきりにならないために

高齢者が寝たきりになる原因の多くは、脳卒中です。また、ボケの大半も脳の老化といわれています。これらを予防するためには血圧をコントロールすることと、脳血管を丈夫にすることが大切です。そのためには、塩分を控え、ミネラルを豊富に含む精白していない穀物、野菜、イモ、豆、海藻、ゴマ、堅果類をいつも食べるようにすること、食物繊維をとること、動物性脂肪より植物性脂肪をとるようにすること、ビタミンA、B、C、E類を含む緑黄色野菜、海藻、大豆製品、米や麦の胚芽部分、ゴマやクルミなどの種や堅果類、また水分を十分にとることなどが大切です。

肥満を防ぐ

大人も子供も肥満が目立って増えてきました。昔は「恰幅《かっぷく》がよい」とか「健康優良児」などと、もてはやされたこともありましたが、そんな時代は終わりました。肥満は成人病の温床と認識されるようになりました。肥満になると、糖尿病、高血圧、動脈硬化症、通風などにかかりやすいことがわかってきたのです。

また、小・中学生で生活習慣が原因の糖尿病が増えていますが、文部科学省の調査によれば、増えているのはインスリンは分泌しているのに血糖値が高い、成人に多い「二型」の糖尿病なのです。これは、動物脂肪が多くカロリーの高すぎる食事、運動不足が最大の原因とされています。しかもこの患者の八割は、年齢・性・身長別の平均体重より二〇kg以上重い肥満傾向にありました。

子供の肥満は昔ではあまり考えられなかったことですが、七〇年代から急速に増え始め、およそ三〇年間で倍増しました。もちろん肥満傾向で病気をもつ有病率も上昇しています。肥満を予防するためには、まず消化吸収がよい精白した穀物を、精白していない穀物に変えることがおすすめです。玄米などの精白していない穀物は食物繊維が豊富で、よく噛むようになり、早食いをやめることができます。かさがあるので満腹感が得られ、過食を抑えることができます。高カロリー・高脂肪の食物を、低カロリーの野菜や低脂肪の植物タンパクにする穀菜食なら、無理なくダイエットができます。

未精白の全粒穀物と健康

玄米などの精白していない穀物には、ビタミン、ミネラル、複合糖質、食物繊維、さらにリグナンやポリフェノールといったさまざまなファイトケミカルが含まれていることがわかってきました。また、これらの栄養素に、大腸がんを防ぐ、血中コレステロールを低下させるなどの働きがあることがわかっています。アメリカでは、こうしたことから全粒穀物を機能性穀物と呼ぶなどして、摂取を積極的にすすめています。

一九九九年にアメリカFDA（食品医薬品局）は、「全粒穀物とその加工食品を五一％以上含む食品を摂取すると、冠状動脈性心臓病やある種のがんのリスクを減少させる」という表示を許可しました。穀物を精白しないで食べることで、ビタミン、ミネラル、複合糖質、食物繊維、さらにリグナンやポリフェノールといったさまざまなファイトケミカルをとることができ、これまで考えられてきた以上に多くの、すぐれた機能があることがわかってきています。

たとえば、糖尿病、動脈硬化などの生活習慣病に効果があります。全粒穀物は、インスリン抵抗性を改善し、血中グルコース濃度が増えるのを防ぐのです。穀物の水溶性食物繊維は、他のものより血中コレステロールを下げる働きが強く、動脈硬化の予防にもっとも効果があります。また、がん予防に効果があるとする研究もあります。

実際に全粒穀物を一日の摂取エネルギーの二〇％相当量食べた人は、血漿《けっしょう》中の総コレステロール、およびＬＤＬ（悪玉）コレステロールが顕著に低下しました。また、便の排泄量や回数が増え、腸管通過時間が短くなり、大腸がんのマーカーとされる総胆汁酸とその二次代謝産物が減り、消化管全体の機能がよくなりました。

さらにリグナンは体内で吸収されエンテロラクトンやエンテロジオールに変わりますが、骨代謝やがん抑制の機能があることもわかってきました。

大豆タンパク質がコレステロール値を下げる

大豆は畑の肉と呼ばれてきましたが、良質なタンパク質が三八〜四〇％と多量に含まれています。このタンパク質は種子が発芽するための栄養分ですが、重要な生理作用があることがわかってきました。血中のコレステロールを低下させ、心臓病を予防する機能があるのです。コレステロールの過剰摂取に悩むアメリカでは、コレステロールを含まない大豆タンパク質をとることがすすめられています。大豆タンパク質に、人のコレステロールを下げる働きがあるのです。

イタリアの研究では、通常の食事では改善されない高コレステロールの患者に大豆を与えたところ、患者のコレステロール値は二〇％以上も低下したことが報告されています。しかも、多くの臨床例を統計処理した結果、一日に二五gとればいいこともわかりました。そこでアメリカＦＤＡは、一九九九年「大豆タンパク質を一日二五g食べると心臓病の予防に効果がある」と承認し、国民への啓蒙に取り組んでいます。以後、アメリカでは大豆の人気は急上昇し、消費量も毎年二〇％ずつ伸び続けています。

さて、いったい大豆の何がコレステロールを低下させるのでしょう。これには大豆タンパクの消化管での分解産物であるペプチドの一種がコレステロールや胆汁酸と結合し、排泄されるためとする説と、大豆タンパク質のアミノ酸組成がコレステロール代謝に影響し、血漿コレステロールが低下するとする説があります。

第4章

生活習慣病、肥満と闘う食事
～穀菜食～

②

穀菜食のレシピ

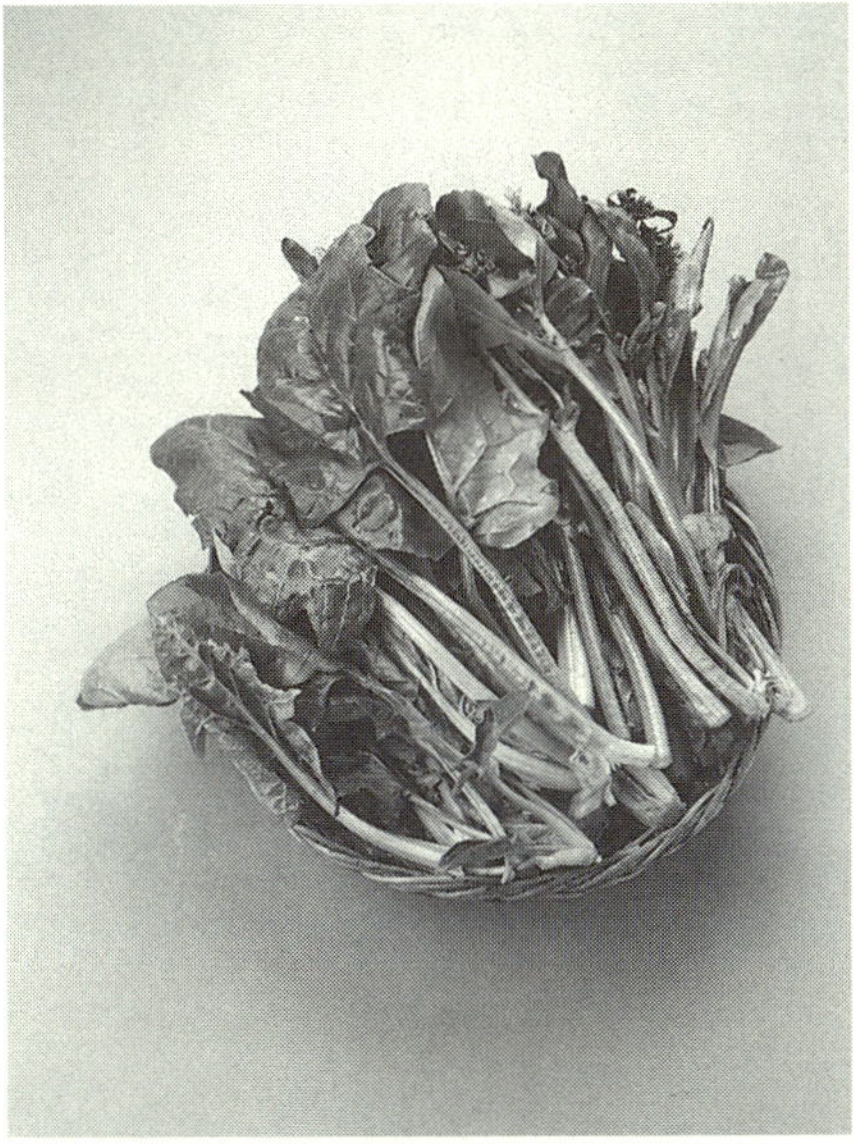

穀物、野菜を積極的に食べ、砂糖、油、塩は控える

穀菜食レシピのポイント

●できるだけ食べたいものと控えたいもの

もっとも大切で、できるだけ食べたいのは穀物と野菜です。とりわけ緑黄色野菜を毎日、食卓にのせたいものです。また、穀物の中でも、ごはんは玄米や五分つき米にすれば栄養的にすぐれ、食物繊維も多くしかも低カロリーです。

反対に、できるだけ控えたほうがいいのは砂糖、油、塩です。特に砂糖と油は栄養はゼロですが、高カロリーです。

注意して食べたほうがよいのは、肉、魚、牛乳、卵です。これら高タンパクのものはできるだけ控え、穀物と野菜をたっぷりと食べたうえで、気をつけて食べる。つまりバランスよく食べることが大切です。

日本では、すぐれて健康的な伝統的な食文化があり、豆腐、納豆、みそ、しょうゆなどの大豆製品が豊富です。これらを上手に使って、ごはんをおいしく食べるためのおかずを工夫すれば、肉や魚に偏らない食卓づくりが簡単にできます。

ポイント
積極的に食べる→穀物、野菜
控える→砂糖、油、塩

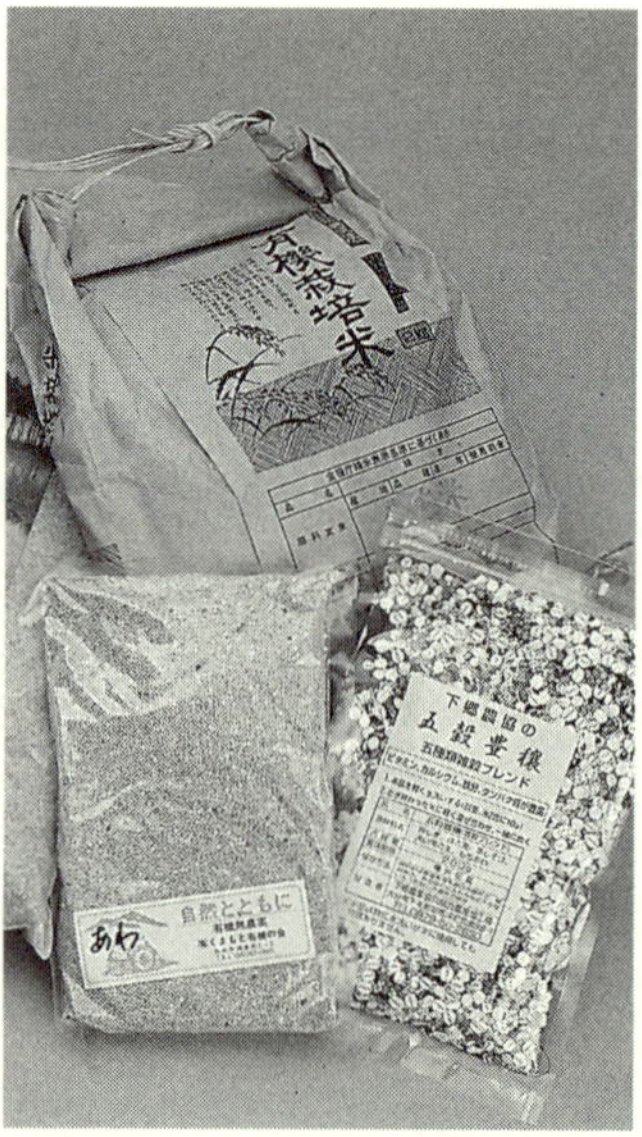

穀物をじっくり噛みしめて味わう

●肉や魚を使わず、油や砂糖を控えたレシピを

この章では、そのためのヒントとなるようなレシピ、肉や魚を使わず、できるだけ油と砂糖も控えたレシピを多数紹介しています。

麩《ふ》などの小麦グルテン、湯葉や凍み豆腐などの大豆製品、クズ、ワラビ粉などのデンプン、クルミなどの木の実、海藻も、もっともっと食卓にのせたいものです。豆乳を牛乳代わりに使うこともおすすめですが、その際、原材料が大豆１００％の純粋なものを使うよう心がけてください。調整豆乳の多くは砂糖などの甘味料、また安定剤や保存料が使われていますから、材料を確認してください。

植物性タンパク質の豆腐や麩のおかず

動物性より植物性の大豆タンパク（豆腐、納豆、凍み豆腐、湯葉、豆乳）や小麦タンパク（麩など）をとる工夫を

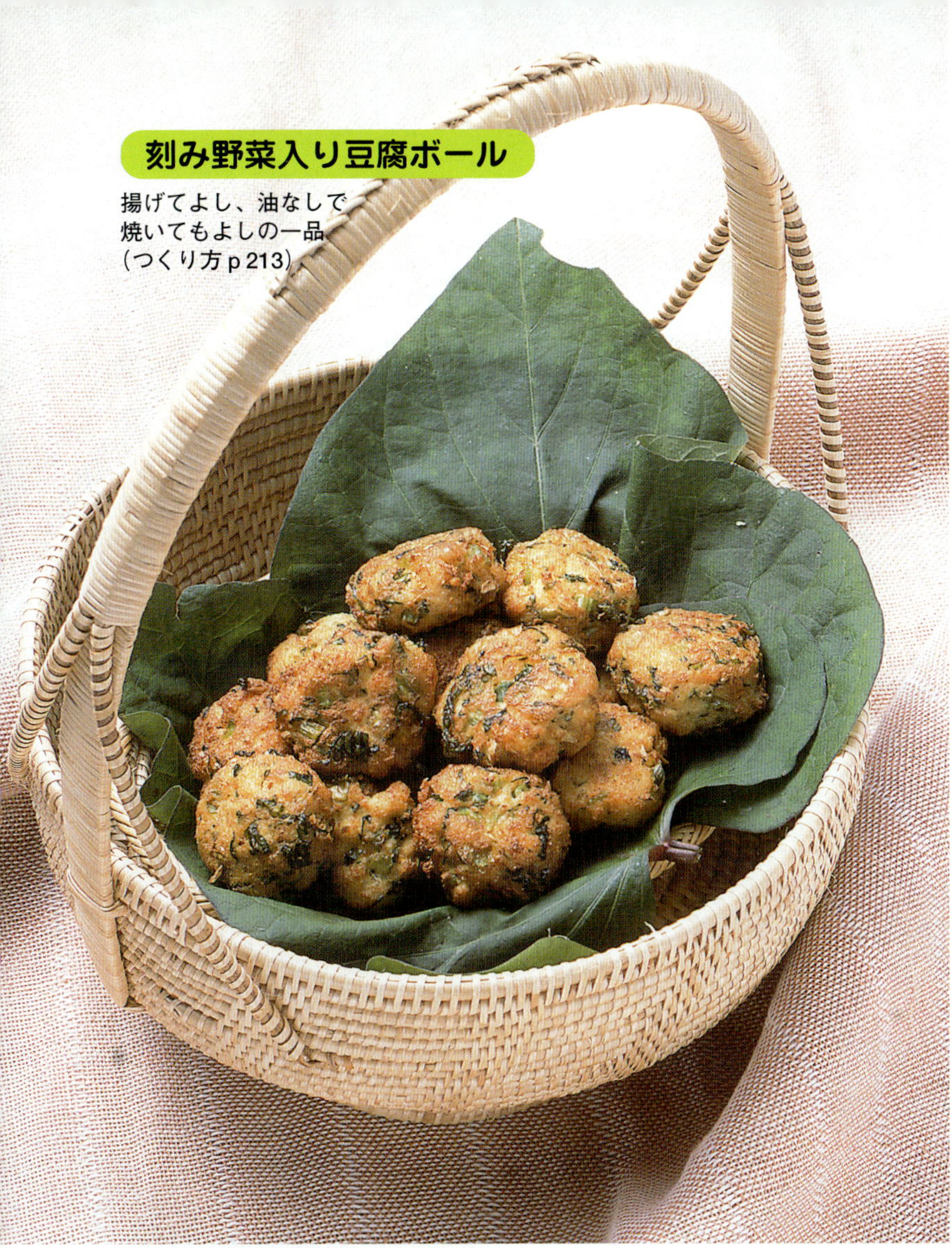

刻み野菜入り豆腐ボール

揚げてよし、油なしで焼いてもよしの一品
（つくり方ｐ213）

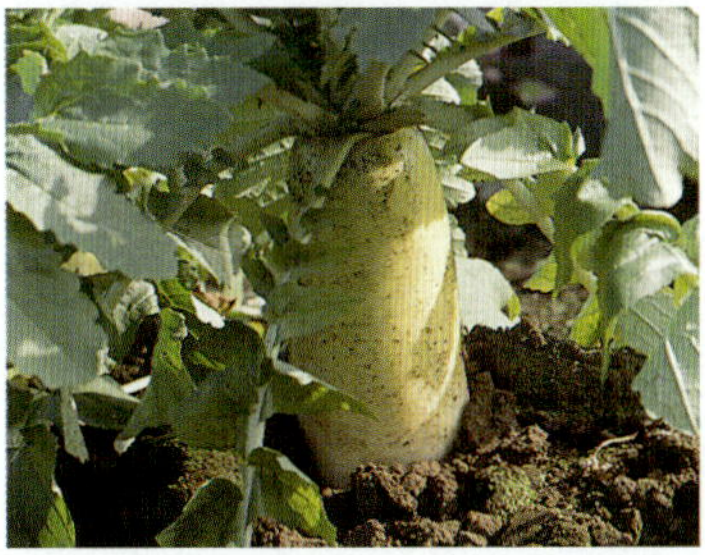

加える野菜はダイコン葉などを上手に生かして

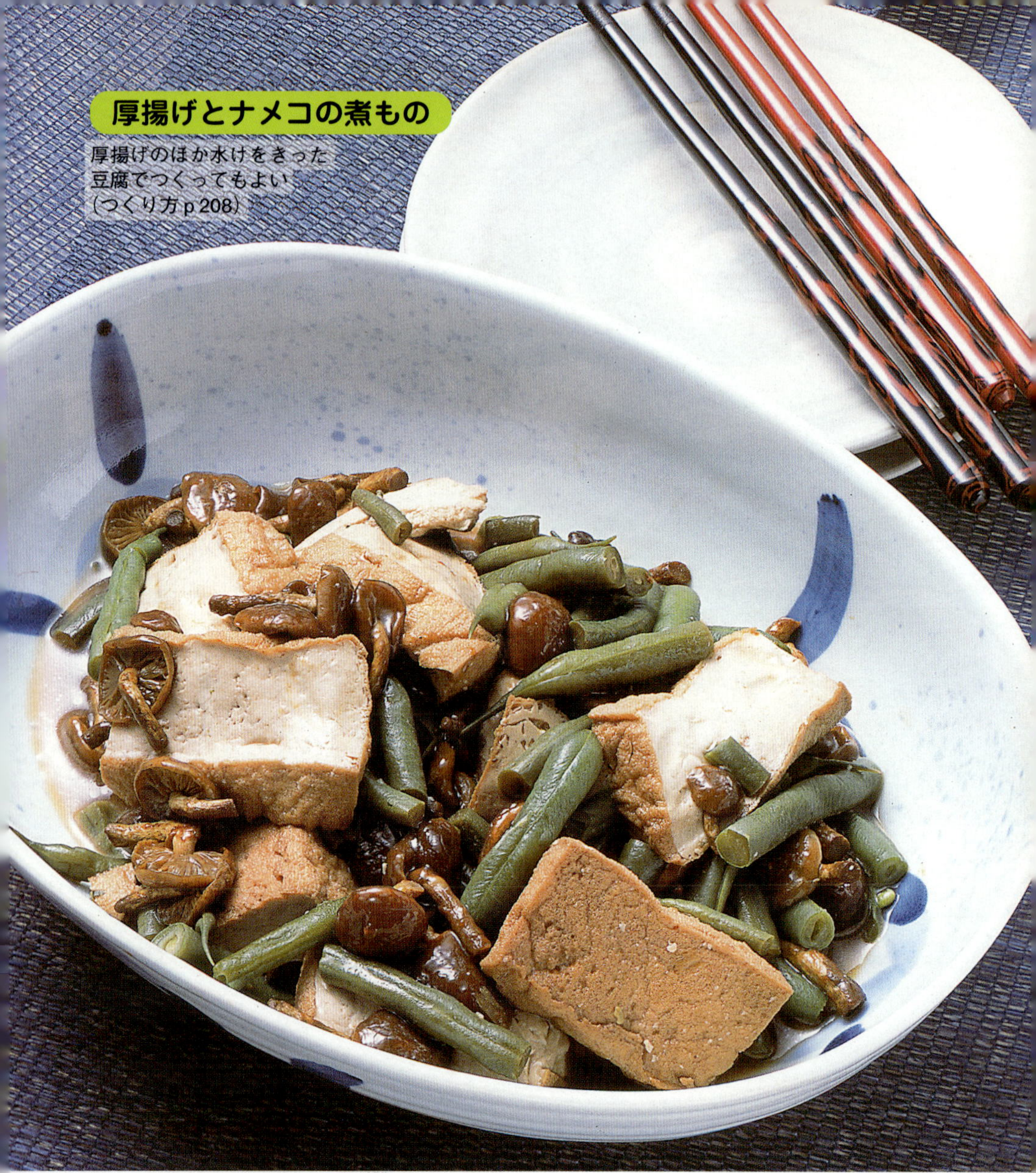

厚揚げとナメコの煮もの

厚揚げのほか水けをきった豆腐でつくってもよい（つくり方 p 208）

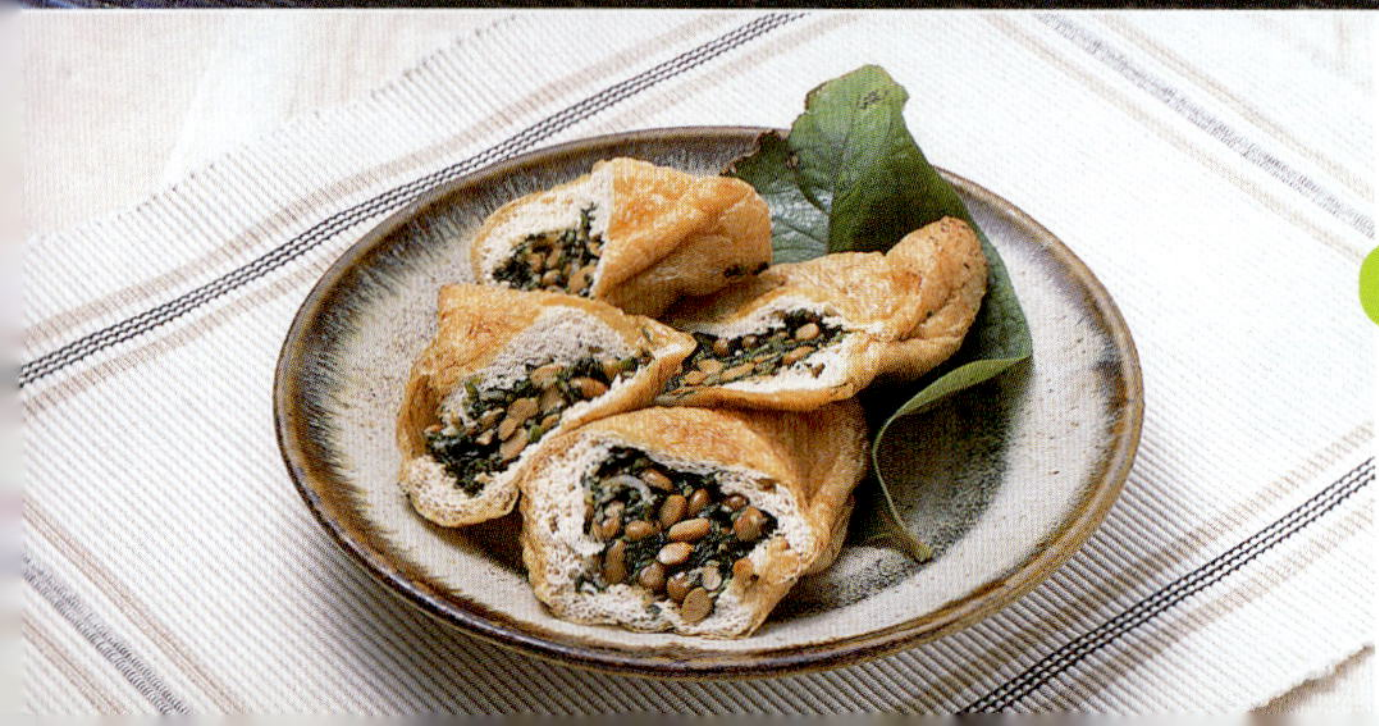

納豆の油揚げ包み

ダイコンおろしと酢じょうゆがよく合う（つくり方 p 205）

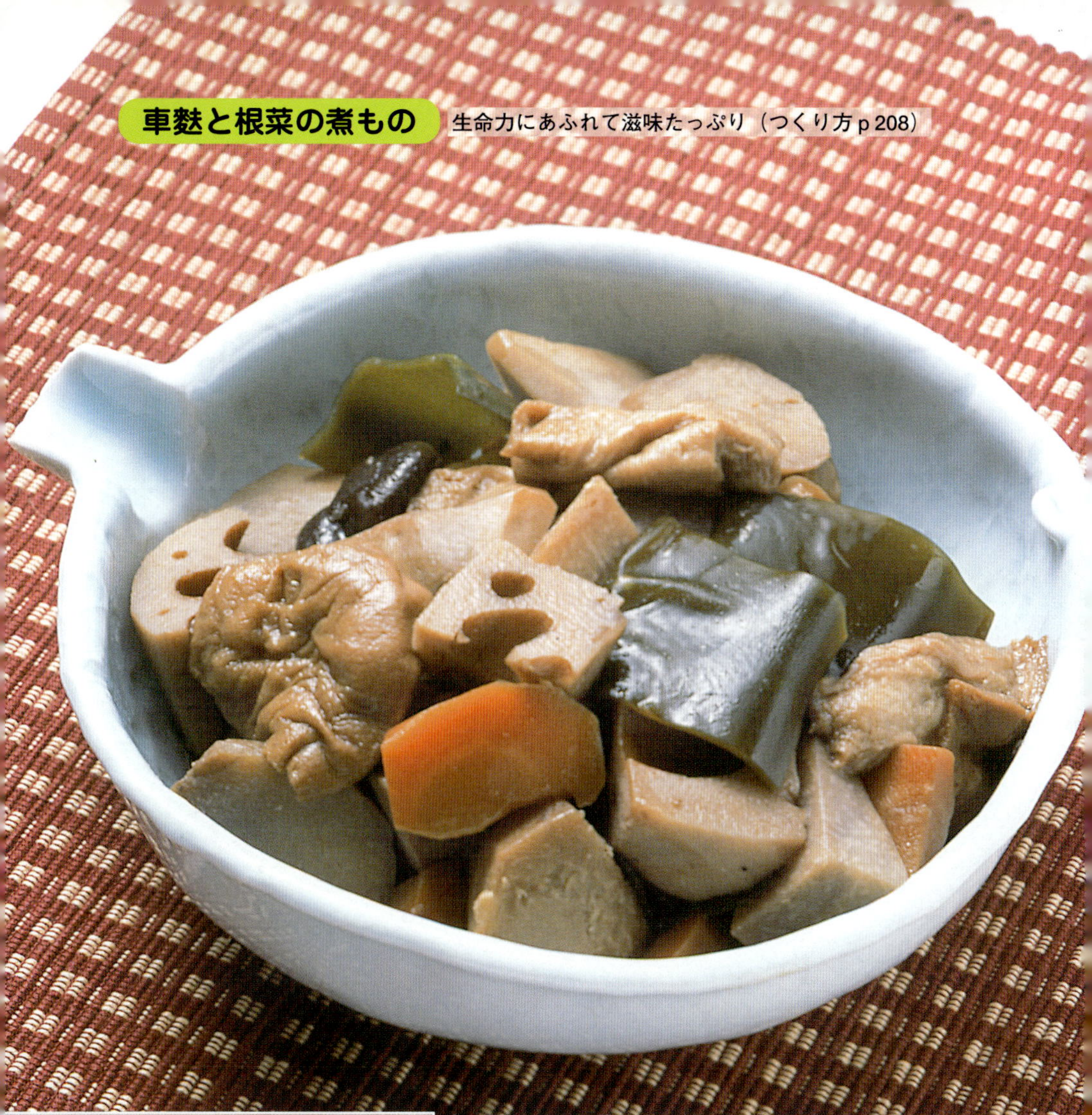

車麩と根菜の煮もの

生命力にあふれて滋味たっぷり （つくり方 p 208）

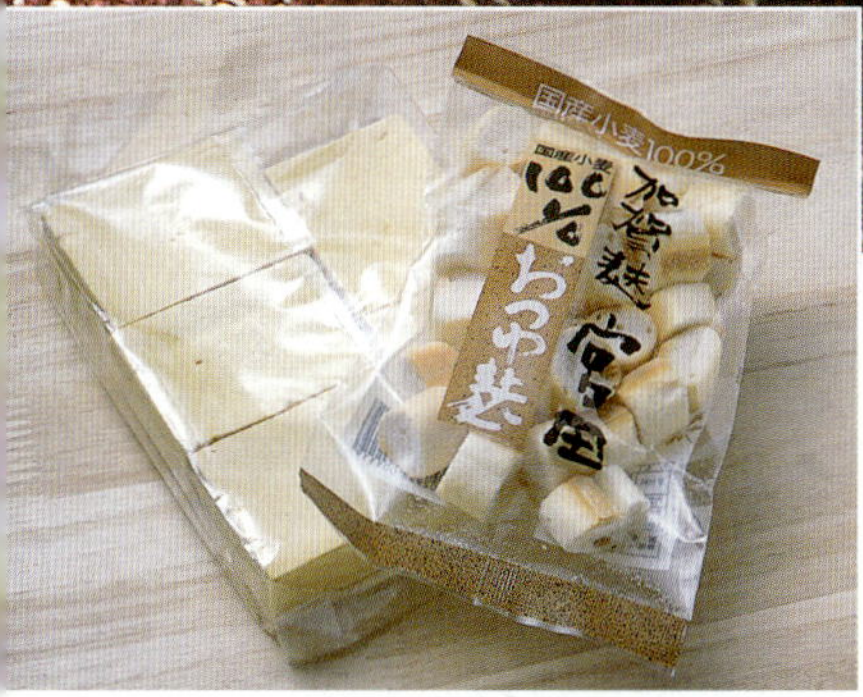

水で戻してから使用する麩は
軽くて保存が利くのが魅力

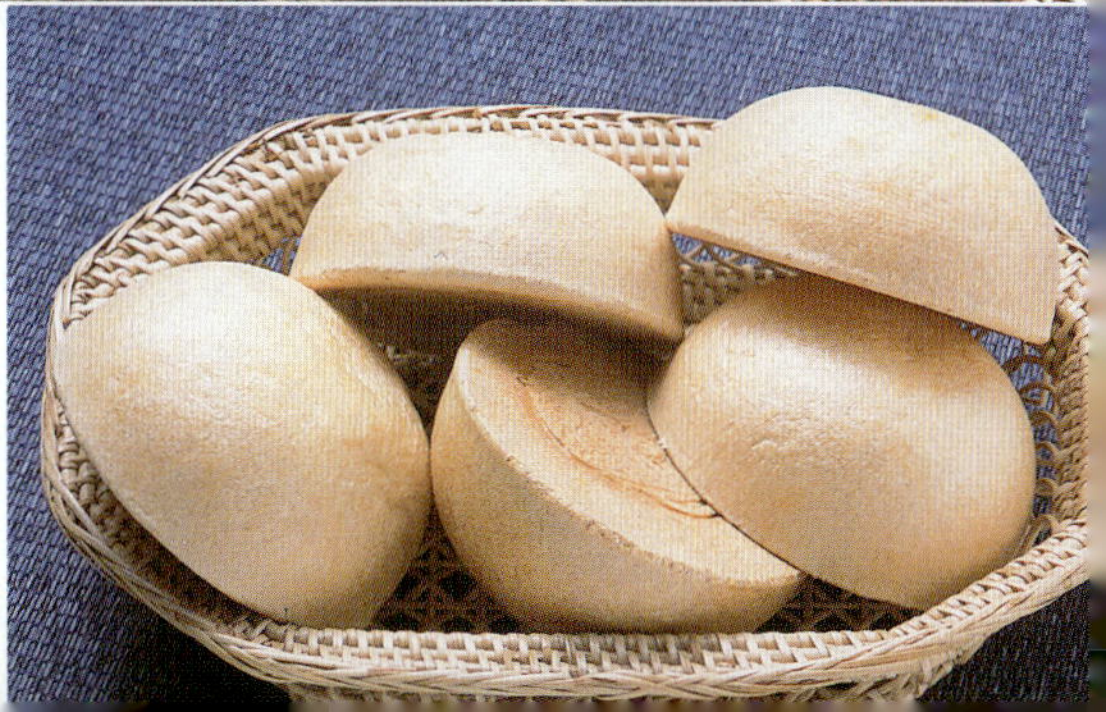

旅先で求めた椀形の麩。
全国にさまざまな形の麩がある

定番おかずをヘルシーに

子供たちも大好きなカレーやハンバーグ、
コロッケなどを、肉を加えずに、
しかもおいしく仕上げます

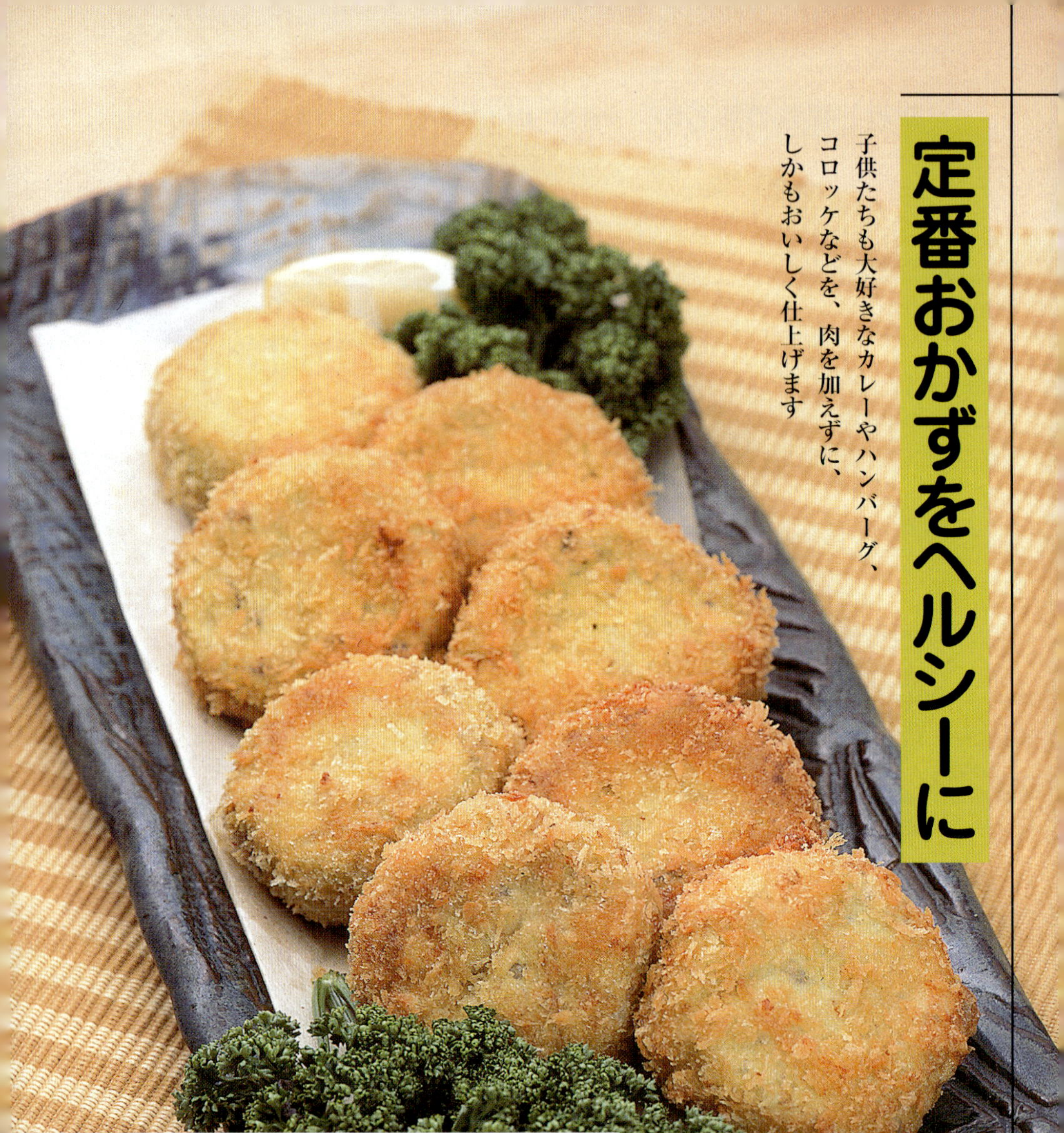

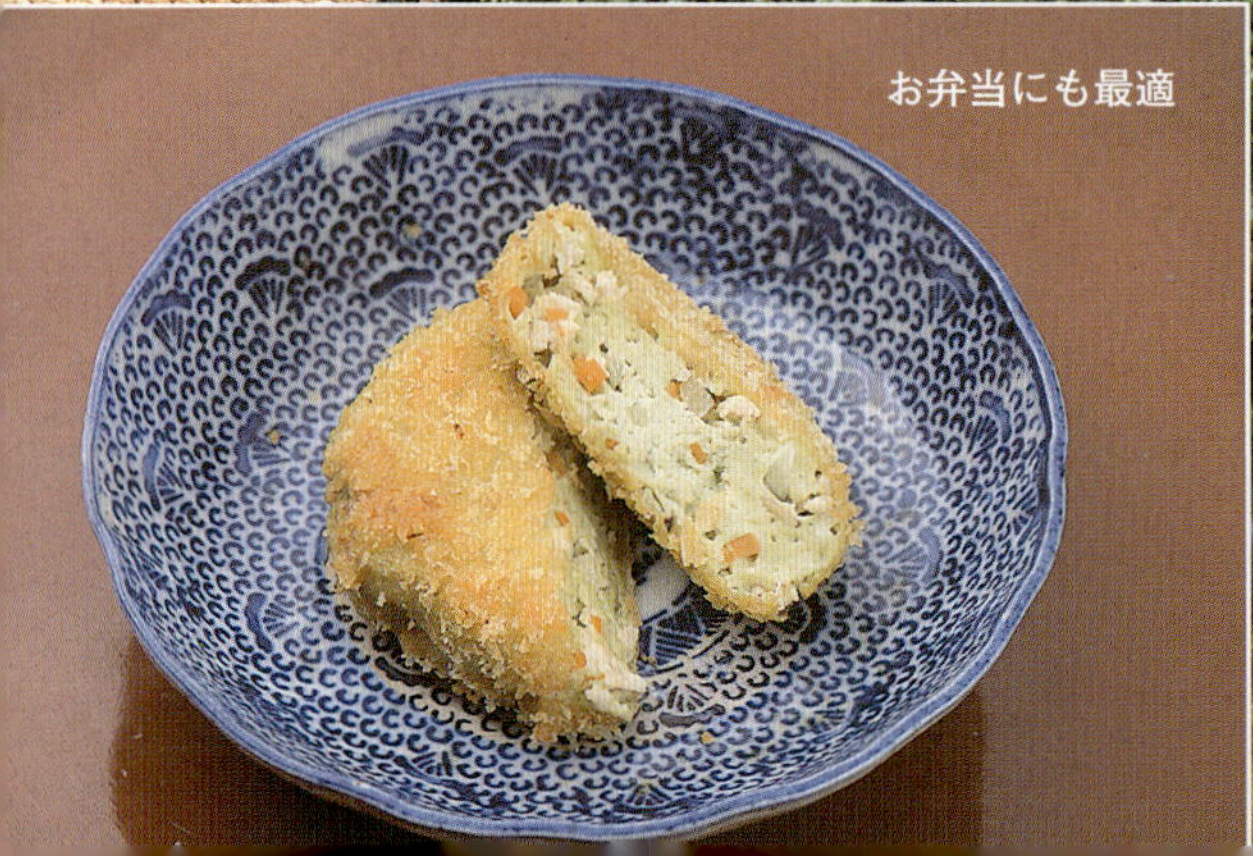

お弁当にも最適

豆腐のコロッケ

豆腐あんの中にシイタケとニンジンを入れて（つくり方p211）

豆のカレー

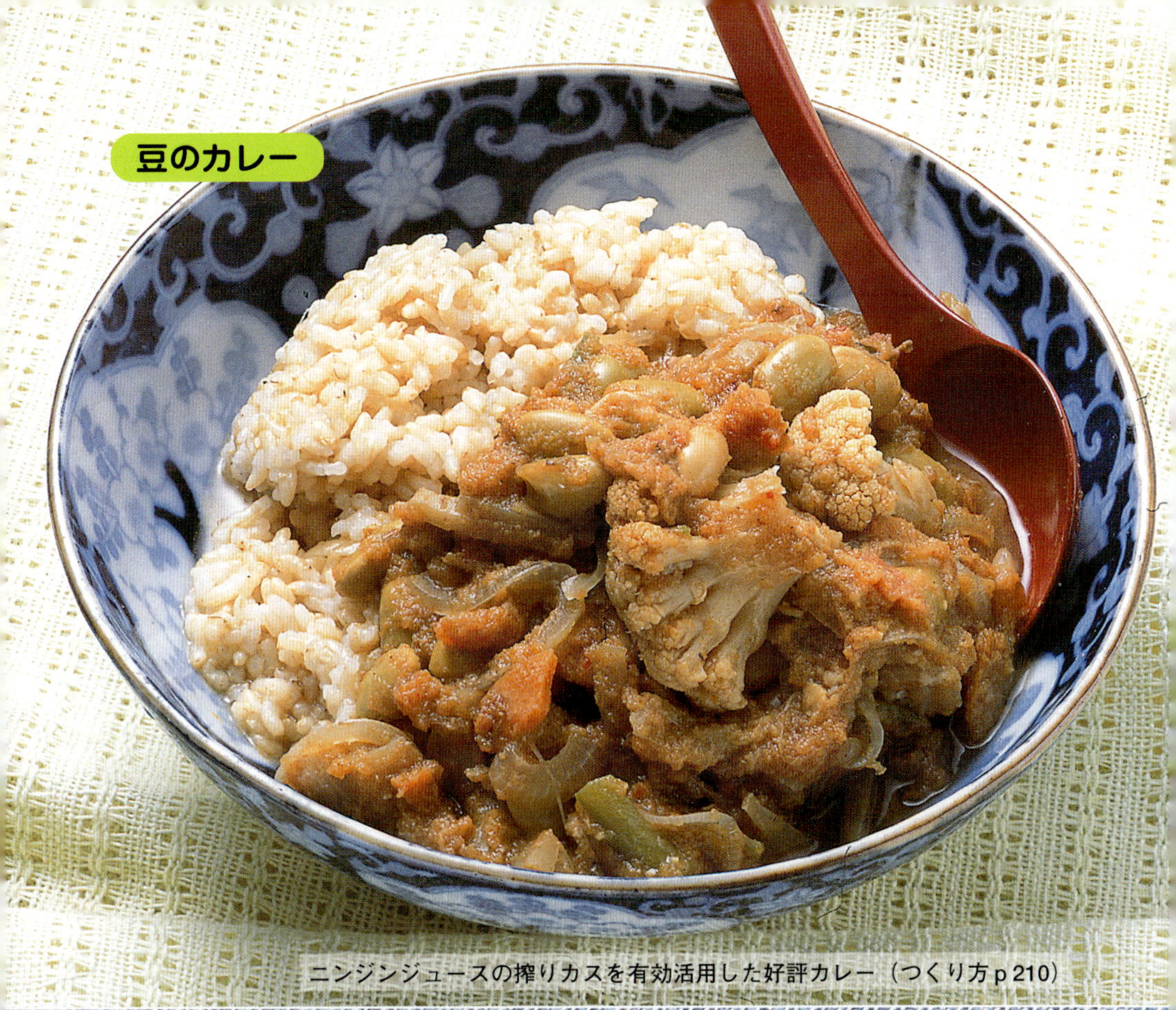

ニンジンジュースの搾りカスを有効活用した好評カレー（つくり方p210）

イモと大豆のハンバーグ

くせのない、さっぱりとした
味わい（つくり方p210）

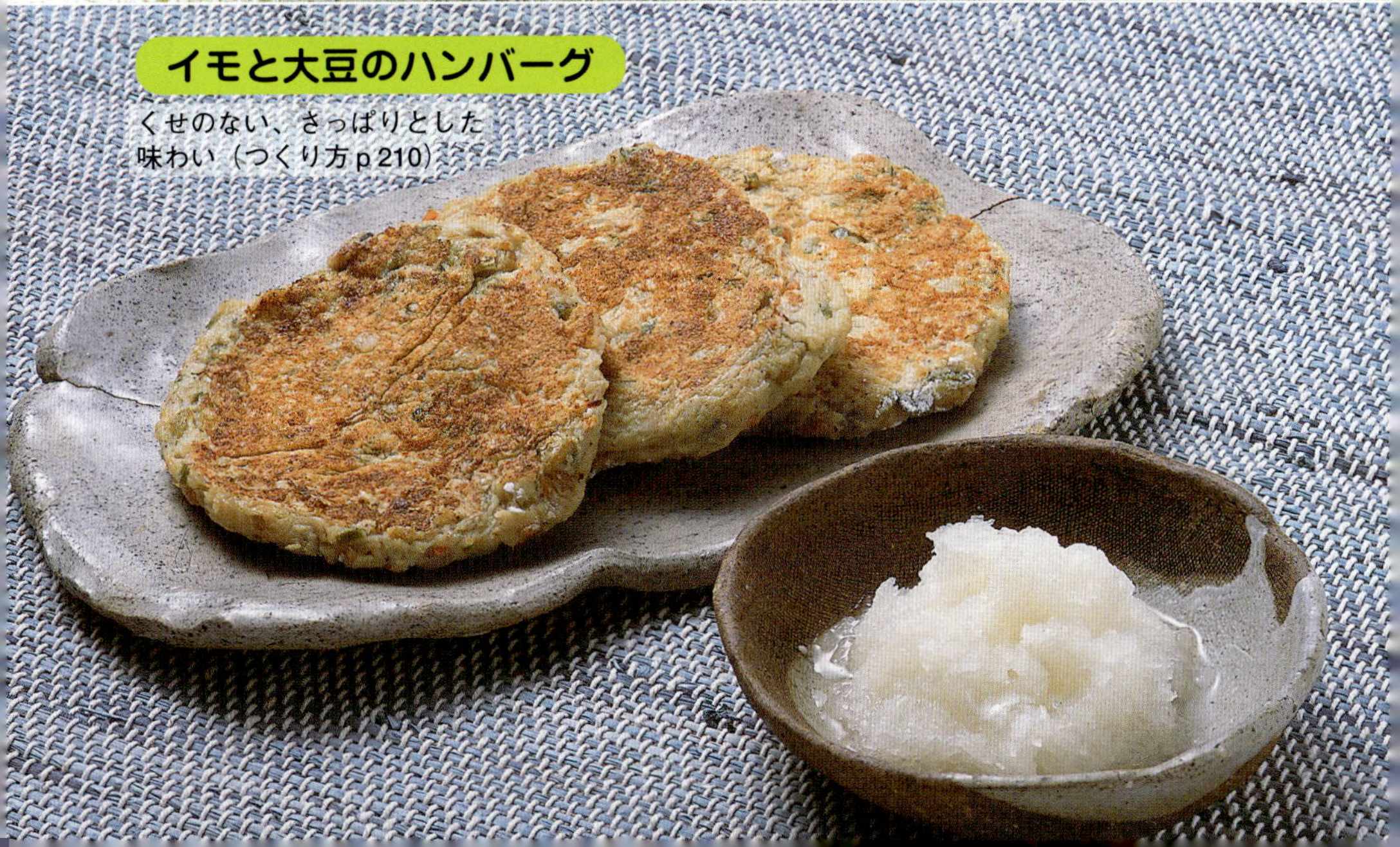

野菜、果物、海藻をふんだんに

旬の素材が奏でるハーモニーを味わう

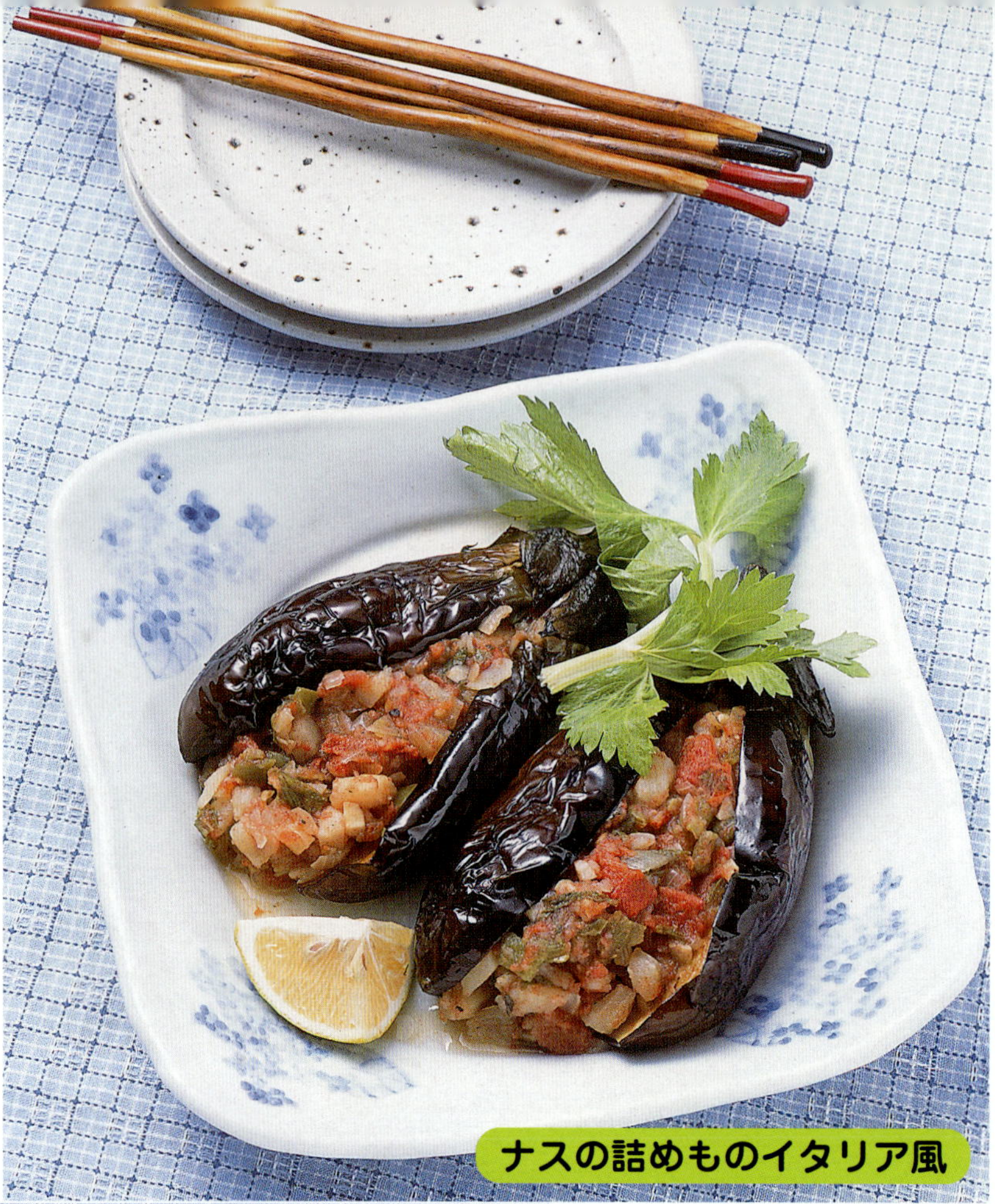

ナスの詰めものイタリア風

野菜が個性を競い合う一品
（つくり方 p 212）

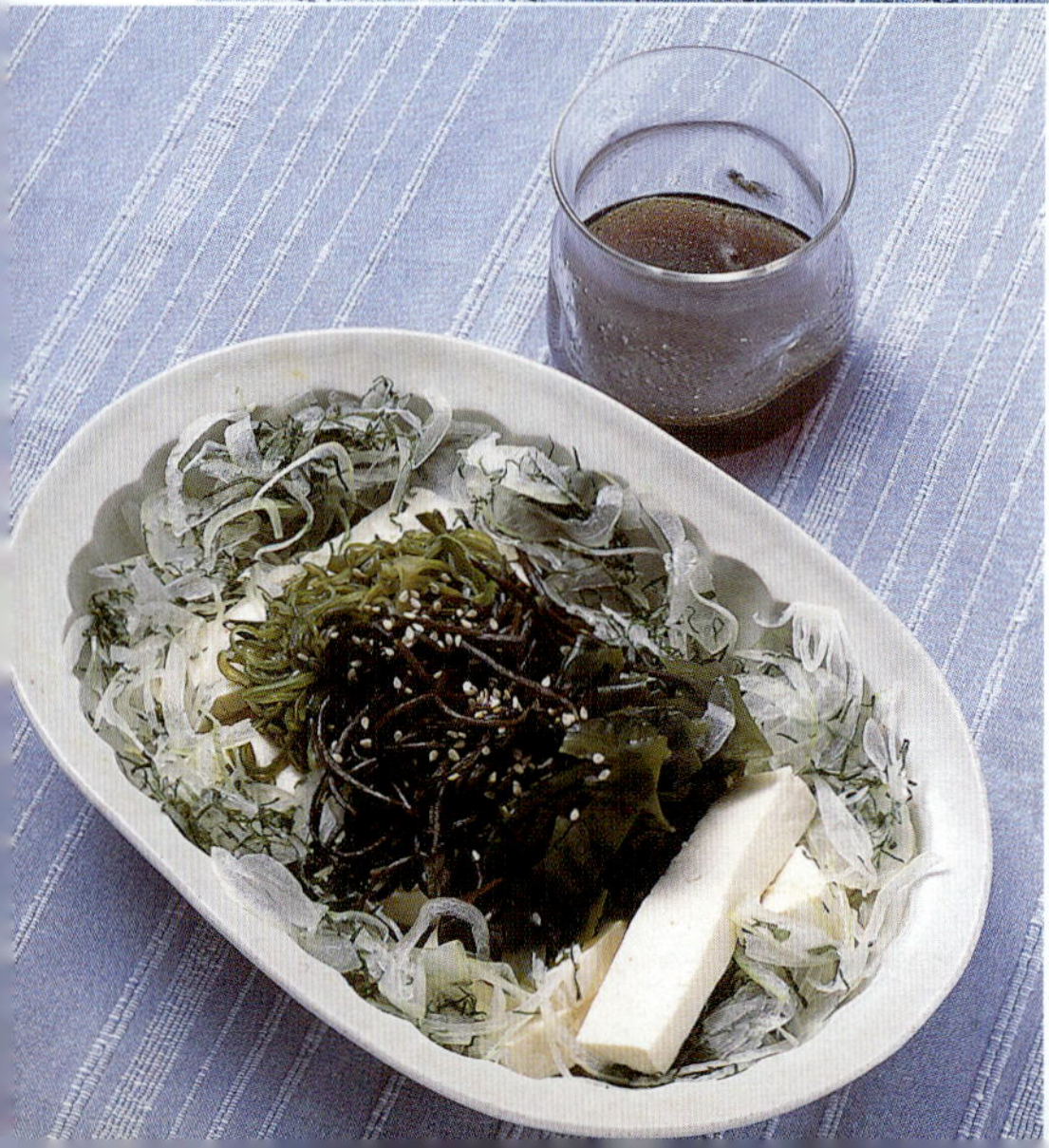

海藻と豆腐のサラダ

生ワカメのほかメコブ、生ヒジキなどもたっぷり入れて
（つくり方 p 207）

柿のヨーグルトサラダ

果物とヨーグルトは抜群の相性 （つくり方 p 207）

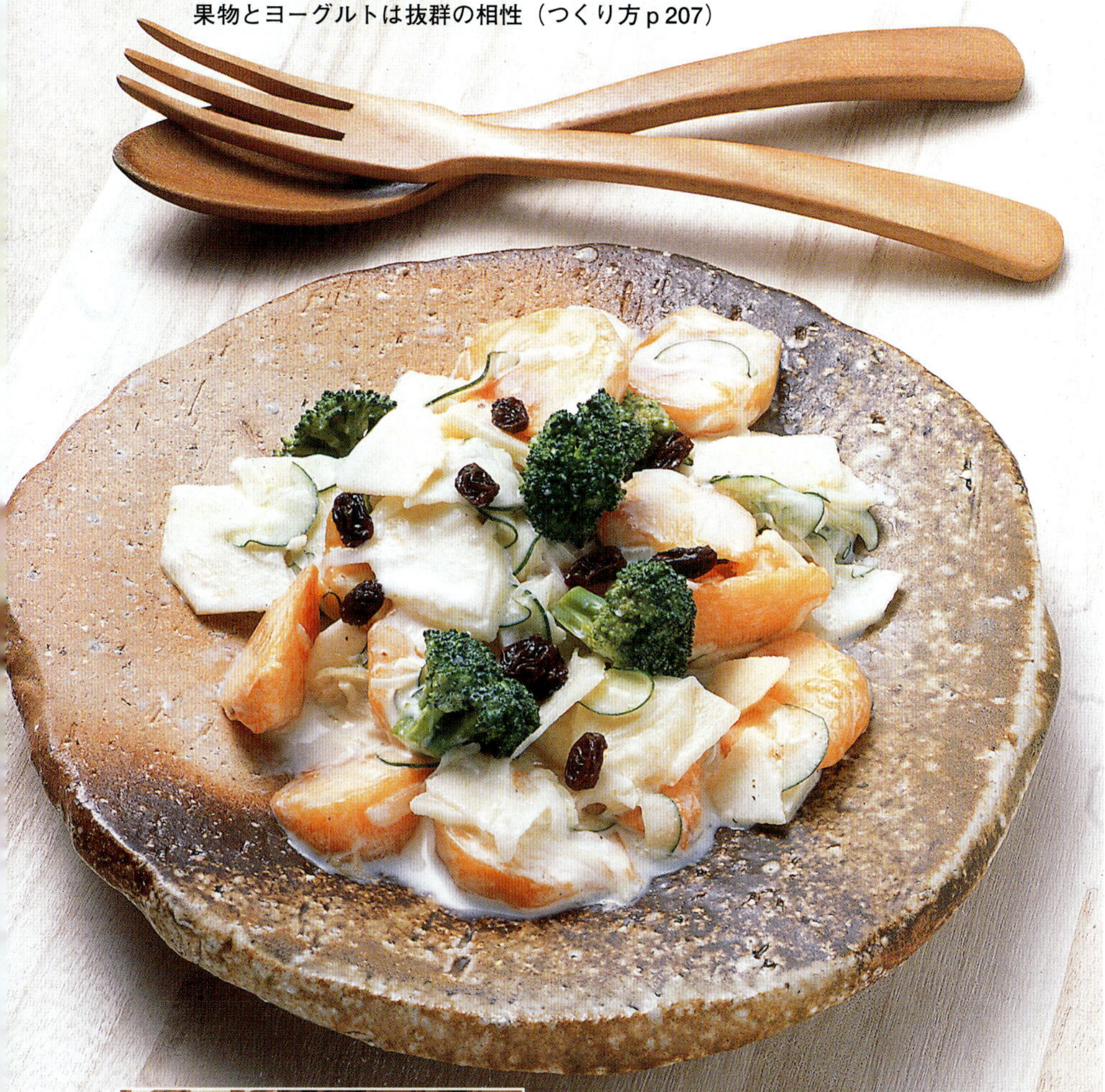

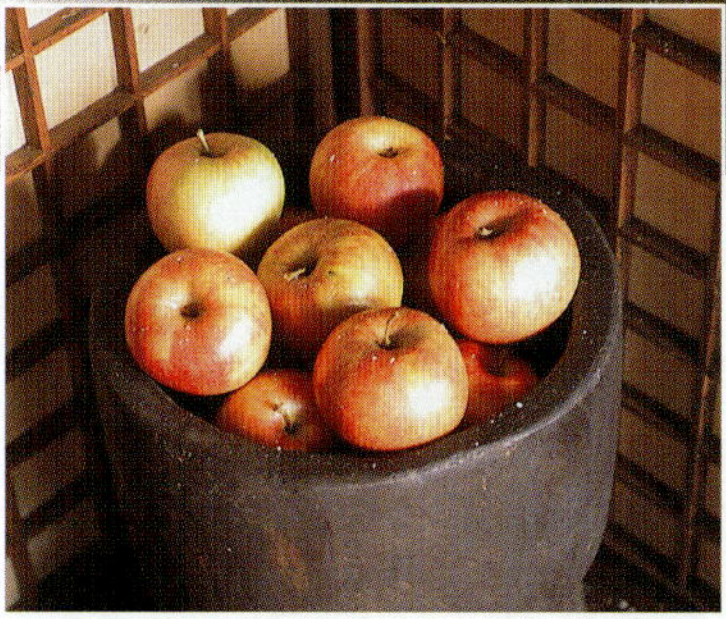

柿やリンゴ、レーズンの自然の甘みを料理にプラス

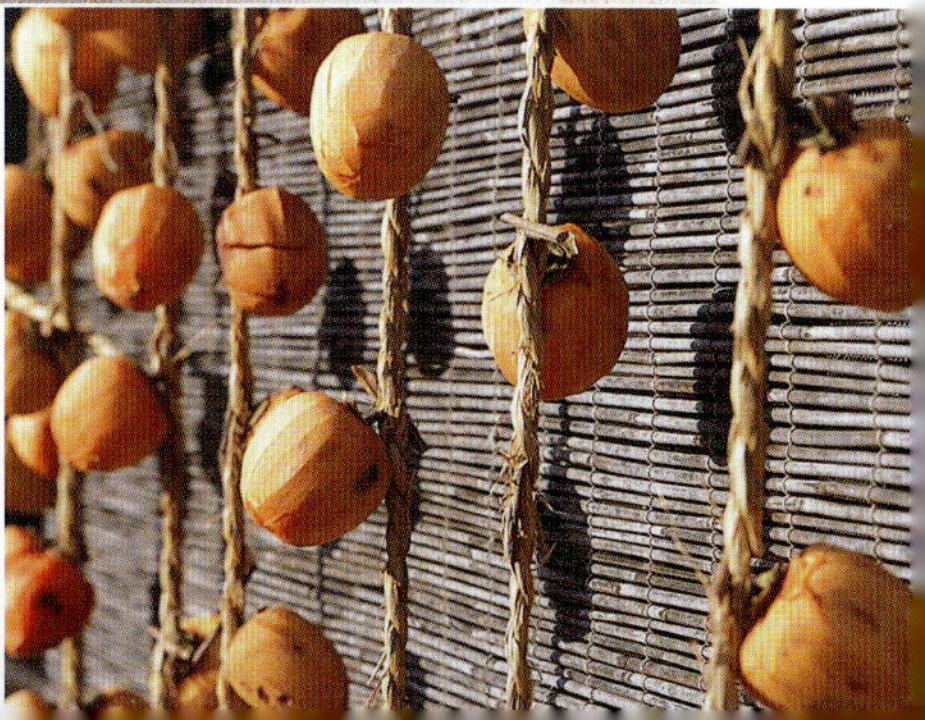

アレルギー源に配慮したおやつ

素材を吟味し、持ち味を生かします

カボチャのプディング

卵と牛乳のアレルギーなら、クズや片栗粉、コーンスターチを使って（つくり方p215）

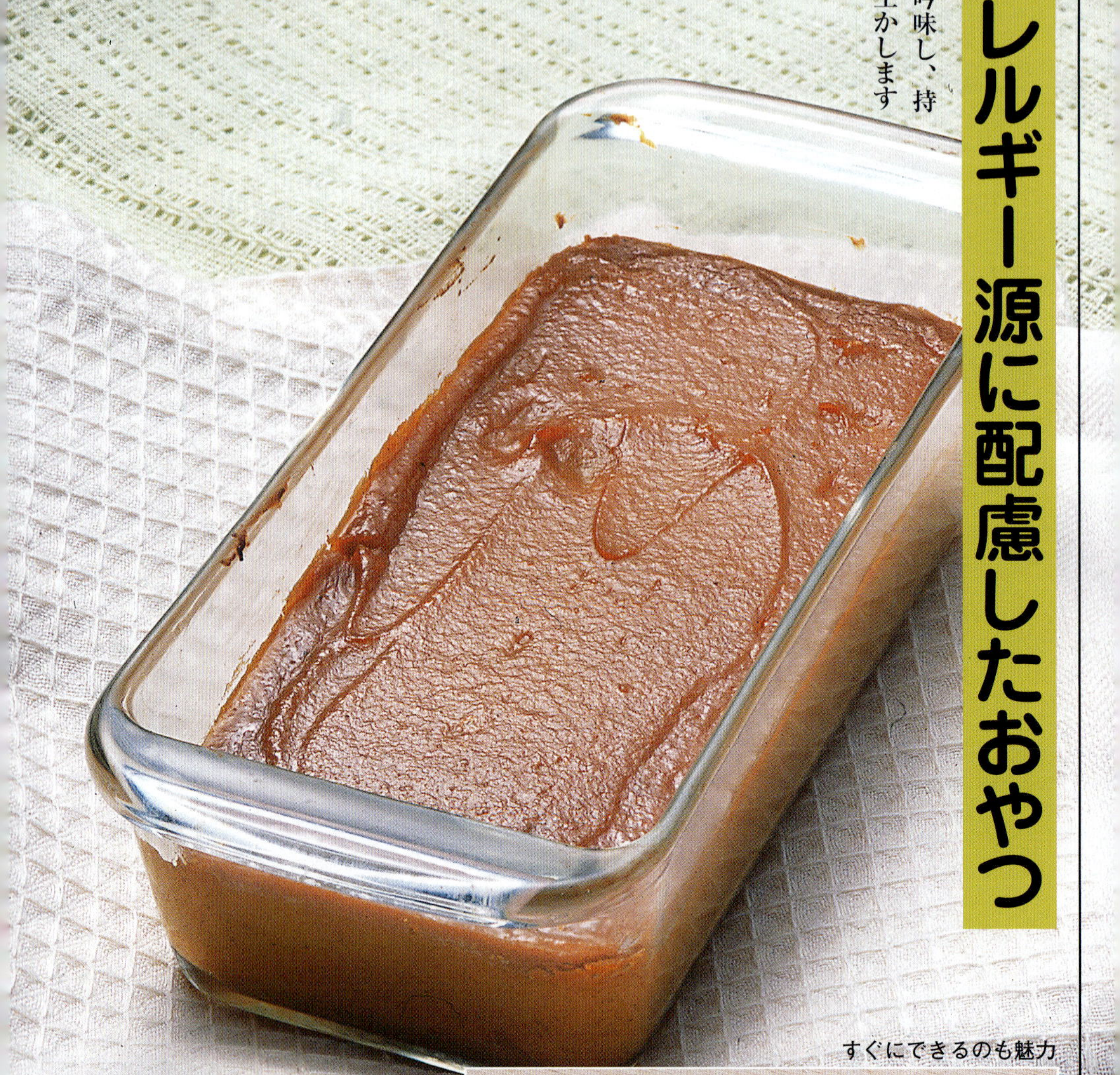

すぐにできるのも魅力

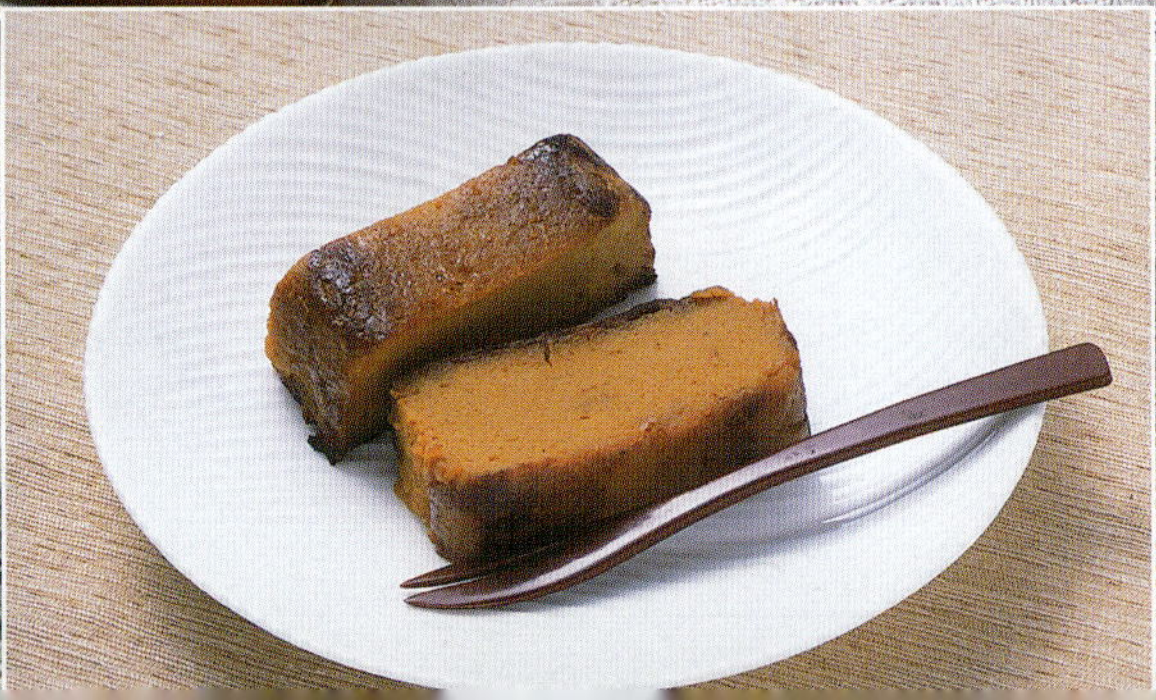

ごはんと汁もののレシピ

秋の幸のどんぶり

大昔、わがご先祖さまたちはドングリ、栗、クルミなどの秋の実りを蓄えて食べつなぎ、厳しい寒さの季節を耐えました。飢えることがない今日でも、実りを渇望する血が流れています。

［材料・４人分］ ごはん茶碗4杯、シメジ・ナメコ・シイタケ・マイタケ各30g、キクの花少々、シュンギク½束、卵4個、ゆで栗4粒、むきクルミ4粒、ネギ1本、煮汁（だし汁1カップ、酒・しょうゆ各大さじ2～3、みりん大さじ1～2、黒砂糖小さじ1）

［つくり方］ ①シュンギクはゆでて水けをきり3cm長さに切る。シメジ、ナメコ、シイタケ、マイタケは石突きを取る。シイタケは細切りにし、シメジとマイタケはほぐす。キクの花は酢を入れた湯にさっとくぐらせ、水けをきる。ネギは斜めに細切りにする。これらを4等分にしておく。

②だし汁に酒、みりん、しょうゆ、黒砂糖を入れて煮立て、煮汁をつくる。

③1人分ずつつくる。鍋に煮汁を入れて火にかけ、シメジ、ナメコ、シイタケ、マイタケを入れて煮立てる。煮立ったらネギ、シュンギクを置き、卵を割りほぐしてまわし入れ、鍋を揺すりながら煮て、半熟のところで火を止める。熱々のごはんにのせ、栗とクルミ、キクの花を散らす。

［メモ］ だし汁は昆布と干しシイタケでとる。しっかりと旨みが出ただし汁を使うと、薄味でもおいしく感じることができる。アトピーなどで卵が苦手な人は、ヤマイモをすりおろしたとろろをかけるとよい。

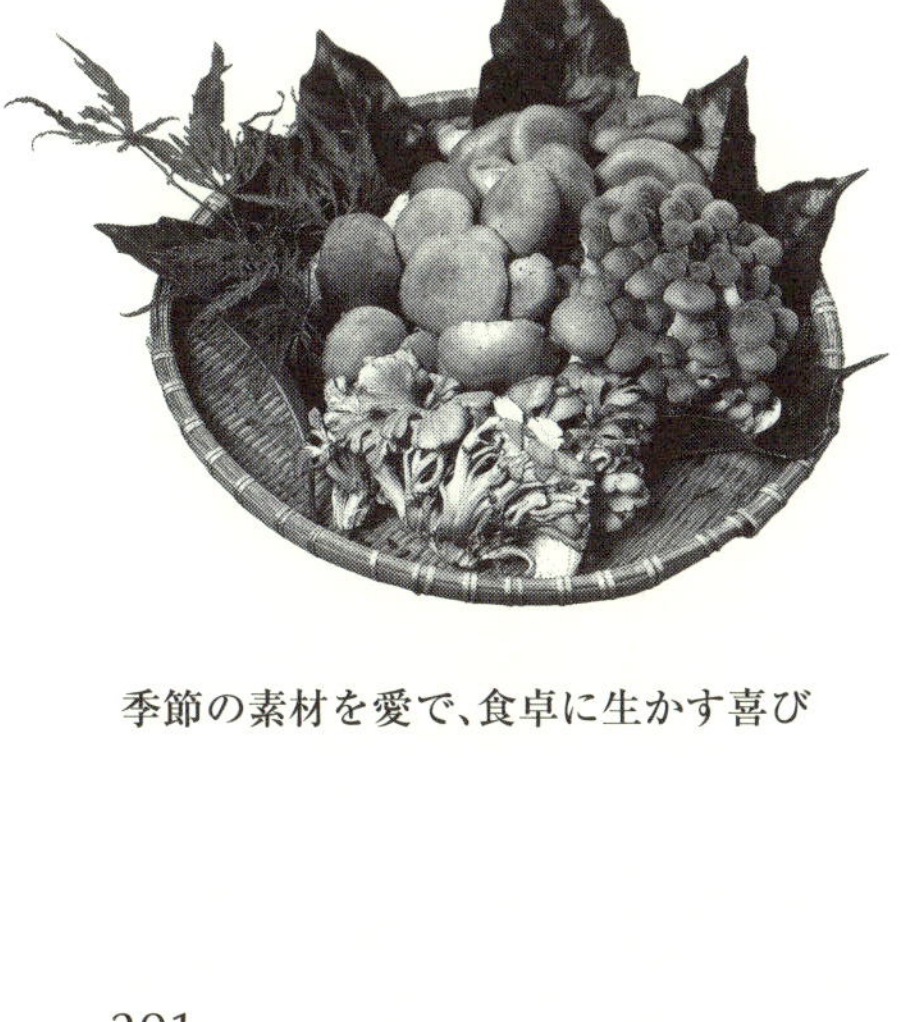

季節の素材を愛で、食卓に生かす喜び

ゴマ雑炊

滋養たっぷりの黒ゴマ雑炊。ペースト状の黒ゴマを使うと便利です。好みの野菜を加えて一年中いつでもおいしく食べられます。

［材料・4人分］ 黒ゴマペースト大さじ3、五分つき米半カップ、ダイコン10㎝、ニンジン1/3本、水3〜4カップ、塩・刻みネギまたはミツバ少々

［つくり方］ ①米は洗い、ざるで水けを取る。ダイコンとニンジンは薄いいちょう切りにする。

②鍋に水、黒ゴマペースト、米、ダイコン、ニンジンを入れ、さらに塩少々を加えて火にかける。途中かき混ぜながら、煮立ったらフタをして弱火で約30分炊く。

③椀に盛り、ネギやミツバの薬味を散らす。

キビごはん

食物繊維、ミネラル、ビタミンが豊富な雑穀。白いご飯ではとれない栄養があることから、静かなブームになっています。黄色いツブがかわいいキビごはんは、「キビ入り」と言わないとわからないほど控えめです。

［材料・4人分］ 米2カップ、キビ大さじ3

［つくり方］ ①米はとぎ、キビはさっと洗って（茶漉《ちゃこ》しに入れて静かに洗うと、簡単に洗える）米と合わせる。

②炊飯器に入れ、2カップ強の水加減をして炊く。

豆のピラフ

豆とごはんは、抜群の相性。豆が大好きな私はさっぱりと塩、コショウ味が好みですが、トマト味でも喜ばれます。

［材料・4人分］ 米3カップ、タマネギ1個、ピーマン3個、金時豆（またはグリンピース、エダマメなど）ゆでたもの1カップ、オリーブ油少々、バター大さじ1、塩・コショウ・ニンニク・根ショウガ・スライスアーモンド各少々

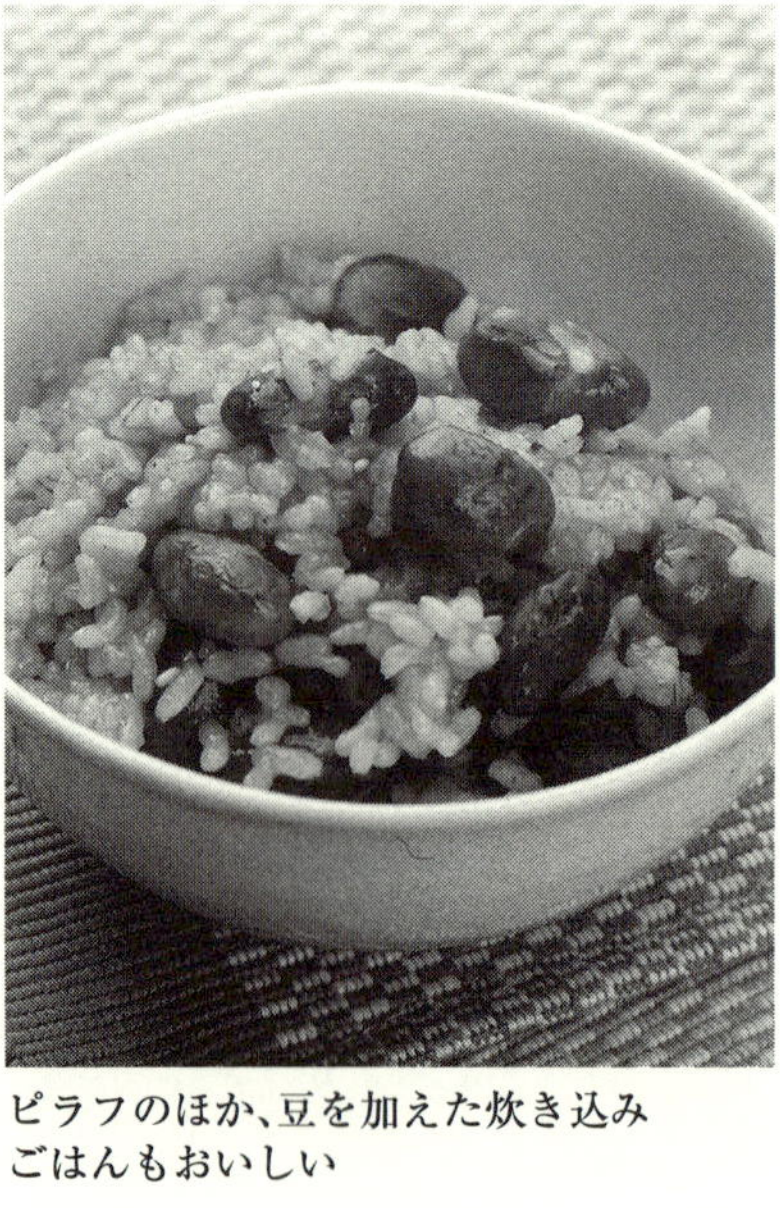

ピラフのほか、豆を加えた炊き込みごはんもおいしい

［つくり方］①米は洗ってざるにあげ、水けをきる。タマネギ、ピーマンはみじん切りにする。

②鍋にオリーブ油を入れ、ニンニク、根ショウガを加えて火にかける。香が強く出てきたら弱火でタマネギ、ピーマンを炒め、透き通ってきたらバターを加え、弱火で米を炒め、塩、コショウで調味する。

③炊飯器に②を入れて水加減をし、かためにゆでた豆をのせて炊く。皿に盛りスライスアーモンドを散らす。

［メモ］オリーブ油やバターの量を控えめに使うためには、炒めるのではなく、「蒸し煮」にする感じで調理するとよい。

青ジソとシラス干しスパゲティ

青ジソの香が食欲をそそります。シラス干しのかたさや塩けが気になる人は、湯通しして使いましょう。また油が気になる人は、つくってすぐ食べれば入れなくても大丈夫。しょうゆ味のつゆを少しかけてもおいしいです。

また、ソバつゆを好みの味に薄めてかけても、ノンオイルでおいしく食べることができます。

［材料・4人分］スパゲティ1袋（300g）、青ジソ30枚、シラス干し50g、オリーブ油適宜、塩・コショウ各適宜

［つくり方］①たっぷりの湯をわかし、沸騰したら塩を入れ、スパゲティをバラしながら入れる。好みのかたさにゆでる。

②青ジソは千切りにし、シラス干しはしょっぱければ湯をくぐらす。

③ゆであがったスパゲティに少量のオリーブ油をかけまわし、塩、コショウをふりかけて調味する。青ジソとシラス干しをざっと混ぜる。

［メモ］イタリア料理店のスパゲティは油がたっぷりすぎて驚くことがありますが、自分でつくれば、ほんの少しの油でできます。

菜っ葉と卵のみそ汁

これで立派なおかずです。朝忙しく、おかずがないときは、みそ汁に卵を入れてみてください。

［材料・4人分］コマツナ1束、卵2個、根ショウガ1かけ、だし汁4〜5カップ、ゴマ油小さじ1、みそ適宜

［つくり方］①コマツナはよく洗い、3㎝長さに切る。根ショウガはみじん切りにする。

②鍋を熱し、ゴマ油と根ショウガを入れ、さらにコマツナを加えてさっと炒める。

③だし汁を加え、みそで調味する。煮立ったら溶き卵を流し入れ、八分どおり火が通ったら火を止める。

すいとん汁

何もおかずがないときに便利です。野菜をいっぱい入れて、小麦粉のだんごを入れるだけで超簡単。急な来客のときにもつくります。

[材料・4人分] 小麦粉（できれば全粒粉）100～150g、ヤマイモのすりおろし100g、ダイコン10cm、ゴボウ半本、ニンジン半本、コンニャク½枚、シメジ1パック、ネギ1本、塩少々、しょうゆ適宜

[つくり方] ①ゴボウはささがきにし、水にさらす。ダイコン、ニンジンは薄いいちょう切りにする。ダイコンの葉は、ゆでて細かく刻む。コンニャクは小さくちぎり、ゆでこぼす。シメジは石突きを取り、ほぐし、ネギは斜め切りにする。

②鍋に水を入れゴボウ、ダイコン、ニンジンを加え、シメジ、コンニャクも加えてアクを取りながら煮る。

③すりおろしたヤマイモに水を加え、小麦粉を混ぜ合わせる。

④野菜がやわらかくなったら、塩、しょうゆで調味し、③のすいとんをスプーンで少しずつ入れて浮き上がってきたらダイコンの葉を散らし、ネギを入れる。

カボチャのポタージュスープ

カボチャをたっぷりおいしく食べるには、何といってもこれです。一度にたくさんつくって、牛乳パックに入れて冷凍しておくことができます。これで、グラタンにもなります。

[材料・4人分] カボチャ半個、タマネギ1個、パセリ少々、バター（またはオリーブ油）大さじ1、小麦粉大さじ1、牛乳（または豆乳）1カップ、塩・コショウ各適宜

[つくり方] ①カボチャは乱切りにして、厚手の鍋で水は少なめにしてやわらかくゆでる。

②鍋にバターを溶かし、弱火でタマネギを炒め、透き通ってきたら小麦粉を加えて炒め、牛乳を少しずつ加えていきルーをつくる。

③①と②をミキサーでミキシングし、鍋に移して熱し、塩、コショウで調味する。

④火を止めて皿に盛り、パセリを飾る。

[メモ] カロリーを抑えたいときは、②のルーを入れないでつくるとよい。牛乳だけを入れてミキシングする。これだけでもおいしい。裏ごしすると、よりクリーミーな味わいになる。冷やした冷製スープもおすすめ。

ちょっとした一品とサラダ

納豆の油揚げ包み

買い置きができて冷凍もできる納豆と油揚げは、店が近くにないところに暮らす私にとってありがたい存在です。春にはフキノトウ、秋にはクルミ、冬にはヤマイモの千切りと焼きノリを入れてつくります。

［材料・４人分］ 納豆１パック、油揚げ２枚、モロヘイヤ１００g、青ジソ５枚、シラス干し10g、ダイコンおろし、酢じょうゆ（酢としょうゆ同量）適宜

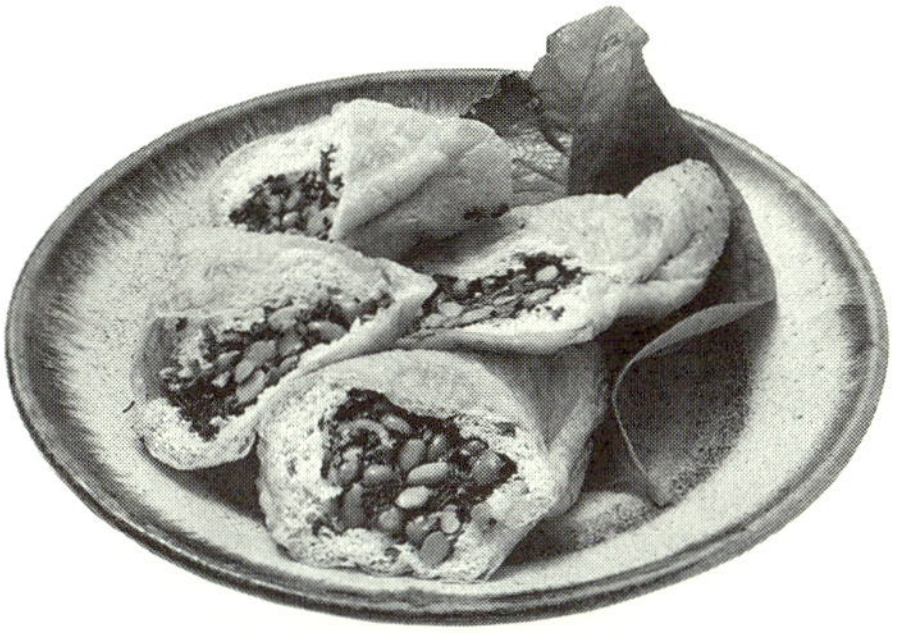

納豆と油揚げで、ささっとできる一品

［つくり方］ ①モロヘイヤはゆでて、さっと水に入れてあら熱を取る。ざるにあげ水けをきり、細かく刻む。青ジソは千切りにする。納豆は粗く刻む。モロヘイヤ、青ジソ、納豆、シラス干しは混ぜる。

②油揚げは長方形の短い辺を開け、①をそこから詰める。網またはオーブンで焼き色がつくまで焼く。食べやすい大きさに切り分け、ダイコンおろしと酢じょうゆで食べる。

ホウレンソウのきな粉あえ

きな粉のやわらかな香りが、ホウレンソウを包みます。ダイコンやニンジンなどの根菜をあえてもおいしいです。白ゴマを少し加えてあえても、また違ったおいしさです。

［材料・４人分］ きな粉大さじ5、ホウレンソウ1束、塩少々、黒砂糖大さじ1、しょうゆ大さじ2

［つくり方］ ①ホウレンソウはたっぷりの湯でゆでて水にとってアクを抜き、3～4㎝長さに切る。

②きな粉と塩、黒砂糖、しょうゆを混ぜ合わせ、ホウレンソウをあえる。

インゲンのエゴマあえ

エゴマは私の住む福島ではジュウネンともいい、ゴマより濃厚な味わいで、餅やだんごに、またあえもの、田楽にとなくてはならない素材なのです。コレステロール値を下げる、がんと闘うなどその生理効果がおおいに注目されています。ぜひ使ってほしい素材ですが、身近になければゴマやクルミを使用してください。

[材料・4人分] インゲン200g、ニンジン半本、エゴマ（またはゴマ、クルミ、ピーナッツ）大さじ4、黒砂糖・しょうゆ・みりん各大さじ1

[つくり方] ①インゲンは筋を取ってゆで、4cm長さに切る。ニンジンは千切りにし、歯ごたえが残る程度にゆでてざるにとり、水けをきる。

②エゴマは鍋でカラ炒りし、種がはね始めたら火からおろし、冷ましてからすりつぶす。黒砂糖としょうゆ、みりんを加えて調味し、①をあえる。

ツルムラサキとアンズのあえもの

独特な青臭さのツルムラサキを、おいしく食べるアンズあえ。コマツナや、ホウレンソウなどでも。

[材料・4人分] ツルムラサキ1束、干しアンズ5個、クルミ30g、あえ衣（みそ適宜、みりん・酢またはレモン汁各大さじ1、ハチミツ小さじ1）

[つくり方] ①ツルムラサキはゆでて、水にとってしぼる。水けをきり、3cm長さに切る。干しアンズは細切りにし、クルミは粗く刻む。

②ボウルであえ衣の材料を混ぜ、①をあえる。

薬膳茶碗蒸し

クルミ、クコ、ハスの実、ソバの実、ハト麦など、ふだんはめったに食べない素材ですが、生命がぎっしりと詰まっています。一粒一粒噛みしめて、楽しんで食べてください。卵が苦手な人は、ヤマイモやカブのすりおろしを使ってください。

[材料・4人分] 卵3個、エダマメ・クコ・ハスの実・ソバの実・ハト麦など各12粒、クルミ・ミツバ各少々、かまぼこ4切れ、だし汁は蒸し茶碗4杯分、酒・みりん・薄口しょうゆ各大さじ1、塩適宜

[つくり方] ①クコ、ハスの実、ソバの実、ハト麦はだし汁でもどす。エダマメはゆでてサヤから出し、クルミは小さく割り、かまぼこはエダマメより少し大きく切る。

②だし汁に酒、みりん、薄口しょうゆ、塩を入れて調味する。ボウルに卵を割り入れ、だし汁を少しずつ混ぜ入れて薄め、最後に濾す。

③蒸し茶碗に、エダマメ、クコ、ハスの実、クルミ、ソバの実、ハト麦、かまぼこ、ミツバを入れ、②を注いで20〜30分の目安で蒸す。

柿のヨーグルトサラダ

長寿国で食べられているというヨーグルト。牛乳よりもお腹に優しいようです。ただし市販の甘いヨーグルトには、かなりの量の砂糖が加えられていますのでご用心。サラダにはプレーンのヨーグルトを使います。フルーツや干しブドウを加えれば甘みは十分です。

［材料・4人分］ タマネギ半個、柿・リンゴ各1個、ブロッコリー100g、レーズン適宜、レモン少々、ドレッシング（無糖ヨーグルト半カップ、マヨネーズ大さじ2、塩・コショウ各適宜）

［つくり方］ ①タマネギは薄切りにする。柿、リンゴは皮をむき、4つ割りにしていちょう切りにしレモンの搾り汁をかける。ブロッコリーは小房に分け、塩を加えた熱湯でゆでる。レーズンは熱湯にくぐらせて油分を取り、水けをきり、粗く刻む。

②ヨーグルトにマヨネーズを混ぜ、塩、コショウで調味し①をあえる、または添える。

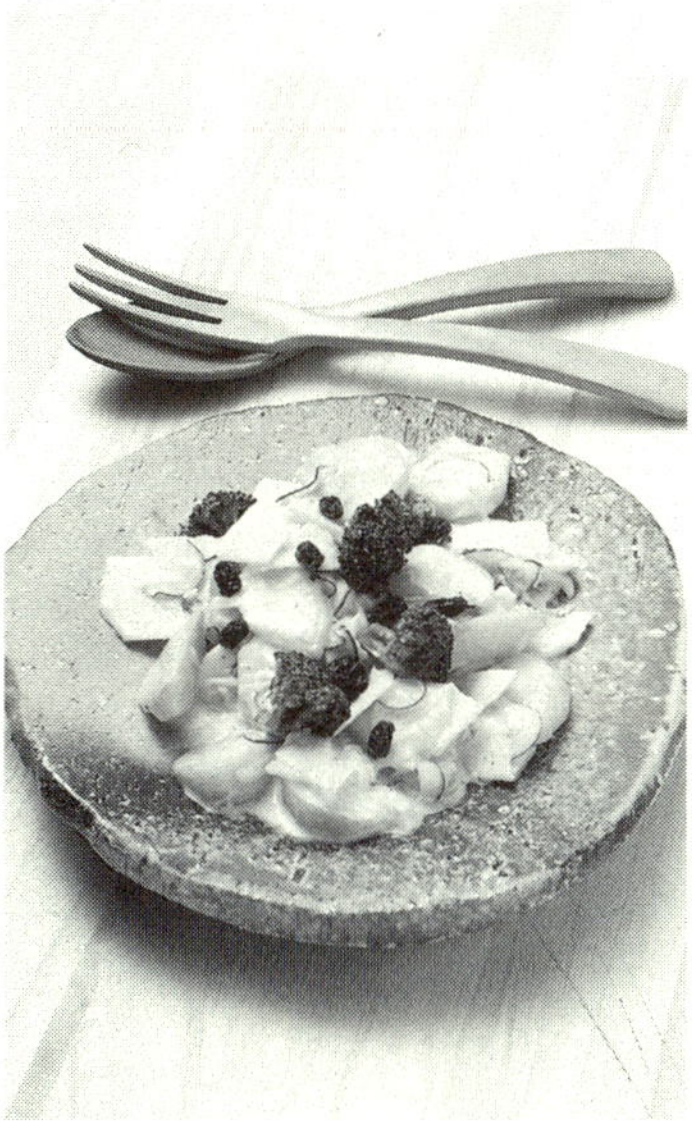

フルーツの甘みが生きたサラダ

海藻と豆腐のサラダ

豆腐は冷や奴もいいけれど、サラダにしたらおもてなしの一品に。ヘルシーなことはいうまでもありません。

［材料・4人分］ 豆腐1丁、生ワカメ・メコブ・生ヒジキ（ほかにもモズク、フノリなど）各30g、青ジソ10枚、タマネギ1個、白ゴマ小さじ1、ドレッシング（しょうゆ・酢各大さじ2、ゴマ油小さじ1）、下味（リンゴジュース大さじ3、酢大さじ1）

［つくり方］ ①豆腐は熱湯にくぐらせ、布巾に包んで冷蔵庫で冷やし、食べやすい大きさに切る。青ジソ、タマネギは千切りにして水にさらし、水けをよく取る。海藻はよく洗い、ワカメは食べやすい大きさに切る。

②海藻はリンゴジュースと酢で下味をつける。①の材料を器に盛り、ゴマを散らし、ドレッシングをかける。

ヘルシーな煮ものと炒めもの

小豆とサトイモの煮もの

甘く煮ても、しょうゆ味を強くしてもそれぞれにおいしく、サトイモのひと味違った味わいを楽しめます。

［材料・4人分］ 煮た小豆1カップ、サトイモ5個、しょうゆ大さじ1、黒砂糖大さじ2

［つくり方］ ①サトイモは皮をこそげ、食べやすい大きさに切る。

②鍋にサトイモと小豆を入れ、ひたひたの水と黒砂糖を加えて弱火で煮る。やわらかく煮えたら、しょうゆをまわしかけ一煮立てする。

厚揚げとナメコの煮もの

ナメコのとろとろしたおいしさが厚揚げを包み、冷めてもおいしく食べられます。水けをきった豆腐でも同様にできます。

［材料・4人分］ 厚揚げ1枚、ナメコ1袋（100g）、だし汁（昆布と干しシイタケ）半カップ、しょうゆ大さじ2、みりん・黒砂糖各大さじ1、インゲン適宜

［つくり方］ ①厚揚げは熱湯にくぐらせて油抜きをし、一口大に切る。インゲンは熱湯でゆがき冷水にとり、水けをきって食べやすい大きさに切る。

②だし汁にしょうゆ、みりん、黒砂糖を入れて沸騰させ、厚揚げを入れて弱火で味を含ませ、ナメコとインゲンを入れて一煮立ちさせる。好みでキクの花少々を、さっと湯にくぐらせ、散らしてもよい。

車麩と根菜の煮もの

麩は全国各地でさまざまな形につくられています。旅先で見つけると、饅頭や羊羹よりも食べたくなって買ってきます。先日も新潟県村上市で、大きなお碗形の麩を買ってきました。車麩でなくても、各地の麩でつくってみてください。

［材料・4人分］ 車麩5枚、レンコン100g、ニンジン1本、サトイモ5個、昆布10㎝、干しシイタケ5枚（10g）、しょうゆ大さじ3、みりん大さじ2、黒砂糖大さじ1、ゆでたサヤインゲン少々、ゴマ油小さじ1、だし汁

［つくり方］ ①車麩は水に入れ、十分にふくらんできたらしぼり、水けをきる。レンコン、ニンジン、サト

イモは皮をむき、乱切りにする。昆布と干しシイタケは水にひたしてもどし、適当な大きさに切る。もどし汁をだし汁として使う。

②鍋にゴマ油を熱し、レンコン、ニンジン、サトイモをさっと炒め、だし汁と昆布、干しシイタケを入れる。足りなければ水を加え、しょうゆ、みりん、黒砂糖で調味し、車麩も入れる。落としブタをして、弱火でやわらかく煮る。サヤインゲンを加えて盛る。

豆と野菜のクリーム煮

牛乳を豆乳やココナツミルクに変えてつくってもよいでしょう。また、小麦粉を全粒粉にして金時豆や小豆でつくると、ホワイトならぬブラウンクリーム煮になり、よりヘルシーです。

［材料・4人分］ 白インゲン豆1カップ、ブロッコリー・カブ各1株、ニンジン1本、タマネギ1個、豆乳(牛乳)2カップ、バター(またはオリーブ油)・小麦粉各大さじ1、月桂樹の葉2枚、塩・コショウ各適宜

［つくり方］ ①白インゲン豆は水に一晩つけてもどし、月桂樹の葉を入れやわらかくなるまで煮る。

②ブロッコリーは小房に分け、ニンジンは食べやすい大きさの乱切りに、カブは8等分のクシ形にし、タマネギは2つ割りにし薄く切る。

③ブロッコリーは塩を加えた湯でゆで、ざるにとる。鍋にバターを溶かし、タマネギを炒め、弱火で蒸し煮に。透き通ってきたら小麦粉を入れて炒め、豆乳を少しずつ入れてダマができないように混ぜ合わせる。

④豆が煮えたら、塩、コショウで調味し、ニンジンとカブを入れて煮込む。煮えたら、ブロッコリーを加え、①のルーを入れて一煮立てする。

汁ビーフン

つるりとした喉越しで、いくらでも食べられるほど。

［材料・4人分］ ビーフン80g、スープ4カップ、干しシイタケ2枚、ニンジン半本、タケノコ30g、モヤシ1袋、長ネギ1本、ミツバ少々、ゴマ油大さじ半杯、塩・しょうゆ・コショウ各適宜

［つくり方］ ①ビーフンをぬるま湯に1分ほどひたし、水けをきる。シイタケは水でもどし、タケノコ、長ネギともに千切りにする。ニンジンは4つ割りにし、薄く切る。モヤシは洗う。

②鍋を十分に加熱してゴマ油を熱し、シイタケ、ニンジン、タケノコ、モヤシをさっと炒め、塩としょうゆで調味し、スープを加える。沸騰して野菜がやわらかくなったらビーフンを入れ、2〜3分で火を止める。ミツバを散らす。好みでコショウやゴマ油をかける。

ベジタリアンのおかず

イモと大豆のハンバーグ

あっさりしているので、いくつでも食べられます。サトイモ、ジャガイモでもおいしくつくれます。また卵が苦手な人は、ヤマイモで代用してくださいい。卵を入れずに小麦粉の量を増やしてつくってもかまいません。

[材料・4人分] ヤマイモ1本（500g）、タマネギ1個、煮た大豆1カップ、ニンジン50g、ピーマン2個、塩・コショウ・ナツメグ・油各適宜、卵1個（または、すりおろしたヤマイモ100g）、小麦粉大さじ3、ダイコンおろし少々

[つくり方] ①ヤマイモは蒸して皮をむき、熱いうちにつぶす。タマネギ、ニンジン、ピーマンはみじん切りにし、油少々で炒め、やわらかく蒸し煮にする。

②ヤマイモ、煮た大豆、タマネギ、ニンジン、ピーマンを混ぜ、塩、コショウ、ナツメグで調味し、割った卵と小麦粉大さじ3を加えて混ぜる。小判形に丸め、小麦粉少々（分量外）をまぶす。

③鍋に油をひいて焼く。またはホットプレートやオーブンで焼くと油を使わないで焼ける。ダイコンおろしを添えて食べる。

豆のカレー

わが家では、毎日大量に出るニンジンジュースの搾りカスを使って、しばしば豆のカレーをつくります。インドで買ってきたジャガイモに似た味わいのレンズ豆でつくったら絶品でした。日本の大豆でもいい味が出ます。

[材料・4人分] ニンジンジュースの搾りカスをニンジン4個分、タマネギ1個、豆（大豆、インゲン豆、金時豆、レンズ豆など）半カップ、ピーマン2個、カリフラワー半個、トマト1～2個、月桂樹の葉3枚、塩・コショウ・カルダモン・ガラムマサラなどの香辛料各少々、カレー粉大さじ1、バター（またはオリーブ油）大さじ1～2、小麦粉大さじ2、黒砂糖小さじ1、豆乳（または牛乳）カップ1

[つくり方] ①豆は一晩水につけ、月桂樹の葉を加えて豆がしっかりかぶるくらいの水でやわらかく煮る。タマネギは縦半分に切り薄くスライスし、カリフラワーは小房に分ける。ピーマンは種を取り乱切りに、ト

マトは湯むきし乱切りにする。豆の鍋に、ニンジンジュースの搾りカスとピーマン、トマトを入れ、塩、コショウをして煮込む。

②鍋にバターを溶かし、弱火でタマネギを炒め、透き通って色づいてきたら小麦粉を加えて炒める。豆乳（牛乳）を少しずつ加えていき、ルーをつくる。

③①にルーを加え、カレー粉を少量の煮汁で溶かして加え、黒砂糖と香辛料で味を調える。黒米ごはんにかけて食べるとよく合う（黒米ごはんは五分つき米2カップに黒米大さじ1～2を普通の水加減で炊く）。

[メモ] カロリーを抑えたいときは、ルーを入れない。また、蒸し煮にすればバター（またはオリーブ油）の量を減らすことができる。タマネギを豆の鍋に入れ煮込む。またリンゴジュースを1カップ入れても味にコクが出る。

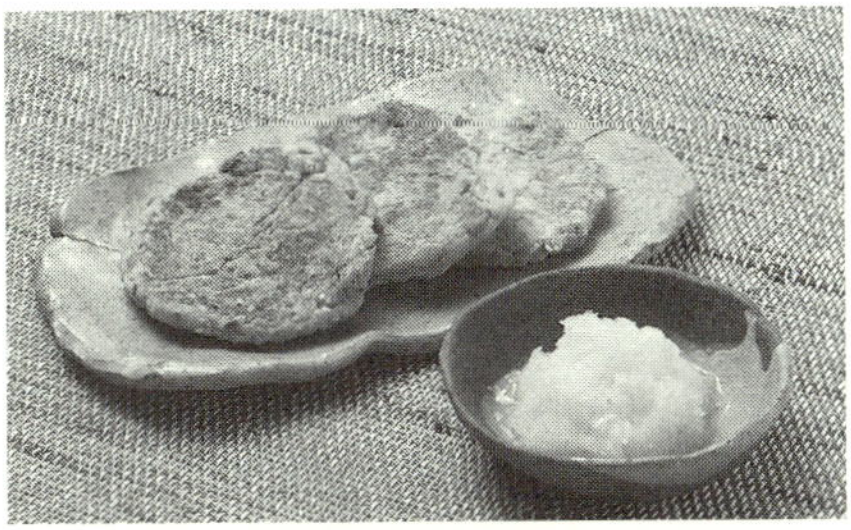

ヘルシーなイモと大豆のハンバーグ

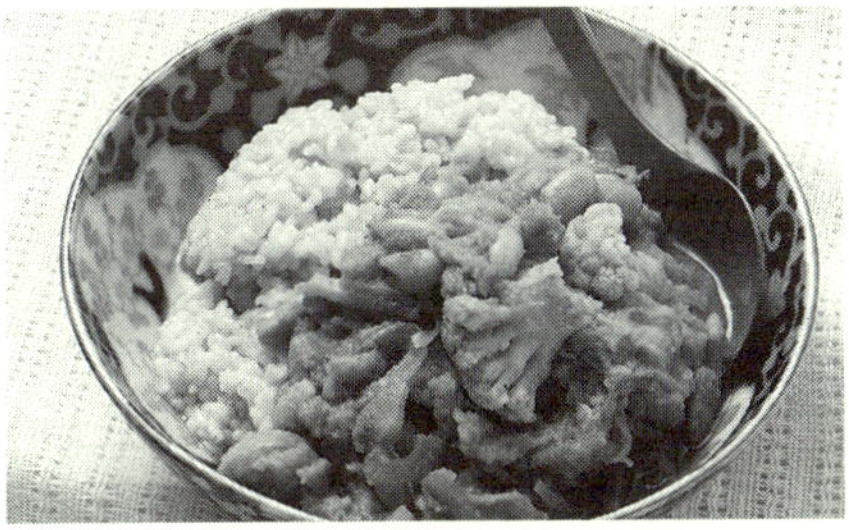

ジュースの搾りカスを活用した豆のカレー

豆腐のコロッケ

これが豆腐だと気づかない人が多いのですが、ふわっとしたおいしさが口いっぱいに広がります。油で揚げずに、ホットプレートやオーブンで焼いても美味です。

[材料] 豆腐2丁、シイタケ2枚、ニンジン半本、ブロッコリー1束、レモン少々、油適宜、塩・コショウ各少々、卵2個、小麦粉・パン粉各適宜

[つくり方] ①豆腐は布に包んで重しをし、しっかり水けを取る。シイタケ、ニンジンはみじん切りにする。ブロッコリーは小房に分け、塩を加えた熱湯でゆでてざるにとり、水けをきる。

②鍋に油大さじ1を熱して、シイタケ、ニンジンを炒め、塩、コショウで調味する。豆腐を入れて混ぜ、卵1個と小麦粉大さじ1も加えて、よく混ぜ合わせる。

③丸くまとめ、小麦粉、卵、パン粉の順にまぶす。そのままホットプレートやオーブンで色づくまで焼く。または180℃程度に熱した油で、キツネ色に色づくまで揚げる。ゆでたブロッコリーやレモンをつけ合わせる。

サツマイモの春巻

「おいしい」と、とりわけ子供やお年寄りから喜ばれる一品です。サツマイモのほか、カボチャでもおいしくできます。

【材料・4人分】 サツマイモ2本（300g）、タマネギ1個、シイタケ3枚、ピーマン2個、トウモロコシ1本、春巻の皮10枚、油・塩・コショウ各少々、小麦粉少々、揚げ油適宜

【つくり方】 ①サツマイモは蒸して熱いうちにつぶす。トウモロコシも蒸して粒をほぐす。

②タマネギ、シイタケ、ピーマンはみじん切りにし、鍋に少量の油を熱してさっと炒める。さらに弱火で蒸し煮にし、塩、コショウで調味する。

③サツマイモにトウモロコシと②を加えて混ぜ、10等分にする。春巻の皮にのせて包み、巻き終わりを水で溶いた小麦粉で止める。油で揚げるか、オーブンまたはホットプレートで焼く。

玄米と青菜のキッシュ

ごはんとしてつくっても、おかずとしてつくっても満足できる一品です。

卵や生クリームが苦手な人は、玄米クリーム（p181）、アワグラタン（p100）などを入れてパン粉をふり入れ、同じように焼くとよいでしょう。

【材料】 炊いた玄米200g、ホウレンソウ1束、マイタケ1パック、クルミ半カップ、卵4個、生クリーム半カップ、ピザ用チーズ50g、塩・コショウ・ナツメグ各適宜、オリーブ油少々

【つくり方】 ①ホウレンソウはゆでて水にとり、3cm長さに切り水けを取る。

②卵、生クリームを混ぜ、塩、コショウ、ナツメグで調味。

③耐熱容器にオリーブ油を塗り、玄米、ホウレンソウ、マイタケ、クルミを並べ、②を流し入れてチーズをのせる。250℃のオーブンで10～15分（目安）焦げ目がつくまで焼く。

ナスの詰めものイタリア風

色鮮やかな詰めものが紫紺のナス色をいっそう鮮やかにして、まるでナスの宝石箱のよう。出盛りのナスの濃厚なおいしさと、とろりとしたトマトやジャガイモの旨みがとてもよく合い、食欲をそそります。

【材料・4人分】 ナス4個、タマネギ・ジャガイモ各半個、トマト1個、ピーマン2個、ニンニク1かけ、オリーブ油小さじ1、塩・コショウ・バジル各少々、

揚げ油適宜

［つくり方］①ナスはヘタを取らないで、ヘタを残して縦に切り目を入れる。切り目が離れるように、楊子で両側を広げるように刺して油で揚げる。油を控えたい場合は蒸す。

②トマト、ピーマン、ジャガイモ、タマネギ、ニンニクは、粗くみじん切りにする。

③鍋にオリーブ油を熱し、弱火でニンニク、タマネギ、ジャガイモをよく炒める。やわらかくなったらトマトとピーマンを加えて炒め、塩、コショウ、バジルで調味する。これを揚げたナスの切り目にはさみ込むように盛りつける。

［メモ］油を少量に抑えるためには、厚手の鍋を十分に加熱して使うこと、蒸し煮にすることがポイント。

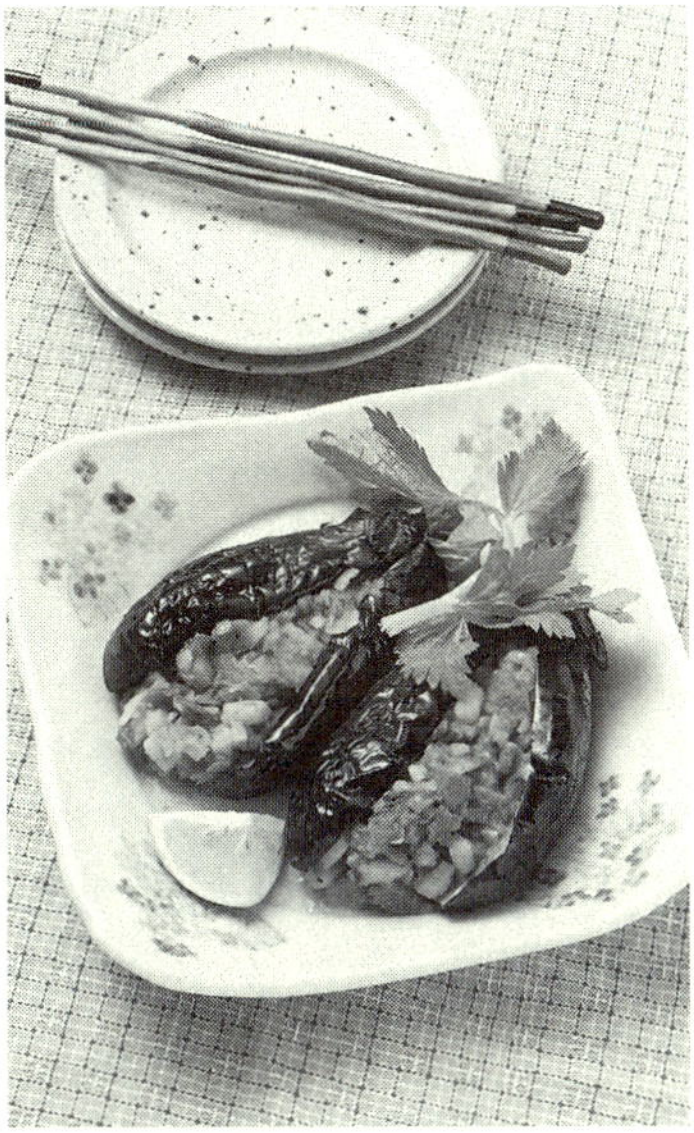

宝石箱のような彩りのナスの詰めもの

刻み野菜入り豆腐ボール

豆腐はカルシウムなどのミネラルが豊富で、しかもカロリーは低くヘルシーです。環境ホルモン作用をもつ化学物質や農薬、抗生物質による汚染が肉や魚より少なく、子供や妊婦、これから結婚するような若い人たちにはもっともっと食べてもらいたい素材です。

アレルギーなどで卵が苦手な人は、ヤマイモのすりおろしで代用してください。

［材料・４人分］豆腐1丁、長ネギ1本、ダイコンの葉・ニンジン各適宜、卵1個（またはヤマイモのすりおろし50g）、パン粉・小麦粉各大さじ2、根ショウガ・ニンニク・塩・コショウ各少々、油適宜

［つくり方］①豆腐は布巾に包み水けを取る。長ネギ、ニンジン、ダイコンの葉はみじん切りにして少量の油で炒め、蒸し煮する。

②ボウルに豆腐、ネギ、ニンジン、ダイコンの葉、すりおろした根ショウガ、ニンニク、パン粉、小麦粉、卵を入れて混ぜ合わせ、塩、コショウで調味して丸める。

③油で揚げる。またはオーブンやホットプレートで油なしで焼く。

［メモ］揚げないで、スープに入れてもおいしい。

おやつと飲みもの

リンゴのゼリー

季節果物のイチゴ、桃、スイカ、ミカンなどでもつくります。

【材料・4人分】 リンゴ2個、粉寒天1袋(4g)、砂糖・レモン汁各大さじ1、ハチミツ大さじ2、ミント少々

【つくり方】 ①リンゴは皮をむき、4つ割にして薄く切る。水をひたひたに入れ、砂糖、レモン汁を加えてやわらかくなるまで煮る。

②鍋に水1カップと粉寒天を入れ火にかけ、かき混ぜて2分沸騰させ溶かす。

③火を止めてハチミツを加え、煮たリンゴを混ぜ合わせて、容器に入れて冷やして固める。ミントを飾る。

豆腐のココアババロア

豆腐のくさみが気になる人は、ラム酒またはアーモンドエッセンスを少量加えてください。仕上げにココアと削ったブラックチョコレートをふりかけると豪華に。

【材料・4人分】 豆腐1丁、粉寒天4g、水カップ1、豆乳(またはココナツミルク)½カップ、ハチミツ大さじ2、砂糖10g、ココア大さじ2、ブラックチョコレート少々

【つくり方】 ①粉寒天は水に入れて溶かす。豆腐は熱湯に入れ弱火で2～3分ゆで、布巾に包み重しをして水けをきる。

②鍋で、ココア、砂糖、ハチミツを混ぜ、さらにに豆乳、寒天を加え、火にかけてかき混ぜながら煮溶かす。

③ミキサーに豆腐を入れ、②を加えてミキシングする。型に入れて冷やして固める。ココア(分量外)とブラックチョコレートをふりかける。

ワラビ餅の汁粉

ワラビ餅粉は、山菜として有名なワラビの根茎からとれるデンプンです。クズ粉とはまたひと味違った風味が楽しめます。

【材料・4人分】 ワラビ餅粉50g、ゆで小豆100g、黒砂糖大さじ2

【つくり方】 ①鍋にワラビ餅粉と水半カップを入れ、よく固まりを溶かす。さらに1カップの水を加えて火

にかけ、中火で透明になるまでかき混ぜ、粘りが十分に出るまで練る。バットに取り出し、室温で冷やし固める。水にくぐらせてまな板にのせ、薄切りにする。

②ゆで小豆に水を加えて好みの加減に薄め、黒砂糖を加えて熱し、砂糖が溶けたら火を止める。ワラビ餅に添える。

カボチャのプディング

卵と牛乳にアレルギーをもっている人は、クズや片栗粉、コーンスターチを使ってつくり、冷やして固めます。

［材料・４人分］ カボチャ５００g、ハチミツ大さじ4、卵2個、豆乳（牛乳）50 cc、ナツメグ・シナモン各適宜

［つくり方］ ①カボチャは蒸して皮をむき、裏ごししてボウルに入れる。ハチミツ、卵、豆乳（または牛乳）、ナツメグ、シナモンを入れて混ぜ合わせ、型に入れる。

②２００℃のオーブンで20〜30分ほど焼く。

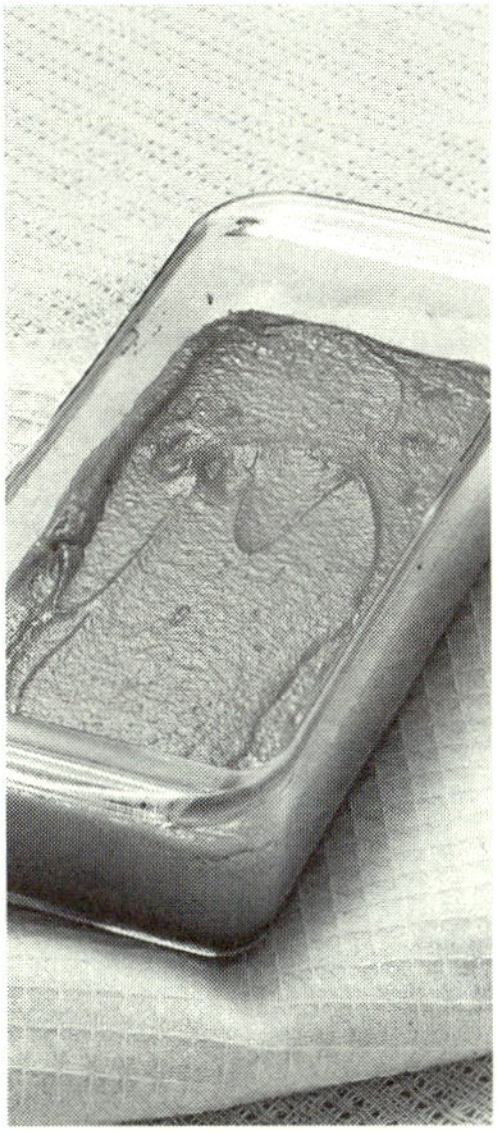

卵と牛乳なしでもできる

黒ゴマジュース

甘みをまったく入れなくても、おいしく飲めます。これにバナナ、クルミを加えたジュースは、古代ローマ帝国の都市、ペルガモン（トルコ）の医療センターの健康飲料でした。

［材料・１人分］ 黒ゴマペースト大さじ1、牛乳（またはココナツミルクか豆乳）カップ1、黒砂糖またはハチミツ大さじ½

［つくり方］ 材料をミキサーに入れてミキシングする。

赤ジソジュース

鮮やかな色の、ちょっと甘酸っぱいジュースです。一口で疲れが吹っ飛びます。保存できるので、飲むときは水で好みの甘さに薄めて飲みます。

［材料］ 赤ジソ60g、塩適宜、砂糖1カップ、リンゴ酢大さじ1、水2カップ

［つくり方］ ①赤シソは水で洗い、塩水（なめてしょっぱい程度）に1時間つけてアクを抜き、水けをきる。

②水2カップを沸騰させ、リンゴ酢、赤ジソを入れる。色が出たらガーゼで濾し、砂糖を加えて溶かす。水で好みの甘さに薄めて飲む。

穀菜食の献立(例)

＊数字はつくり方掲載ページ

春の献立

●朝

例1　ごはん(五分つき米) p 97　みそ汁(ワカメ、春シイタケ、豆腐)
　　納豆　ノリの佃煮

例2　玄米がゆ p 98
　　卵焼き(青菜、シラス干し)　みそ汁(ホウレンソウ、ウド)

例3　市販の天然酵母パン(クルミ、ブドウ)
　　春野菜の炒めもの　春野菜のスープ(キャベツ、ジャガイモ)

●昼

例1　ホットケーキ　サラダ(アスパラガス)

例2　玄米ごはんのおにぎり p 95　春野菜のピクルス

例3　ゴマ雑炊 p 202　青菜のおひたし(菜の花)

●晩

例1　ごはん(五分つき米、タケノコ)　菜っ葉と卵のみそ汁 p 203
　　豆腐のコロッケ(春野菜つけ合わせ) p 211　おから煮

例2　玄米と青菜のキッシュ p 212　野菜スープ(カブ)
　　サラダ(サラダ菜、イチゴ)

例3　麦ごはん p 97　豆と野菜のクリーム煮 p 209
　　海藻と豆腐のサラダ p 207

夏の献立

●朝

例1　ごはん(五分つき米、ノリ) p 97　みそ汁　野菜の即席酢漬け

例2　ゴマ雑炊 p 202　野菜の糠漬け

例3　カボチャのポタージュスープ p 204
　　全粒粉のスコーンまたはクラッカー p 102、101

●昼

例1　ごはん(五分つき米) p 97　納豆の油揚げ包み p 205　みそ汁

例2　冷やしそうめん　ナスの詰めものイタリア風 p 212

例3　チャーハン(卵、タマネギ、ピーマン、トマト)
　　みそ汁(麩、ナス、タマネギ)

●晩

例1　青ジソとシラス干しスパゲティ p 203
　　海藻と豆腐のサラダ p 207　スープ(夏野菜)

例2　玄米ごはん p 94　みそ汁(ナス)
　　豆腐のコロッケ p 211　インゲンのエゴマあえ p 206

例3　豆のカレー(黒米ごはん) p 210　カボチャのポタージュスープ p 204
　　ツルムラサキとアンズのあえもの p 206　サラダ(夏野菜)

秋の献立

●朝

例1　キビごはんp202
　　青菜のおひたし(ホウレンソウ)　野菜の甘酢漬け(カブ)

例2　カボチャ入り玄米がゆp99　金時豆の煮豆　インゲンのエゴマあえp206

例3　玄米ごはんp94　みそ汁(キノコ)　小豆とサトイモの煮ものp208

●昼

例1　ゴマ雑炊p202　青菜のゴマあえ(コマツナ)　おから煮

例2　すいとん汁p204　納豆の油揚げ包みp205　酢のもの(キク、ワカメ)

例3　煮込みうどん　漬けもの(カブ、カブの葉、キク)

●晩

例1　秋の幸のどんぶりp201　みそ汁(ハクサイ)
　　納豆の油揚げ包みp205　酢のもの(カブ、キク)

例2　豆のピラフp202　カボチャのポタージュスープp204
　　小豆とサトイモの煮ものp208　温豆腐

例3　キビごはんp202　みそ汁(ワカメ、キノコ)
　　サツマイモの春巻p212　厚揚げとナメコの煮ものp208

冬の献立

●朝

例1　汁ビーフンp209　サラダ(ニンジン)

例2　ゴマ雑炊p202　金時豆のリンゴ煮p121　ダイコンの酢じょうゆ漬け

例3　玄米ごはんp94　根菜スープp93　ホウレンソウのきな粉あえp205

●昼

例1　雑煮　サラダ(ブロッコリー)

例2　焼き餅(納豆、ダイコンおろしなど)　根菜の酢じょうゆ漬け

例3　小豆でっちp97　青菜のゴマあえ(シュンギク)

●晩

例1　玄米と雑穀のごはんp96　みそ汁(ダイコン、湯葉)
　　刻み野菜入り豆腐ボールp213　柿のヨーグルトサラダp207

例2　ごはん(五分つき米)p97　みそ汁(ワカメ、ハクサイ)
　　車麩と根菜の煮ものp208　ホウレンソウのきな粉あえp205
　　薬膳茶碗蒸しp206

例3　キビごはんp202　イモと大豆のハンバーグp210
　　みそ汁(サツマイモ)　海藻と豆腐のサラダp207

生命ある食材こそが病を癒す～あとがきに代えて～

ゲルソン療法や甲田療法、穀菜食を、どう思われましたか。「変わっているなあ」「特殊な療法」と思われましたか。テレビや雑誌で報道されているグルメ情報からすれば、きわめて特殊な、奇妙なものと思われるかもしれません。しかし考えてみれば、穀物と野菜を基本とし、油、砂糖、塩を控え、動物性の食品を控えて食べる食事は、世界共通の健康療法です。禅寺の食事も、聖書の創世記で神が人に与えた食事も、穀物と野菜だったことに、私は不思議な啓示をおぼえます。

そしてゲルソン療法も甲田療法も、穀物と野菜で病と闘う方法なのです。膠原病にかかり、あの両手のこわばりと痛みから回復した私にとって、また同じように、がんやたいへんな難病から生還された方々にとって、これらの食事療法は命を救ってくれた恩人ともいうべき存在です。がんや難病を治す不思議な力が宿る食材が、深山幽谷のかなたにあるのではなく、どこでも、いつでも手に入る穀物と野菜であることが、ものすごく素晴らしいことではないかと思えます。玄米、イモ、豆、堅果類、根菜などは、土に埋めれば再び芽が出る本当の生命力をもつ食材です。生命がある食材こそが、病を癒すことができるのだと思います。

病と闘っている一人ひとりの方々がこの素晴らしい恵みに気づき、限りある命を豊かに生きることができますようにと祈っています。また、いまは健康である人も、穀物と野菜の力や「皮をむかない・素材の味を生かす」調理の真実に気づいてほしいと思います。具体的なレシピを満載したこの本が、多くの方々のお役に立てばと願ってやみません。

最後になりましたが、数々のご教示をいただき、巻頭の推薦の辞をお寄せいただきました福島学院短期大学教授・メンタルヘルスセンター所長の星野仁彦氏、日本綜合医学会会長の甲田光雄氏に深謝いたします。

二〇〇二年二月

境野米子

ゲルソン療法を指導、支援する施設や団体等

［クリニック］
●ロマリンダ・クリニック
〒963-8002　福島県郡山市駅前2-11-1
TEL 024-924-1161　FAX 024-924-1183
医師・富永国比古（院長、常勤）、星野仁彦ほか（非常勤）
●健康増進クリニック
〒102-0074　東京都千代田区九段南4-8-21　山脇ビル5F
TEL 03-3237-1777　FAX 03-3237-1778　医師・水上治（院長）
●自然療法研究所・西村クリニック
〒389-0406　長野県東御市八重原915-27
TEL 0268-61-6144　FAX 0268-61-6145　医師・西村誠（所長）
［患者の会や支援団体］
●医聖会（会員制。野菜や雑穀類の販売ほか講習会等）
〒289-1223　千葉県山武市埴谷1932
TEL 0475-80-7422　FAX 0475-88-4677　会長・成毛壮一郎
●ひいらぎの会
〒960-0211　福島市飯坂町湯野字横町19-4
TEL＆FAX 024-563-5665　代表・鈴木牧子
●自健会（創始者・今村光一）
〒113-0033　東京都文京区本郷3-43-8-401
TEL 03-5804-4080　FAX 03-5802-0606

甲田療法を実践、支援する施設や団体等

●少食健康生活サポートセンターさくら
〒581-0869　大阪府八尾市桜ヶ丘2-228
TEL 072-991-7191　FAX 072-991-7283
●山田健康センター
〒581-0869　大阪府八尾市桜ケ丘2-76
TEL＆FAX 072-997-6177
営業日　月～土（9：00～17：00）
●西式健康法　西会本部　本部長・西万二郎
〒174-0043　東京都板橋区坂下1-39-13
TEL 03-5392-2495　FAX 03-5392-2496
●西式健康法　大阪西会　代表・山根万寿裕
〒631-0002　奈良市東登美ヶ丘4-8-8
TEL 0742-43-8303　FAX 0742-43-8188

参考文献一覧

●第２章　マックス・ゲルソン著、今村光一訳『ガン食事療法全書』徳間書店／ブレンダ・キッドマン著、今村光一訳『ガン栄養療法入門』徳間書店／星野仁彦著『ガンと闘う医師のゲルソン療法』マキノ出版／今村光一著『ガン勝利者二五人の証言』主婦の友社／中野良一著『奇跡が起こる尿療法』マキノ出版
●第３章　西勝造著『西医学健康原理実践宝典』西会本部／甲田光雄著『現代医学の盲点をつく』西会本部／甲田光雄著『断食健康法』創元社
●第４章　水上治著『健康を創る』福音社

推薦者プロフィール（掲載順）

●星野仁彦（ほしの よしひこ）

1947年、福島県会津若松市生まれ。福島県立医科大学卒業後、同大神経精神科へ入局。84〜85年、米国エール大学児童精神科留学。医学博士。福島県立医科大学助教授を経て、現在、福島学院短期大学教授・メンタルヘルスセンター所長。90年、自身が転移性大腸がんを発症し外科手術で切除するものの、半年後に肝臓2か所に転移。ゲルソン式食事療法を実践して、がんを克服する。その経緯は本書にも詳しい。実体験に根ざしたゲルソン療法の普及・啓蒙に取り組む。

著書に『幼児自閉症の臨床』、『学習障害・MBDの臨床』、『摂食障害の診療ストラテジー』（ともに新興医学出版社）、『登校拒否児の治療と教育』（日本文化科学社）、『医師のための摂食障害119番』（ヒューマンTY）、『ガンと闘う医師のゲルソン療法』（マキノ出版）ほか多数。

●甲田光雄（こうだ みつお）

1924年、大阪府東大阪市生まれ。大阪大学医学部卒業。大阪大学非常勤講師などを経て、現在、日本綜合医学会会長。医学博士。中学・陸軍士官学校在学中より、病弱のためたびたび休学を繰り返す。現代医学による治療を続けるも回復せず、以来、西式健康法、断食療法、生菜食療法など自然医学の研究を始める。その後、桜沢式食養生など各種の民間健康法を自ら実践研究し、これらを応用する健康指導医として甲田医院を開業。現代医学では難治とされるさまざまな疾患を治癒する。

著書に『現代医学の盲点をつく』（西会本部）、『断食健康法』（創元社）、『断食療法の科学』、『断食・少食健康法』、『生菜食健康法』、『ガン予防への道』、『自然お産のすすめ』（ともに春秋社）ほか多数。

■

装丁＝田村義也

＊

デザイン＝寺田有恒、ビレッジ・ハウス
撮影＝須藤尚俊、野村淳、熊谷正ほか
イラスト＝おちまきこ
編集＝いわかみ麻織

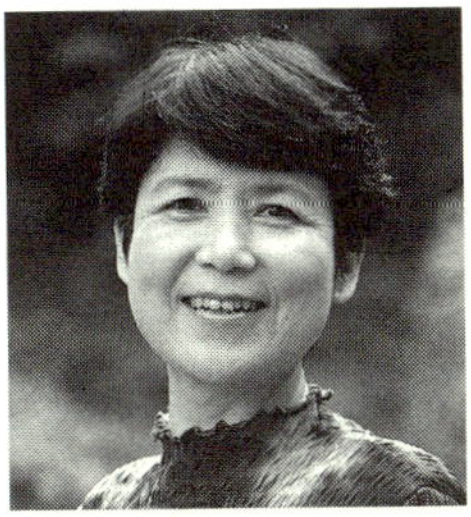

●著者プロフィール

境野米子(さかいの こめこ)

群馬県前橋市生まれ。千葉大学薬学部卒業後、東京都立衛生研究所にて食品添加物、残留農薬、重金属汚染などを研究。福島県に転居後、土に根ざした暮らし、自然にやさしい暮らしを願い、有機農業運動に深くかかわる。現在、暮らし研究工房主宰、生活評論家、薬剤師。築150年の萱葺き屋根の古民家を修理して住み、食・農・環境問題の研究を続けたり、自然食・穀菜食・伝統食の重要性をアピールしている。

著書に『米子の畑を食べる』(七つ森書館)、『井上ひさしの農業講座』(井上ひさし・こまつ座編、共同執筆、家の光協会)、『よく効く野草茶ハーブ茶』、『玄米食 完全マニュアル』、『おかゆ一杯の底力』、『一汁二菜』、『素肌にやさしい手づくり化粧品』、『病と闘うジュース』(ともに創森社)ほか多数。

病《やまい》と闘《たたか》う食事《しょくじ》

2002年3月1日　第1刷発行
2014年1月28日　第8刷発行

著　者——境野米子《さかいのこめこ》

発 行 者——相場博也

発 行 所——株式会社 創森社
〒162-0805 東京都新宿区矢来町96-4
TEL 03-5228-2270　FAX 03-5228-2410
http://www.soshinsha-pub.com
振替 00160-7-770406
組　版——有限会社 天龍社

印刷製本——モリモト印刷株式会社

 ISBN978-4-88340-123-9 C0077